中医启蒙丛书

零起点学
中医歌诀

U0206999

傅文录　主编

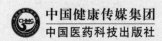
中国健康传媒集团
中国医药科技出版社

内容提要

本书所选中医歌诀分为三个部分，上篇，为流传广泛、通俗易懂、传播海内外数百年的传统四小中医经典，即《医学三字经》《药性赋》《汤头歌诀》《濒湖脉学》；中篇，为从清代著名临床医家、教育家陈修园先生《陈修园医学全书》中精选出来的歌诀 9 种；下篇，为作者依据现代教材编集而成，分为中医基础、中药、方剂、内科临床四个方面。一册在手，时时诵读，为掌握中医药学知识打下良好的基础。此书可作为中医学子进入临床的门径，适合中医药院校学生、中医药爱好者学习使用。

图书在版编目（CIP）数据

零起点学中医歌诀 / 傅文录主编. — 北京：中国医药科技出版社，2017.8
（中医启蒙丛书）
ISBN 978-7-5067-9387-2

Ⅰ.①零… Ⅱ.①傅… Ⅲ.①方歌 – 汇编 Ⅳ.①R289.4

中国版本图书馆CIP数据核字(2017)第148916号

零起点学 中医歌诀

美术编辑　陈君杞
版式设计　大隐设计

出版　中国健康传媒集团｜中国医药科技出版社
地址　北京市海淀区文慧园北路甲 22 号
邮编　100082
电话　发行：010-62227427　邮购：010-62236938
网址　www.cmstp.com
规格　710×1000mm $\frac{1}{16}$
印张　17$\frac{1}{2}$
字数　261 千字
版次　2017 年 8 月第 1 版
印次　2018 年 9 月第 2 次印刷
印刷　北京九天众诚印刷有限公司
经销　全国各地新华书店
书号　ISBN 978-7-5067-9387-2
定价　35.00 元

前言

　　从流传几千年的针灸、推拿，到拯救数百万人生命的抗疟药物青蒿素；从泳坛名将菲尔普斯在里约奥运会上，向世界展示了火罐在身上烙下的"中国印"，到 G20 峰会期间，许多外宾和记者朋友寻访中医方面的服务。近年来，"中医热"不断掀起风潮，自学中医的人也越来越多。但中医学博大精深，其理论抽象难懂，普通读者自学起来比较枯燥。为此，我们一直在探索用更加喜闻乐见的形式来普及中医文化。

　　为了帮助渴望了解中医、学习中医的读者更快地迈进中医的"大门"，中医启蒙丛书对中医学知识进行了提炼，挑选出最基础、最核心和最实用的知识点，用通俗流畅的语言和清晰准确的线条图加以讲解，帮助读者快速理解和掌握。

　　考虑到中医爱好者的实际需求，中医启蒙丛书从中医基础理论、中医诊断学、中药学、针灸学、脉学、中医必读歌诀六个方向入手，凝练出《零起点学中医》《零起点学中医诊断》《零起点学中药》《零起点学针灸》《零起点学脉诊》《零起点学中医歌诀》六个分册。广大中医爱好者一卷在手，不仅可以帮助您走近中医，还可以助您轻松地学习中医，并在日常生活中指导您的养生保健。希望丛书能让更多人从零起点、零距离开始接触中医，了解中医，感悟中医，热爱中医。

　　特别值得一提的是，中医启蒙丛书打破了以往中医图书的形式束缚，用图和表的形式，简明而形象地传达出中医学的关键知识点，对于抽象的理论和易混知识点都配以图表，比如每味中药配有插图，每个穴位、舌象附有示意图等，帮助读者加深理解记忆。更重要的是，为热爱中医、想探究中医奥秘的普通读者开启了一条快乐学中医的新路。

　　当然，由于时间有限，书中内容难免有不足或欠妥之处。在此诚心恳请广大读者在阅读中及时记录并反馈给我们，以便及时对丛书进行修订完善。

编者

2017 年 8 月

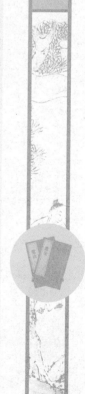

零起点学中医歌诀

目录

传统四小经典

《医学三字经》（清·陈修园 著）

医学源流

医之始，本岐黄；灵枢作，素问详。难经出，更洋洋！越汉季，有南阳。
六经辨，圣道彰。伤寒著，金匮藏。垂方法，立律梁。李唐后，有千金；
外台继，重医林。后作者，渐浸淫；红紫色，郑卫音。迨东垣，重脾胃；
温燥行，升清气；虽未醇，亦足贵。若河间，专主火；遵之经，断自我；
一二方，奇而妥。丹溪出，罕与俦；阴宜补，阳勿浮；杂病法，四字求。
若子和，主攻破；中病良，勿太过。四大家，声名噪；必读书，错名号。
明以后，须酌量；详而备，王肯堂。薛氏按，说骑墙；士材说，守其常。
景岳出，著新方；石顽续，温补乡；献可论，合二张；诊脉法，濒湖昂。
数子者，各一长；揆诸古，亦荒唐。长沙室，尚彷徨。惟韵伯，能宪章；
徐尤著，本喻昌；大作者，推钱塘。取法上，得慈航。

中风

人百病，首中风；骤然得，八方通。闭与脱，大不同；开邪闭，续命雄；
固气脱，参附功。顾其名，思其意，若舍风，非其治。火气痰，三子备；
不为中，名为类；合而言，小家伎。瘖喝斜，昏仆地；急救先，柔润次；
填窍方，宗金匮。

虚痨

虚痨病，从何起；七情伤，上损是；归脾汤，二阳旨。下损由，房帏迩；
伤元阳，亏肾水；肾水亏，六味拟；元阳伤，八味使。各医书，伎止此。
甘药调，回生理；建中汤，金匮轨。薯蓣丸，风气弭；䗪虫丸，干血已。
二神方，能起死。

咳嗽

气上呛，咳嗽生；肺最重，胃非轻。肺如钟，撞则鸣。风寒入，外撞鸣；痨损积，内撞鸣。谁治外，六安行；谁治内，虚痨程。挟水气，小龙平；兼郁火，小柴清。姜细味，一齐烹；长沙法，细而精。

疟疾

疟为病，属少阳；寒与热，若回翔；日一发，亦无伤；三日作，势猖狂；治之法，小柴方；热偏盛，加清凉；寒偏重，加桂姜；邪气盛，去参良；常山入，力倍强。大虚者，独参汤；单寒牝，理中匡；单热瘅，白虎详。法外法，辨微茫；消阴翳，制阳光。太仆注，慎勿忘。

痢疾

湿热伤，赤白痢。热胜湿，赤痢渍；湿胜热，白痢坠。调行箴，须切记！芍药汤，热盛饵；平胃加，寒湿试。热不休，死不治。痢门方，皆所忌。桂葛投，鼓邪出；外疏通，内畅遂。嘉言书，独得秘；寓意存，补金匮。

心腹痛、胸痹

心胃痛，有九种；辨虚实，明轻重。痛不通，气血壅；通不痛，调和奉。一虫痛，乌梅圆；二注痛，苏合研。三气痛，香苏专；四血痛，失笑先。五悸痛，妙香诠；六食痛，平胃煎。七饮痛，二陈咽；八冷痛，理中全；九热痛，金铃痊。腹中痛，照诸篇；金匮法，可回天。诸方论，要拳拳。又胸痹，非偶然；薤白酒，妙转旋。虚寒者，建中填。

隔食反胃

隔食病，津液干；胃脘闭，谷食难。时贤法，左归餐；胃阴展，贲门宽。启膈饮，理一般。推至理，冲脉干；大半夏，加蜜安。金匮秘，仔细看！若反胃，实可叹。朝暮吐，分别看。乏火化，属虚寒；吴萸饮，独附丸，六君类，俱神丹。

气喘

喘促症，治分门，鲁莽辈，只贞元；阴霾盛，龙雷奔。实喘者，痰热援。葶苈饮，十枣汤。青龙辈，撤其藩。虚喘者，补而温；桂苓类，肾气论；

平冲逆，泄奔豚；真武剂，治其源。金水母，主诸神；六君子，妙难言。他标剂，忘本根。

血症

血之道，化中焦；本冲任，中溉浇；温肌腠，外逍遥。六淫逼，经道摇；宣表散，麻芍条。七情病，溢如潮。引导法，草姜调；温摄法，理中超；凉泻法，令瘀消。赤豆散，下血标；若黄土，实翘翘。一切血，此方饶。

水肿

水肿病，有阴阳；便清利，阴水殃；便短缩，阳水伤。五皮饮，元化方。阳水盛，加通防；阴水盛，加桂姜。知实肿，萝枳商；知虚肿，参术良；兼喘促，真武汤。从俗好，别低昂。五水辨，金匮详。补天手，十二方。肩斯道，勿炎凉。

胀满蛊胀

胀为病，辨实虚；气骤滞，七气疏；满拒按，七物祛；胀闭痛，三物锄。若虚胀，且踌躇。中央健，四旁如。参竺典，大地舆。单腹胀，实难除。山风卦，指南车。易中旨，费居诸。

暑症

伤暑症，动静商。动而得，热为殃；六一散，白虎汤。静而得，起贪凉；恶寒象，热逾常；心烦辨；切莫忘！香薷饮，有专长，大顺散，从症方。生脉散，久服康。东垣法，防气伤。杂说起，道弗彰。若精蕴，祖仲师；太阳病，句在兹；经脉辨，标本歧；临症辨，法外思；方两出，大神奇。

泄泻

湿气胜，五泻成；胃苓散，厥功宏。湿而热，连芩程。湿而冷，萸附行；湿挟积，曲楂迎；虚兼湿，参附苓。脾肾泻，近天明；四神服，勿纷更。恒法外，内经精。肠脏说，得其情。泻心类，特丁宁。

眩晕

眩晕症，皆属肝。肝风木，相火干；风火动，两动搏；头旋转，眼纷繁。

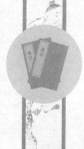

中医启蒙丛书　传统四小经典

虚痰火，各分观；究其指，总一般；痰火亢，大黄安；上虚甚，鹿茸餐；
欲下取，求其端。左归饮，正元丹。

呕、哕、吐（附呃逆）

呕吐哕，皆属胃；二陈加，时医贵。玉函经，难仿佛。小柴胡，少阳谓；
吴茱萸，平酸味。食已吐，胃热沸；黄草汤，下其气。食不入，火堪畏；
黄连汤，为经纬。若呃逆，代赭汇。

癫狂痫

重阳狂，重阴癫。静阴象，动阳宣。狂多实，痰宜蠲；癫虚发，石补天。
忽搐搦，痫病然；五畜状，吐痰涎；有生病，历岁年。火气亢，芦荟平。
痰积痼，丹矾穿。三症本，厥阴愆。体用变，标本迁。伏所主，所因先；
收散互，逆从连；和中气，妙转旋。悟到此，治立痊。

五淋、癃闭、赤白浊、遗精

五淋病，皆热结。膏石劳，气与血。五淋汤，是秘诀；败精淋，加味啜；
外冷淋，肾气咽。点滴无，名癃闭。气道调，江河决，上窍通，下窍泄；
外窍开，水源凿。分利多，医便错。浊又殊，窍道别。前饮投，精愈涸。
肾套谈，理脾恪。分清饮，佐黄柏；心肾方，随补缀。若遗精，另有说。
有梦遗，龙胆折；无梦遗，十全设；坎离交，亦不切。

疝气

疝任病，归厥阴。寒筋水，气血寻；狐出入，癫顽麻。专治气，景岳箴。
五苓散，加减斟。茴香料，著医林。痛不已，须洗淋。

痰饮

痰饮源，水气作；燥湿分，治痰略。四饮名，宜斟酌。参五脏，细量度。
补和攻，视强弱。十六方，各凿凿。温药和，博返约。阴霾除，阳光灼。
滋润流，时医错。真武汤，水归壑。白散方，窥秘钥。

消渴

消渴症，津液干。七味饮，一服安。金匮法，别三般。二阳病，治多端。

少阴病，肾气寒；厥阴症，乌梅丸。变通妙，燥热餐。

伤寒瘟疫

伤寒病，极变迁。六经法，有真传。头项痛，太阳编。胃家实，阳明编。
眩苦呕，少阳编。吐利痛，太阴编。但欲寐，少阴编。吐蛔渴，厥阴编。
长沙论，叹高坚。存津液，是真诠。汗吐下，温清悬；补贵当，方而圆。
规矩废，甚于今。二陈尚，九味寻；香苏外，平胃临；汗源涸，耗真阴；
邪传变，病日深。目击者，实痛心！医医法，脑后针。若瘟疫，治相侔。
通圣散，两解求。六法备，汗为尤，达原饮，昧其由。司命者，勿逐流！

妇人经产杂病

妇人病，四物良。月信准，体自康。渐早至，药宜凉；渐迟至，重桂姜；
错杂至，气血伤。归脾法，主二阳；兼郁结，逍遥长。种子者，即此详。
经闭塞，禁地黄。孕三月，六君尝。安胎法，寒热商。难产者，保生方。
开交骨，归芎乡；血大下，补血汤。脚小趾，艾火炀；胎衣阻，失笑匡。
产后病，生化将。合诸说，俱平常。资顾问，亦勿忘。精而密，长沙室。
妊娠篇，丸散七。桂枝汤，列第一。附半姜，功超轶。内十方，皆法律。
产后篇，有神术。小柴胡，首特笔。竹叶汤，风痉疾；阳旦汤，功与匹。
腹痛条，须详悉。羊肉汤，疠痛谧。痛满烦，求枳实；著脐痛，下瘀吉；
痛而烦，里热窒；攻凉施，毋固必。杂病门，还熟读。二十方，效俱速。
随证详，难悉录。惟温经，带下服；甘麦汤，脏躁服。药到咽，效可卜。
道中人，须造福。

小儿

小儿病，多伤寒。稚阳体，邪易干。凡发热，太阳观。热未已，变多端。
太阳外，仔细看。遵法治，危而安。若吐泻，求太阴；若吐泻，变风淫；
慢脾说，即此寻。阴阳症，二太擒；千古秘，理蕴深；即痘疹，此传心。
谁同志，度金针。

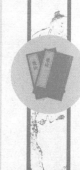

《濒湖脉学》（明·李时珍 著）

七言歌诀

浮（阳）脉

体状诗

浮脉惟从肉上行，如循榆荚似毛轻。三秋得令知无恙，久病逢之却可惊。

相类诗

浮如木在水中浮，浮大中空乃是芤。拍拍而浮是洪脉，来时虽盛去悠悠。

浮脉轻平似捻葱，虚来迟大豁然空。浮而柔细方为濡，散似杨花无定踪。

主病诗

浮脉为阳表病居，迟风数热紧寒拘。浮而有力多风热，无力而浮是血虚。

分部诗

寸浮头痛眩生风，或有风痰聚在胸。关上土衰兼木旺，尺中溲便不流通。

沉（阴）脉

体状诗

水行润下脉来沉，筋骨之间软滑匀。女子寸兮男子尺，四时如此号为平。

相类诗

沉帮筋骨自调匀，伏则推筋着骨寻。沉细如绵真弱脉，弦长实大是牢形。

主病诗

沉潜水蓄阴经病，数热迟寒滑有痰。无力而沉虚与气，沉而有力积并寒。

分部诗

寸沉痰郁水停胸，关主中寒痛不通。尺部浊遗并泄痢，肾虚腰及下元痌。

迟（阴）脉

体状诗

迟来一息至惟三，阳不胜阴气血寒。但把浮沉分表里，消阴须益火之原。

相类诗

脉来三至号为迟，小快于迟作缓持。迟细而难知是涩，浮而迟大以虚推。

主病诗

迟司脏病或多痰，沉痼癥瘕仔细看。有力而迟为冷痛，迟而无力定虚寒。

分部诗

寸迟必是上焦寒，关主中寒痛不堪。尺是肾虚腰脚重，溲便不禁疝牵丸。

数（阳）脉

体状诗

数脉息间常六至，阴微阳盛必狂烦。浮沉表里分虚实，惟有儿童作吉看。

相类诗

数比平人多一至，紧来如数似弹绳。数而时止名为促，数见关中动脉形。

主病诗

数脉为阳热可知，只将君相火来医。实宜凉泻虚温补，肺病秋深却畏之。

分部诗

寸数咽喉口舌疮，吐红咳嗽肺生疡。当关胃火并肝火，尺属滋阴降火汤。

滑（阳中阴）脉

体状相类诗

滑脉如珠替替然，往来流利却还前。莫将滑数为同类，数脉惟看至数间。

主病诗

滑脉为阳元气衰，痰生百病食生灾。上为吐逆下蓄血，女脉调时定有胎。

分部诗

寸滑膈痰生呕吐，吞酸舌强或咳嗽。当关宿食肝脾热，渴痢癫淋看尺部。

涩（阴）脉

体状诗

细迟短涩往来难，散止依稀应指间。如雨沾沙容易散，病蚕食叶慢而艰。

相类诗

参伍不调名曰涩，轻刀刮竹短而难。微似渺茫微软甚，浮沉不别有无间。

主病诗

涩缘血少或伤精，反胃亡阳汗雨淋。寒湿入营为血痹，女人非孕即无经。

分部诗

寸涩心虚痛对胸，胃虚胁胀察关中。尺为精血俱伤候，肠结溲淋或下红。

虚（阴）脉

体状相类诗

举之迟大按之松，脉状无涯类谷空。莫把芤虚为一例，芤来浮大似慈葱。

主病诗

脉虚身热为伤暑，自汗怔忡惊悸多。发热阴虚须早治，养营益气莫蹉跎。

分部诗

血不荣心寸口虚，关中腹胀食难舒。骨蒸痿痹伤精血，却在神门两部居。

实（阳）脉

体状诗

浮沉皆得大而长，应指无虚愊愊强。热蕴三焦成壮火，通肠发汗始安康。

相类诗

实脉浮沉有力强，紧如弹索转无常。须知牢脉帮筋骨，实大微弦更带长。

主病诗

实脉为阳火郁成，发狂谵语吐频频。或为阳毒或伤食，大便不通或气疼。

分部诗

寸实应知面热风，咽疼舌强气填胸。当关脾热中宫满，尺实腰肠痛不通。

长（阳）脉

过于本位脉名长，弦则非然但满张。弦脉与长争较远，良工尺度自能量。

长脉迢迢大小匀，反常为病似牵绳。若非阳毒癫痫病，即是阳明热势深。

短（阴）脉

体状相类诗

两头缩缩名为短，涩短迟迟细且难。短涩而浮秋喜见，三春为贼有邪干。

主病诗

短脉惟于尺寸寻，短而滑数酒伤神。浮为血涩沉为痞，寸主头痛尺腹疼。

洪（阳）脉

体状诗

脉来洪盛去还衰，满指滔滔应夏时。若在春秋冬月分，升阳散火莫狐疑。

相类诗

洪脉来时拍拍然，去衰来盛似波澜。欲知实脉参差处，举按弦长愊愊坚。

主病诗

脉洪阳盛血应虚，相火炎炎热病居。胀满胃翻须早治，阴虚泄痢可踌躇。

分部诗

寸洪心火上焦炎，肺脉洪时金不堪。肝火胃虚关内察，肾虚阴火尺中看。

微（阴）脉

体状相类诗

微脉轻微瞥瞥乎，按之欲绝有如无。微为阳弱细阴弱，细比于微略较粗。

主病诗

气血微兮脉亦微，恶寒发热汗淋漓。男为劳极诸虚候，女作崩中带下医。

分部诗

寸微气促或心惊，关脉微时胀满形。尺部见之精血弱，恶寒消瘅痛呻吟。

紧（阳）脉

体状诗

举如转索切如绳，脉象因之得紧名。总是寒邪来作寇，内为腹痛外身疼。

相类诗

见弦、实。

主病诗

紧为诸痛主于寒，喘咳风痫吐冷痰。浮紧表寒须发越，紧沉温散自然安。

分部诗

寸紧人迎气口分，当关心腹痛沉沉。尺中有紧为阴冷，定是奔豚与疝疼。

缓（阴）脉

体状诗

缓脉阿阿四至通，柳梢袅袅飐轻风。欲从脉里求神气，只在从容和缓中。

相类诗

见迟脉。

主病诗

缓脉营衰卫有余，或风或湿或脾虚。上为项强下痿痹，分别浮沉大小区。

分部诗

寸缓风邪项背拘，关为风眩胃家虚。神门濡泄或风秘，或是蹒跚足力迂。

芤（阳中阴）脉

体状诗

芤形浮大软如葱，边实须知内已空。火犯阳经血上溢，热侵阴络下流红。

相类诗

中空旁实乃为芤，浮大而迟虚脉呼。芤更带弦名曰革，芤为失血革血虚。

主病诗

寸芤积血在于胸，关里逢芤肠胃痈。尺部见之多下血，赤淋红痢漏崩中。

弦（阳中阴）脉

体状诗

弦脉迢迢端直长，肝经木旺土应伤。怒气满胸常欲叫，翳蒙瞳子泪淋浪。

相类诗

弦来端直似丝弦，紧则如绳左右弹。紧言其力弦言象，牢脉弦长沉伏间。

主病诗

弦应东方肝胆经，饮痰寒热疟缠身。浮沉迟数须分别，大小单双有重轻。

分部诗

寸弦头痛膈多痰，寒热癥瘕察左关。关右胃寒胸腹痛，尺中阴疝脚拘挛。

革（阴）脉

体状主病诗

革脉形如按鼓皮，芤弦相合脉寒虚。女人半产并崩漏，男子营虚或梦遗。

相类诗

见芤、牢。

牢（阴中阳）脉

体状相类诗

弦长实大脉牢坚，牢位常居沉伏间。革脉芤弦自浮起，革虚牢实要详看。

主病诗

寒则牢坚里有余，腹心寒痛木乘脾。疝癥癥瘕何愁也，失血阴虚却忌之。

濡（即软字，阴）脉

体状诗

濡形浮细按须轻，水面浮绵力不禁。病后产中犹有药，平人若见是无根。

相类诗

浮而柔细知为濡，沉细而柔作弱持。微则浮微如欲绝，细来沉细近于微。

主病诗

濡为亡血阴虚病，髓海丹田暗已亏。汗雨夜来蒸入骨，血山崩倒湿侵脾。

分部诗

寸濡阳微自汗多，关中其奈气虚何。尺伤精血虚寒甚，温补真阴可起疴。

弱（阴）脉

体状诗

弱来无力按之柔，柔细而沉不见浮。阳陷入阴精血弱，白头犹可少年愁。

相类诗

见濡脉。

主病诗

弱脉阴虚阳气衰，恶寒发热骨筋痿。多惊多汗精神减，益气调营急早医。

分部诗

寸弱阳虚病可知，关为胃弱与脾衰。欲求阳陷阴虚病，须把神门两部推。

散（阴）脉

体状诗

散似杨花散漫飞，去来无定至难齐。产为生兆胎为堕，久病逢之仔细医。

相类诗

散脉无拘散漫然，濡来浮细水中绵。浮而迟大为虚脉，芤脉中空有两边。

主病分类诗

左寸怔忡右寸汗，溢饮左关应软散。右关软散胻胕肿，散居两尺魂应断。

细（阴）脉

体状诗

脉来累累细如丝，应指沉沉无绝期。春夏少年俱不利，秋冬老弱却相宜。

相类诗

见微、濡。

主病诗

细脉萦萦血气衰，诸虚劳损七情乖。若非湿气侵腰肾，即是伤精汗泄来。

分部诗

寸细应知呕吐频，入关腹胀胃虚形。尺逢定是丹田冷，泄痢遗精号脱阴。

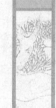

伏（阴）脉

体状诗

伏脉推筋着骨寻，指间裁动隐然深。伤寒欲汗阳将解，厥逆脐疼证属阴。

相类诗

见沉脉。

主病诗

伏为霍乱吐频频，腹痛多缘宿食停。蓄饮老痰成积聚，散寒温里莫因循。

分部诗

食郁胸中双寸伏，欲吐不吐常兀兀。当关腹痛困沉沉，关后疝疼还破腹。

动（阳）脉

体状诗

动脉摇摇数在关，无头无尾豆形团。其原本是阴阳搏，虚者摇兮胜者安。

主病诗

动脉专司痛与惊，汗因阳动热因阴。或为泄痢拘挛病，男子亡精女子崩。

促（阳）脉

体状诗

促脉数而时一止，此为阳极欲亡阴。三焦郁火炎炎盛，进必无生退可生。

相类诗

见代脉。

主病诗

促脉惟将火病医，其因有五细推之。时时喘咳皆痰积，或发狂斑与毒疽。

结（阴）脉

体状诗

结脉缓而时一止，独阴偏盛欲亡阳。浮为气滞沉为积，汗下分明在主张。

相类诗

见代脉。

主病诗

结脉皆因气血凝，老痰结滞苦沉吟。内生积聚外痈肿，疝瘕为殃病属阴。

代（阴）脉

体状诗

动而中止不能还，复动因而作代看。病者得之犹可疗，平人却与寿相关。

相类诗

数而时止名为促，缓止须将结脉呼。止不能回方是代，结生代死自殊途。

主病诗

代脉原因脏气衰，腹疼泄痢下元亏。或为吐泻中宫病，女子怀胎三月兮。

四言举要

经脉与脉气

脉乃血脉，气血之先；血之隧道，气息应焉。

其象法地，血之府也；心之合也，皮之部也。

资始于肾，资生于胃；阳中之阴，本乎营卫。

营者阴血，卫者阳气；营行脉中，卫行脉外。

脉不自行，随气而至；气动脉应，阴阳之义。

气如橐籥，血如波澜；血脉气息，上下循环。

十二经中，皆有动脉；惟手太阴，寸口取决。

此经属肺，上系吭嗌；脉之大会，息之出入。

一呼一吸，四至为息；日夜一万，三千五百。

一呼一吸，脉行六寸；日夜八百，十丈为准。

部位与诊法

初持脉时，令仰其掌；掌后高骨，是谓关上。

关前为阳，关后为阴；阳寸阴尺，先后推寻。

心肝居左，肺脾居右；肾与命门，居两尺部。

寸口无脉，求之臂外，是谓反关，本不足轻。

魂魄谷神，皆见寸口；左主司官，右主司府。

左大顺男，右大顺女；本命扶命，男左女右。

关前一分，人命之主；左为人迎，右为气口。

神门决断，两在关后；人无二脉，病死不愈。

男女脉同，惟尺则异；阳弱阴盛，反此病至。

脉有七诊，曰浮中沉；上下左右，消息求寻。

又有九候，举按轻重；三部浮沉，各候五动。

寸候胸上，关候膈下；尺候于脐，下至跟踝。

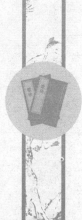

左脉候左，右脉候右；病随所在，不病者否。

五脏平脉

浮为心肺，沉为肾肝；脾胃中州，浮沉之间。

心脉之浮，浮大而散；肺脉之浮，浮涩而短。

肝脉之沉，沉而弦长；肾脉之沉，沉实而濡。

脾胃属土，脉宜和缓；命为相火，左寸同断。

春弦夏洪，秋毛冬石；四季和缓，是谓平脉。

太过实强，病生于外；不及虚微，病生于内。

春得秋脉，死在金日；五脏准此，推之不失。

四时百病，胃气为本；脉贵有神，不可不审。

辨脉提纲

调停自气，呼吸定息；四至五至，平和之则。

三至为迟，迟则为冷；六至为数，数即热证。

转迟转冷，转数转热；迟数既明，浮沉当别。

浮沉迟数，辨内外因；外因于天，内因于人。

天有阴阳，风雨晦冥；人喜怒忧，思悲恐惊。

外因之浮，则为表证；沉里迟阴，数则阳盛。

内因之浮，虚风所为；沉气迟冷，数热何疑。

浮数表热，沉数里热；浮迟表虚，沉迟冷结。

表里阴阳，风气冷热；辨内外因，脉证参别。

脉理浩繁，总括于四；既得提纲，引申触类。

诸脉形态

浮脉法天，轻手可得；泛泛在上，如水漂木。

有力洪大，来盛去悠；无力虚大，迟而且柔。

虚甚则散，涣漫不收；有边无中，其名曰芤。

浮小为濡，绵浮水面；濡甚则微，不任寻按。

沉脉法地，近于筋骨；深深在下，沉极为伏。

有力为牢，实大弦长；牢甚则实，愊愊而强。

无力为弱，柔小如绵；弱甚则细，如蛛丝然。

迟脉属阴，一息三至；小快于迟，缓不及四。
二损一败，病不可治；两息夺精，脉已无气。
浮大虚散，或见芤革；浮小濡微，沉小细弱。
迟细为涩，往来极难；易散一止，止而复还。
结则来缓，止而复来；代则来缓，止不能回。
数脉属阳，六至一息；七疾八极，九至为脱。
浮大者洪，沉大牢实；往来流利，是谓之滑。
有力为紧，弹如转索；数见寸口，有止为促。
数见关中，动脉可候；厥厥动摇，状如小豆。
长则气治，过于本位；长而端直，弦脉应指。
短则气病，不能满部；不见于关，惟尺寸候。

诸脉主病

一脉一形，各有主病；数脉相兼，则见诸证。
浮脉主表，里必不足；有力风热，无力血弱。
浮迟风虚，浮数风热；浮紧风寒，浮缓风湿。
浮虚伤暑，浮芤失血；浮洪虚火，浮微劳极。
浮濡阴虚，浮散虚剧；浮弦痰饮，浮滑痰热。
沉脉主里，主寒主积；有力痰食，无力气郁。
沉迟虚寒，沉数热伏；沉紧冷痛，沉缓水蓄。
沉牢痼冷，沉实热极；沉弱阴虚，沉细痹湿。
沉弦饮痛，沉滑宿食；沉伏吐利，阴毒聚积。
迟脉主脏，阳气伏潜；有力为痛，无力虚寒。
数脉主腑，主吐主狂；有力为热，无力为疮。
滑脉主痰，或伤于食；下为蓄血，上为吐逆。
涩脉少血，或中寒湿；反胃结肠，自汗厥逆。
弦脉主饮，病属胆肝；弦数多热，弦迟多寒。
浮弦支饮，沉弦悬饮；阳弦头痛，阴弦腹痛。
紧弦主寒，又主诸痛；浮紧表寒，沉紧里痛。
长脉气平，短脉气病；细则气少，大则病进。
浮长风痫，沉短宿食；血虚脉虚，气实脉实。
洪脉为热，其阴则虚；细脉为湿，其血则虚。

缓大者风，缓细者湿；缓涩血少，缓滑内热。

濡小阴虚，弱小阳竭；阳竭恶寒，阴虚发热。

阳微恶寒，阴微发热；男微虚损，女微泻血。

阳动汗出，阴动发热；为痛与惊，崩中失血。

虚寒相搏，其名为革；男子失精，女子失血。

阳盛则促，肺痈阳毒；阴盛则结，疝瘕积郁。

代则气衰，或泄脓血；伤寒心悸，女胎三月。

杂病脉象

脉之主病，有宜不宜；阴阳顺逆，凶吉可推。

中风浮缓，急实则忌；浮滑中痰，沉迟中气。

尸厥沉滑，卒不知人；入脏身冷，入腑身温。

风伤于卫，浮缓有汗；寒伤于营，浮紧无汗。

暑伤于气，脉虚身热；湿伤于血，脉缓细涩。

伤寒热病，脉喜浮洪；沉微涩小，症反必凶。

汗后脉静，身凉则安；汗后脉躁，热甚必难。

饮食内伤，气口急滑；劳倦内伤，脾脉大弱。

欲知是气，下手脉沉；沉极则伏，涩弱久深。

火郁多沉，滑痰紧食；气涩血芤，数火细湿。

滑主多痰，弦主留饮；热则滑数，寒则弦紧。

浮滑兼风，沉滑兼气；食伤短疾，湿留濡细。

疟脉自弦，弦数者热；弦迟者寒，代散者折。

泄泻下痢，沉小滑弱；实大浮洪，发热则恶。

呕吐反胃，浮滑者昌；弦数紧涩，结肠者亡。

霍乱之候，脉代勿讶；厥逆迟微，是则可怕。

咳嗽多浮，聚肺关胃；沉紧小危，浮濡易治。

喘急息肩，浮滑者顺；沉涩肢寒，散脉逆症。

病热有火，洪数可医；沉微无火，无根者危。

骨蒸发热，脉数而虚；热而涩小，必殒其躯。

劳极诸虚，浮软微弱；土败双弦，火炎急数。

诸病失血，脉必见芤；缓小可喜，数大可忧。

瘀血内蓄，却宜牢大；沉小涩微，反成其害。

遗精白浊，微涩而弱；火盛阴虚，芤濡洪数。

三消之脉，浮大者生；细小微涩，形脱可惊。

小便淋闭，鼻头色黄；涩小无血，数大何妨。

大便燥结，须分气血；阳数而实，阴迟而涩。

癫乃重阴，狂乃重阳；浮洪吉兆，沉急凶殃。

痫脉宜虚，实急者恶；浮阳沉阴，滑痰数热。

喉痹之脉，数热迟寒；缠喉走马，微伏则难。

诸风眩晕，有火有痰；左涩死血，右大虚看。

头痛多弦，浮风紧寒；热洪湿细，缓滑厥痰。

气虚弦软，血虚微涩；肾厥弦坚，真痛短涩。

心腹之痛，其类有九；细迟从吉，浮大延久。

疝气弦急，积聚在里；牢急者生，弱急者死。

腰痛之脉，多沉而弦；兼浮者风，兼紧者寒。

弦滑痰饮，濡细肾着；大乃肾虚，沉实闪肭。

脚气有四，迟寒数热；浮滑者风，濡细者湿。

痿病肺虚，脉多微缓；或涩或紧，或细或软。

风寒湿气，合而为痹；浮涩而紧，三脉乃备。

五疸实热，脉必洪数；涩微属虚，切忌发渴。

脉得诸沉，责其有水；浮气与风，沉石或里。

沉数为阳，沉迟为阴；浮大出厄，虚小可惊。

胀满脉弦，脾有肝疟；湿热数洪，阴寒迟弱。

浮为虚满，紧则中实；浮大可治，虚小危极。

五脏为积，六腑为聚；实强者轻，沉细者剧。

中恶腹胀，紧细者生；脉若浮大，邪气已深。

痈疽浮散，恶寒发热；若有痛处，痈疽所发。

脉数发热，而痛者阳；不数不热，不疼阴疮。

未溃痈疽，不怕洪大；已溃痈疽，洪大可怕。

肺痈已成，寸数而实；肺痿之形，数而无力。

肺痈色白，脉宜短涩；不宜浮大，唾糊呕血。

肠痈实热，滑数可知；数而不热，关脉芤虚。

微涩而紧，未脓当下；紧数脓成，切不可下。

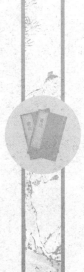

妇儿脉法

妇人之脉，以血为本；血旺易胎，气旺难孕。

少阴动甚，谓之有子；尺脉滑利，妊娠可喜。

滑疾不散，胎必三月；但疾不散，五月可别。

左疾为男，右疾为女；女腹如箕，男腹如釜。

欲产之脉，其至离经；水下乃产，未下勿惊。

新产之脉，缓滑为吉；实大弦牢，有症则逆。

小儿之脉，七至为平；更察色证，与虎口纹。

奇经八脉诊法

奇经八脉，其诊又别；直上直下，浮则为督。

牢则为冲，紧则任脉；寸左右弹，阳跷可决。

尺左右弹，阴跷可别；关左右弹，带脉当决。

尺外斜上，至寸阴维；尺内斜上，至寸阳维。

督脉为病，脊强癫痫；任脉为病，七疝瘕坚。

冲脉为病，逆气里急；带主带下，脐痛精失。

阳维寒热，目眩僵仆；阴维心痛，胸胁刺筑。

阳跷为病，阳缓阴急；阴跷为病，阴缓阳急。

癫痫瘛疭，寒热恍惚；八脉脉症，各有所属。

平人无脉，移于外络；兄位弟乘，阳谿列缺。

真脏绝脉

病脉既明，吉凶当别；经脉之外，又有真脉。

肝绝之脉，循刀责责；心绝之脉，转豆躁疾。

脾则雀啄，如屋之漏；如水之流，如杯之覆。

肺绝如毛，无根萧索；麻子动摇，浮波之合。

肾脉将绝，至如省客；来如弹石，去如解索。

命脉将绝，虾游鱼翔；至如涌泉，绝在膀胱。

真脉既形，胃已无气；参察色证，断之以臆。

《药性赋》

寒 性

诸药赋性,此类最寒。犀角解乎心热;羚羊清乎肺肝。泽泻利水通淋而补阴不足;海藻散瘿破气而治疝何难。闻之菊花能明目而清头风;射干疗咽闭而消痈毒;薏苡理脚气而除风湿;藕节消瘀血而止吐衄。瓜蒌子下气润肺喘兮,又且宽中,车前子止泻利小便兮,尤能明目。是以黄柏疮用;兜铃嗽医。地骨皮有退热除蒸之效;薄荷叶宜消风清肿之施。宽中下气,枳壳缓而枳实速也;疗肌解表,干葛先而柴胡次之。百部治肺热,咳嗽可止;栀子凉心肾,鼻衄最宜。玄参治结热毒痈,清利咽膈;升麻消风热肿毒,发散疮痍。尝闻腻粉抑肺而敛肛门;金箔镇心而安魂魄。茵陈主黄疸而利水,瞿麦治热淋之有血。朴硝通大肠,破血而止痰癖;石膏治头痛,解肌而消烦渴。前胡除内外之痰实;滑石利六腑之涩结。天门冬止嗽,补血涸而润肝心;麦门冬清心,解烦渴而除肺热。又闻治虚烦、除哕呕,须用竹茹;通秘结、导瘀血,必资大黄。宣黄连治冷热之痢,又厚肠胃而止泻;淫羊藿疗风寒之痹,且补阴虚而助阳。茅根止血与吐衄;石韦通淋于小肠。熟地黄补血且疗虚损;生地黄宣血更医眼疮。赤芍药破血而疗腹痛,烦热亦解;白芍药补虚而生新血,退热尤良。若乃消肿满逐水于牵牛;除毒热杀虫于贯众。金铃子治疝气而补精血;萱草根治五淋而消乳肿。侧柏叶治血出崩漏之疾;香附子理气血妇人之用。地肤子利膀胱,可洗皮肤之风;山豆根解热毒,能止咽喉之痛。白鲜皮去风治筋弱,而疗足顽痹;旋覆花明目治头风,而消痰嗽壅;又况荆芥穗清头目便血,疏风散疮之用。栝楼根疗黄疸毒痈,消渴解痰之忧。地榆疗崩漏,止血止痢;昆布破疝气,散瘿散瘤。疗伤寒、解虚烦,淡竹叶之功倍。除结气、破瘀血,牡丹皮之用同。知母止嗽而骨蒸退;牡蛎涩精而虚汗收。贝母清痰止咳嗽而利心肺;桔梗下气利胸膈而治咽喉。若夫黄芩治诸热,兼主五淋;槐花治肠风,亦医痔痢。常山理痰结而治温疟;葶苈泻肺热而通水气。此六十六种药性之寒者也。

热 性

药有温热,又当审详。欲温中以荜茇;用发散以生姜。五味子止嗽痰，且滋肾水；腽肭脐疗痨瘵，更壮元阳。原夫川芎祛风湿、补血清头；续断治崩漏、益筋强脚。麻黄表汗以疗咳逆；韭子壮阳而医白浊。川乌破积，有消痰治风痹之功；天雄散寒，为去湿助阳精之药。观夫川椒达下，干姜温中；胡芦巴治虚冷之疝气；生卷柏破癥瘕而血通。白术消痰壅、温胃，兼止吐泻；菖蒲开心气、散冷，更治耳聋。丁香快脾胃而止吐逆；良姜止心气痛之攻冲。肉苁蓉填精益肾；石硫黄暖胃驱虫。胡椒主去痰而除冷；秦椒主攻痛而去风。吴茱萸疗心腹之冷气；灵砂定心脏之怔忡。盖夫散肾冷、助脾胃，须荜澄茄；疗心痛、破积聚，用蓬莪术。缩砂止吐泻、安胎、化酒食之剂；附子疗虚寒、反胃、壮元阳之力。白豆蔻治冷泻，疗痛止痛于乳香；红豆蔻止吐酸，消血杀虫于干漆。岂不知鹿茸生精血，腰脊崩漏之均补；虎骨壮筋骨，寒湿毒风之并祛。檀香定霍乱，而心气之痛愈；鹿角秘精髓，而腰脊之痛除。消肿益血于米醋；下气散寒于紫苏。扁豆助脾，则酒有行药破血之用；麝香开窍，则葱之通中发汗之需。尝观五灵脂治崩漏，理血气之刺痛；麒麟竭止血出，疗金疮之伤折。麋茸壮阳以助肾；当归补虚而养血。乌贼骨止带下，且除崩漏目翳；鹿角胶住血崩，能补虚羸劳绝。白花蛇治瘫痪，疗风痒之癣疹；乌梢蛇疗不仁，去疮疡之风热。乌药有治冷气之理；禹余粮乃疗崩漏之因。巴豆利痰水，能破寒积；独活疗诸风，不论新久。山茱萸治头晕遗精之药；白石英医咳嗽吐脓之人。厚朴温胃而去呕胀，消痰亦验；肉桂行血而疗心痛，止汗如神。是则鲫鱼有温胃之功；代赭乃镇肝之剂。沉香下气补肾，定霍乱之心痛；橘皮开胃祛痰，导壅滞之逆气。此六十二种药性之热者也。

温　性

温药总括，医家素谙。木香理乎气滞；半夏主于湿痰。苍术治目盲，燥脾去湿宜用；萝卜去膨胀，下气制面尤堪。况夫钟乳粉补肺气，兼疗肺虚；青盐治腹痛，且滋肾水。山药而腰湿能医；阿胶而痢嗽皆止。赤石脂治精浊而止泄，兼补崩中；阳起石暖子宫以壮阳，更疗阴痿。诚以紫菀治嗽，防风祛风；苍耳子透脑止涕，威灵仙宣风通气。细辛去头风，止嗽而疗齿痛；艾叶治崩漏，安胎而医痢红。羌活明目驱风，除筋挛肿痛；白芷止崩治肿，疗痔漏疮痈。若乃红蓝花通经，治产后恶血之余；刘寄奴散血，疗烫火金疮之苦。减风湿之痛则茵芋叶；疗折伤之症则骨碎补。藿香叶辟恶气而定霍乱；草果仁温脾胃而止呕吐。

巴戟天治阴疝白浊，补肾尤兹；元胡索理气痛血凝，调经有助。尝闻款冬花润肺，去痰嗽以定喘；肉豆蔻温中，止霍乱而助脾；抚芎走经络之痛；何首乌治疮疥之资。姜黄能下气、破恶血之积；防己宜消肿、去风湿之施。藁本除风，主妇人阴痛之用；仙茅益肾，扶元气虚弱之衰。乃曰破故纸温肾，补精髓与劳伤；宣木瓜入肝，疗脚气并水肿。杏仁润肺燥止嗽之剂；茴香治疝气肾痛之用。诃子生精止渴，兼疗滑泄之疴；秦艽攻风逐水，又除肢节之痛。槟榔豁痰而逐水，杀寸白虫；杜仲益肾而添精，去腰膝重。当知紫石英疗惊悸崩中之疾；橘核仁治腰痛疝之气。金樱子兮涩遗精；紫苏子兮下气涎。淡豆豉发伤寒之表；大小蓟除诸血之鲜。益智安神，治小便之频数；麻仁润肺，利六腑之燥坚。抑又闻补虚弱、排疮脓，莫若黄芪；强腰脚、壮筋骨，无如狗脊。菟丝子补肾以明目；马蔺花治疝而有益。此五十四种药性之温者也。

平　性

　　详论药性，平和惟在。以硇砂而去积；用龙齿以安魂。青皮快膈除膨胀，且利脾胃；芡实益精治白浊，兼补真元。木贼草去目翳，崩漏亦医；花蕊石治金疮，血行则却。决明和肝气，治眼之剂；天麻主头眩，祛风之药。

　　甘草和诸药而解百毒，盖以性平；石斛平胃气而补肾虚，更医脚弱。观乎商陆治肿，覆盆益精。琥珀安神而散血；朱砂镇心而有灵。牛膝强足补精，兼疗腰痛；龙骨止汗住泄，更治血崩。甘松理风气而痛止；蒺藜疗风疮而目明。人参润肺宁心，开脾助胃；蒲黄止崩治衄，消瘀调经。岂不知南星醒脾，去惊风痰吐之忧；三棱破积，除血块气滞之症。没食主泄泻而神效；皂角治风痰而响应。桑螵蛸疗遗精之泄；鸭头血医水肿之盛。蛤蚧治劳嗽，牛蒡子疏风壅之痰；全蝎主风瘫，酸枣仁去怔忡之病。尝闻桑寄生益血安胎，且治腰痛；大腹子去膨下气，亦令胃和。小草、远志，俱有宁心之妙；木通、猪苓，尤为利水之多。莲肉有清心醒脾之用；没药乃治疮散血之科。郁李仁润肠宣水，去浮肿之疾；茯神宁心益智，除惊悸之疴。白茯苓补虚劳，多在心脾之有眚；赤茯苓破结血，独利水道以无毒。因知麦芽有助脾化食之功；小麦有止汗养心之力。白附子去面风之游走；大腹皮治水肿之泛溢。椿根白皮主泻血；桑根白皮主喘息。桃仁破瘀血兼治腰痛；神曲健脾胃而进饮食。五加皮坚筋骨以立行；柏子仁养心

神而有益。抑又闻安息香辟恶，且止心腹之痛；冬瓜仁醒脾，实为饮食之资。僵蚕治诸风之喉闭；百合敛肺功之嗽痿。赤小豆解热毒，疮肿宜用；枇杷叶下逆气，哕呕可医。连翘排疮肿脓与肿毒；石楠叶利筋骨与毛皮。谷芽养脾；阿魏除邪气而破积；紫河车补血；大枣和药性以开脾。然而鳖甲治劳疟，兼破癥瘕；龟甲坚筋骨，更疗崩疾。乌梅主便血疟痢之用；竹沥治中风声音之失。此六十八种药性之平者也。

十八反歌

本草明言十八反，半蒌贝蔹及攻乌。藻戟遂芫俱战草，诸参辛芍叛藜芦。

十九畏歌

硫黄原是火中精，朴硝一见便相争。水银莫与砒霜见，狼毒最怕密陀僧。巴豆性烈最为上，偏与牵牛不顺情。丁香莫与郁金见，牙硝难合京三棱。川乌草乌不顺犀，人参最怕五灵脂。官桂善能调冷气，若逢石脂便相欺；大凡修合看顺逆。炮爁炙煿莫相依。

六陈歌

枳壳陈皮半夏齐，麻黄狼毒及茱萸；六般之药宜陈久，入药方知奏效奇。

妊娠用药禁忌歌

蚖斑水蛭及虻虫，乌头附子配天雄；野葛水银并巴豆，牛膝薏苡与蜈蚣；三棱芫花代赭麝，大戟蝉蜕黄雌雄；牙硝芒硝牡丹桂，槐花牵牛皂角同；半夏南星与通草，瞿麦干姜桃仁通；硇砂干漆蟹爪甲，地胆茅根与䗪虫。

附：《**药性歌括**》（明·龚延贤 著）

诸药之性，各有奇功，温凉寒热，补泻宣通。
君臣佐使，运用于衷，相反相恶，立见吉凶。
人参味甘，大补元气，止渴生津，调荣养卫。
黄芪性温，收汗固表，托疮生肌，气虚莫少。

白术甘温，健脾强胃，止泻除湿，兼祛痰痞。
茯苓味淡，渗湿利窍，白化痰涎，赤通水道。
甘草甘温，调和诸药，炙则温中，生则泻火。
当归甘温，生血补心，扶虚益损，逐瘀生新。
白芍酸寒，能收能补，泻利腹痛，虚寒勿与。
赤芍酸寒，能泻能散，破血通经，产后勿犯。
生地微寒，能清湿热，骨蒸烦劳，兼消瘀血。
熟地微温，滋肾补血，益髓填精，乌须黑发。
麦门甘寒，解渴祛烦，补心清肺，虚热自安。
天门甘寒，肺痿肺痈，消痰止咳，喘热有功。
黄连味苦，泻心除痞，清热明眸，厚肠止痢。
黄芩苦寒，枯泻肺炎，子清大肠，湿热皆可。
黄柏苦寒，降火滋阴，骨蒸湿热，下血堪任。
栀子性寒，解郁除烦，吐衄胃痛，火降小便。
连翘苦寒，能消痈毒，气聚血凝，湿热堪逐。
石膏大寒，能泻胃火，发渴头疼，解肌立妥。
滑石沉寒，滑能利窍，解渴除烦，湿热可疗。
知母味苦，热渴能除，骨蒸有汗，痰咳皆舒。
贝母微寒，止嗽化痰，肺痈肺痿，开郁除烦。
大黄苦寒，实热积聚，蠲痰润燥，疏通便闭。
柴胡味苦，能泻肝火，寒热往来，疟疾均可。
前胡微寒，宁嗽化痰，寒热头疼，痞闷能安。
升麻性寒，清胃解毒，升提下陷，邪痛可逐。
桔梗味苦，疗咽肿痛，载药上升，开胸利壅。
紫苏叶辛，风寒发表，梗下诸气，消除胀满。
麻黄味辛，解表出汗，身热头痛，风寒发散。
葛根味甘，祛风发散，温疟往来，止渴解酒。
薄荷味甘，最清头目，祛风化痰，骨蒸宜服。
防风甘温，能除头晕，骨节痹痛，诸风口噤。
荆芥味辛，能清头目，表汗祛风，治疮消瘀。
细辛辛温，少阴头痛，利窍通关，风湿皆用。
羌活微温，祛风除湿，身痛头疼，舒筋活络。

独活甘苦，颈项难舒，两足湿痹，诸风能除。

白芷辛温，阳明头痛，风热瘙痒，排脓通用。

藁本气温，除头巅顶，寒湿可祛，风邪可屏。

香附味甘，快气开郁，止痛调经，更消宿食。

乌药辛温，心腹胀痛，小便滑数，顺气通用。

枳实味苦，消食除痞，破积化痰，冲墙倒壁。

枳壳微温，快气宽肠，胸中气结，胀满堪尝。

白蔻辛温，能去瘴翳，益气调元，止呕和胃。

青皮苦寒，能攻气滞，削坚平肝，安胃下食。

陈皮甘温，顺气宽膈，留白和胃，消痰去白。

苍术苦温，健脾燥湿，发汗宽中，更祛瘴疫。

厚朴苦温，消胀泻满，痰气泻痢，其功不缓。

南星性热，能治风痰，破伤强直，风搐自安。

半夏味辛，健脾燥湿，痰厥头疼，嗽呕堪入。

藿香辛温，能止呕吐，发散风寒，霍乱为主。

槟榔辛温，破气杀虫，祛痰逐水，专除后重。

腹皮微温，能下膈气，安胃健脾，浮肿消去。

香薷味辛，伤暑便涩，霍乱水肿，除烦解热。

扁豆微凉，转筋吐泻，下气和中，酒毒能化。

猪苓味淡，利水通淋，消肿除湿，多服损肾。

泽泻苦寒，消肿止渴，除湿通淋，阴汗自遏。

木通性寒，小肠热闭，利窍通经，最能导滞。

车前子寒，溺涩眼赤，小便能通，大便能实。

地骨皮寒，解骨退热，有汗骨蒸，强阴凉血。

木瓜味酸，湿肿脚气，霍乱转筋，足膝无力。

威灵苦温，腰膝冷痛，消痰痃癖，风湿皆用。

牡丹苦寒，破血通经，血分有热，无汗骨蒸。

玄参味苦，清无根火，消肿骨蒸，补肾亦可。

沙参味甘，消肿排脓，补肝益肺，退热除风。

丹参味苦，破积调经，生新去恶，祛除带崩。

苦参味苦，痈肿疮疥，下血肠风，眉脱赤癞。

龙胆苦寒，疗眼赤疼，下焦湿肿，肝经热烦。

五加皮寒，祛痛风痹，健步坚筋，益精止沥。
防已气寒，风湿脚痛，热积膀胱，消痈散肿。
地榆沉寒，血热堪用，血痢带崩，金疮止痛。
茯神补心，善镇惊悸，恍惚健忘，兼除怒恚。
远志气温，能疗惊悸，安神镇心，令人多记。
酸枣味酸，敛汗驱烦，多眠用生，不眠用炒。
菖蒲性温，开心利窍，去痹除风，出声至妙。
柏子味甘，补心益气，敛汗润肠，更疗惊悸。
益智辛温，安神益气，遗尿遗精，呕逆皆治。
甘松味香，善除恶气，开郁醒脾，心腹痛已。
小茴性温，能除疝气，腹痛腰疼，调中暖胃。
大茴味辛，疝气脚气，肿痛膀胱，止呕开胃。
干姜味辛，表解风寒，炮苦逐冷，虚寒尤堪。
附子辛热，性走不守，四肢厥冷，回阳功有。
川乌大热，搜风入骨，湿痹寒疼，破积之物。
木香微温，散滞和胃，诸风能调，行肝泻肺。
沉香降气，暖胃追邪，通天彻地，气逆为佳。
丁香辛热，能除寒呕，心腹疼痛，温胃可晓。
砂仁性温，养胃进食，止痛安胎，行气破滞。
荜澄茄辛，除胀化食，消痰止哕，能逐寒气。
肉桂辛热，善通血脉，腹痛虚寒，温补可得。
桂枝小梗，横行手臂，止汗舒筋，治手足痹。
吴萸辛热，能调疝气，脐腹寒痛，酸水能治。
延胡气温，心腹猝痛，通经活血，跌仆血崩。
薏苡味甘，专除湿痹，筋节拘挛，肺痈肺痿。
肉蔻辛温，脾胃虚冷，泻痢不休，功可立等。
草蔻辛温，治寒犯胃，作痛呕吐，不食能食。
诃子味苦，涩肠止痢，痰嗽喘急，降火敛肺。
草果味辛，消食除胀，截疟除痰，解瘟辟瘴。
常山苦寒，截疟除痰，解伤寒热，水胀能宽。
良姜性热，下气温中，转筋霍乱，酒食能攻。
山楂味甘，磨消肉食，疗疝催疮，消膨健胃。

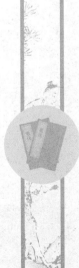

神曲味甘，开胃进食，破积逐痰，调中下气。

麦芽甘温，能消宿食，心腹膨胀，行血散滞。

苏子味辛，驱痰降气，止咳定喘，更润心肺。

白芥子辛，专化胁痰，疟蒸痞块，服之能安。

甘遂苦寒，破癥消痰，面浮蛊胀，利水能安。

大戟甘寒，消水利便，腹胀癥坚，其功暝眩。

芫花寒苦，能消胀蛊，利水泻湿，止咳痰吐。

商陆辛甘，赤白各异，赤者消肿，白利水气。

海藻咸寒，消瘿散疬，除胀破癥，利水通闭。

牵牛苦寒，利水消肿，蛊胀痃癖，散滞除壅。

葶苈辛苦，利水消肿，痰饮癥瘕，治喘肺痈。

瞿麦辛寒，专治淋病，清热破血，通经立应。

三棱味苦，利血消癖，气滞作痛，虚者当忌。

五灵味甘，血痢腹痛，止血炒用，行血用生。

莪术温苦，善破痃癖，止痛消瘀，通经最宜。

干漆辛温，通经破瘕，追积杀虫，效如奔马。

蒲黄味甘，逐瘀止崩，补血须炒，破血用生。

苏木甘咸，能行瘀血，产后月经，兼医仆跌。

桃仁甘平，能润大肠，通经破瘀，血瘕堪尝。

姜黄味辛，消痈破血，心腹结痛，下气最捷。

郁金味苦，破血行气，血淋溺血，郁结能舒。

金银花甘，疗痈无对，未成则散，已成则溃。

漏芦性温，祛恶疮毒，补血排脓，生肌长肉。

蒺藜味苦，疗疮瘙痒，白癜头疮，翳除目朗。

白及味苦，功专收敛，肿毒疮疡，外科最善。

蛇床辛苦，下气温中，恶疮疥癣，逐瘀祛风。

天麻味辛，能除头眩，小儿惊痫，拘挛瘫痪。

白附辛温，治面百病，血痹风疮，中风痰湿。

全蝎味辛，却风痰毒，口眼㖞邪，风痫发搐。

蝉蜕甘平，消风定惊，杀疳除热，退翳侵睛。

僵蚕味咸，诸风惊痫，湿痰喉痹，疮毒瘢痕。

蜈蚣味辛，蛇虺恶毒，止痉除邪，祛风逐瘀。

土鳖甘寒，能追疮毒，乳痈腰痛，消肿最速。

蜂房咸苦，惊痫瘛疭，牙痛肿毒，瘰疬乳痈。

蟾蜍气凉，杀疳蚀癖，瘟疫能辟，疮毒可祛。

刺猬皮苦，主医五痔，阴肿疝痛，能开胃气。

蛤蚧味咸，肺痿咯血，传尸劳疰，纳气定喘。

蝼蛄味咸，治十水肿，上下左右，效不旋踵。

蜗牛味咸，口眼㖞僻，惊痫拘挛，脱肛咸治。

桑螵蛸咸，淋浊精泄，除疝腰疼，虚损莫缺。

田螺性冷，利大小便，消肿除热，醒酒立见。

象牙气平，杂物刺喉，能通小便，诸疮可瘳。

水蛭味咸，除积瘀坚，通经堕产，折伤可痊。

贝子味咸，解肌散结，利水消肿，目翳清洁。

蛤蜊肉冷，能止消渴，酒毒堪除，开胃顿豁。

海粉味咸，大治顽痰，妇人白带，咸能软坚。

石蟹味咸，点目肿翳，解蛊胀毒，催生落地。

海螵蛸咸，漏下赤白，癥瘕疝气，阴肿可得。

无名异甘，金创折损，去瘀止痛，生肌有准。

青礞石寒，硝煅金色，坠痰消食，神妙莫测。

磁石味咸，专杀铁毒，若误吞针，系线即出。

花蕊石寒，善止诸血，金疮血流，产后血泄。

代赭石寒，下胎崩带，儿疳泻痢，惊痫呕噫。

黑铅味甘，止呕反胃，鬼疰瘿瘤，安神定志。

银屑味辛，谵语恍惚，定志养神，镇心明目。

金屑味辛，善安魂魄，癫狂惊痫，调和血脉。

狗脊味甘，酒蒸入剂，腰背膝痛，风寒湿痹。

骨碎补温，折伤骨节，风血积疼，最能破血。

茜草味苦，蛊毒吐血，经带崩漏，损伤虚热。

预知子贵，缀衣领中，遇毒声作，诛蛊杀虫。

王不留行，调经催产，除风痹痛，乳痈当啖。

狼毒味辛，破积癥瘕，恶疮鼠瘘，止心腹痛。

藜芦味辛，最能发吐，肠澼泻痢，杀虫消蛊。

蓖麻子辛，吸出滞物，涂顶肠收，涂足胎出。

荜茇味辛，温中下气，疝癖阴疝，霍乱泻痢。

百部味甘，骨蒸劳瘵，杀疳蛔虫，久嗽功大。

京墨味辛，吐衄下血，产后崩中，止血甚捷。

黄荆子苦，善治咳逆，骨节寒热，能下肺气。

女贞实苦，黑发乌须，强筋壮力，去风补虚。

瓜蒂苦寒，善能吐痰，消身肿胀，并治黄疸。

粟壳性涩，泄痢嗽怯，脘腹疼痛，服之即除。

巴豆辛热，除胃寒积，劫病如神，杀人如剑。

夜明砂粪，能下死胎，小儿无辜，瘰疬堪裁。

斑蝥有毒，破血通经，诸疮瘰疬，水道通行。

蚕砂性温，温痹隐疹，瘫风肠鸣，消渴可饮。

胡黄连苦，治劳骨蒸，小儿疳痢，盗汗虚惊。

使君甘温，消疳消浊，泻痢诸虫，总能除却。

赤石脂温，保固肠胃，溃疡生肌，涩精泻痢。

青黛咸寒，能平肝木，惊痫疳痢，兼除热毒。

阿胶甘温，止咳脓血，吐衄治崩，虚羸可啜。

白矾味酸，化痰解毒，治症多能，难以尽述。

五倍苦酸，疗齿疳䘌，痔痈疮脓，兼除风热。

玄明粉辛，能蠲宿垢，化积消痰，诸热可疗。

通草味甘，善治膀胱，消痈散肿，能医乳房。

枸杞甘温，添精补髓，明目祛风，阴与阳起。

黄精味甘，能安脏腑，五劳七伤，此药大补。

何首乌甘，种子添精，黑发悦颜，补血养阴。

五味酸温，生津止渴，久嗽虚劳，金水枯竭。

山茱性温，涩精益髓，肾虚耳鸣，腰膝痛止。

石斛味甘，却惊定志，壮骨补虚，善驱冷痹。

破故纸温，腰膝酸痛，兴阳固精，盐酒炒用。

薯蓣甘温，理脾止泻，益肾补中，诸虚可治。

苁蓉味甘，峻补精血，若骤用之，反动便滑。

菟丝甘平，梦遗滑精，腰痛膝冷，添髓壮筋。

牛膝味苦，除湿痹痿，腰膝酸痛，小便淋沥。

巴戟辛甘，大补虚损，精滑梦遗，强筋固本。

仙茅味辛，腰足挛痹，虚损劳伤，阳道兴起。

牡蛎微寒，涩精止汗，崩带胁痛，老痰祛散。

楝子苦寒，膀胱疝气，中湿伤寒，利水之剂。

萆薢甘苦，风寒湿痹，腰背冷痛，添精益气。

寄生甘苦，腰痛顽麻，续筋坚骨，风湿尤佳。

续断味辛，接骨续筋，跌仆折伤，且固遗精。

龙骨味甘，梦遗精泄，崩带肠痈，惊痫风热。

人之头发，补阴甚捷，吐衄血晕，风惊痫热。

天灵盖咸，传尸劳瘵，温疟血崩，投之立瘥。

雀卵气温，固精起痿，可致坚强，常能固闭。

鹿茸甘温，益气滋阴，泄精尿血，崩带堪任。

鹿角胶温，吐衄虚羸，跌仆伤损，崩带安胎。

腽肭脐热，补益元阳，驱邪辟毒，痃癖劳伤。

紫河车甘，疗诸虚损，劳瘵骨蒸，滋培根本。

枫香味辛，外科要药，瘙疮瘾疹，齿痛亦可。

檀香味辛，开胃进食，霍乱腹痛，中恶秽气。

安息香辛，辟邪驱恶，开关通窍，死胎能落。

苏合香甘，祛痰辟秽，蛊毒痫痓，梦魇能起。

熊胆味苦，热蒸黄疸，恶疮虫痔，五疳惊痫。

硇砂有毒，溃痈烂肉，除翳生肌，破癥消毒。

硼砂味辛，疗喉肿痛，膈上热痰，噙化立中。

朱砂味甘，镇心养神，惊痫癫狂，眠安目明。

硫黄性热，扫除疥疮，壮阳逐冷，寒邪敢当。

龙脑味辛，目痛头痹，狂躁妄语，真为良剂。

芦荟气寒，杀虫消疳，癫痫惊搐，服之立安。

天竺黄甘，急慢惊风，镇心解热，驱邪有功。

麝香辛暖，善通关窍，辟秽安惊，解毒甚妙。

乳香辛苦，疗诸恶疮，生肌止痛，心腹尤良。

花蛇温毒，瘫痪㖞斜，大风疥癞，诸毒称佳。

蛇蜕辟恶，能除翳膜，肠痔蛊毒，惊痫搐搦。

槐花味苦，痔漏肠风，大肠热痢，更杀蛔虫。

鼠粘子辛，能除疮毒，瘾疹风热，咽疼可逐。

茵陈味苦，退疸除黄，泻湿利水，清热为凉。

红花辛温，最消瘀热，多则通经，少则养血。

蔓荆子苦，头疼能医，拘挛湿痹，泪眼堪除。

兜铃苦寒，能熏痔漏，定喘消痰，肺热久嗽。

百合味甘，安心定胆，止嗽消浮，痈疸可啖。

秦艽微寒，除湿荣筋，肢节风痛，下血骨蒸。

紫菀苦辛，痰喘咳逆，肺痈吐脓，寒热并济。

款花甘温，理肺消痰，肺痈喘咳，补劳除烦。

金沸草寒，消痰止嗽，明目祛风，逐水尤妙。

桑皮甘辛，止嗽定喘，泻肺火邪，其功不浅。

杏仁苦温，风寒喘嗽，大肠气闭，便难切要。

天花粉寒，止渴祛烦，排脓消毒，善除热痰。

瓜蒌仁寒，宁嗽化痰，伤寒结胸，解渴止烦。

密蒙花甘，主能明目，虚翳青盲，服之效速。

菊花味甘，除热祛风，头晕眼赤，收泪殊功。

木贼味甘，益肝退翳，能止月经，更消积聚。

决明子甘，能祛肝热，目痛收泪，仍止鼻血。

犀角酸寒，化毒辟邪，解热止血，消肿毒蛇。

羚羊角寒，明目清肝，却惊解毒，神志能安。

龟甲味甘，滋阴补肾，逐瘀续筋，更医颅囟。

鳖甲酸平，劳嗽骨蒸，散瘀消肿，去痞除癥。

海螵味咸，破血除痈，通经水肿，目翳心痛。

穿山甲毒，痔癖恶疮，吹乳肿痛，通经排脓。

海蛤味咸，清热化痰，胸痛水肿，坚软结散。

火麻味甘，下乳催生，润肠通结，小水能行。

山豆根苦，疗咽肿痛，敷蛇虫伤，可救急用。

益母辛甘，妇科为主，产后胎前，生新去瘀。

紫草苦寒，能通九窍，利水消膨，痘疹最要。

紫葳味酸，调经止痛，崩中带下，癥瘕通用。

地肤子寒，去膀胱热，皮肤瘙痒，除热其捷。

楝根性寒，能追诸虫，疼痛立止，积聚立通。

樗根味苦，泻痢带崩，肠风痔漏，燥湿涩精。

泽兰甘苦，痛肿能消，打扑伤损，肢体虚浮。
牙皂味辛，通关利窍，敷肿痛消，吐风痰妙。
芜荑味辛，驱邪杀虫，痔瘘癣疥，化食除风。
雷丸味苦，善杀诸虫，癫痫蛊毒，治儿有功。
胡麻仁甘，疗肿恶疮，熟补虚损，筋壮力强。
苍耳子苦，疥癣细疮，驱风湿痹，瘙痒堪尝。
蕤仁味苦，风肿烂弦，热胀胬肉，眼泪立痊。
青葙子苦，肝脏热毒，暴发赤障，青盲可服。
谷精草辛，牙齿风痛，口疮咽痹，退翳通用。
白薇大寒，疗风治疟，人事不知，昏厥堪却。
青蒿气寒，治疟效好，虚寒盗汗，除骨蒸劳。
茅根味甘，通关逐瘀，止吐衄血，客热可去。
大小蓟苦，消肿破血，吐血咳唾，崩漏可啜。
枇杷叶苦，偏理肺脏，吐秽不已，解酒清上。
木律大寒，口齿圣药，瘰疬能医，心烦可却。
射干味苦，逐瘀通经，喉痹口臭，痈毒堪凭。
鬼箭羽苦，通经堕胎，杀虫破结，驱邪除乖。
夏枯草苦，瘰疬瘿瘤，破癥散结，湿痹能瘳。
卷柏味苦，癥瘕血闭，风眩痿躄，脱肛下血。
马鞭甘苦，破血通经，癥瘕痞块，服之最灵。
鹤虱味苦，杀虫追毒，心腹猝痛，蛔虫堪逐。
白头翁寒，散癥逐血，瘿瘤疟疝，止痛百节。
旱莲草甘，生须黑发，赤痢可止，血流可截。
慈姑辛苦，疗肿痈疽，恶疮隐疹，蛇虺并施。
榆皮味甘，通水除淋，能利关节，敷肿病定。
钩藤微寒，疗儿惊痫，手足瘈疭，抽搐口眼。
豨莶味甘，追风除湿，聪耳明目，乌须黑发。
葵花味甘，带痢两功，赤治赤者，白治白同。
辛夷味辛，鼻塞流涕，香臭不闻，通窍之剂。
续随子辛，恶疮蛊毒，通经消积，不可过服。
海桐皮苦，霍乱久痢，疳蜃疥癣，牙痛亦治。
石楠藤辛，肾衰脚弱，风淫湿痹，堪为妙药。

鬼臼有毒，避瘟除恶，杀虫驱蛊，风邪烦惑。

大青气寒，伤寒热毒，黄汗黄疸，时疫宜服。

侧柏味苦，吐衄崩漏，能生须眉，除湿之剂。

槐实味苦，阴疮痒湿，五痔肿痛，泻热凉血。

瓦楞子咸，妇人血块，男子痰癖，癥瘕可瘥。

棕榈子苦，禁泄涩痢，带下崩中，肠风堪治。

冬葵子寒，滑胎易产，癃利不便，善通乳难。

淫羊藿辛，阴起阳兴，坚筋益骨，智强力增。

松脂味甘，滋阴补阳，驱风安脏，膏可贴疮。

覆盆子甘，肾损精竭，黑须明眸，补虚续绝。

合欢味甘，利人心志，安脏明目，快乐无虑。

金樱子甘，梦遗滑精，禁止遗尿，寸白虫杀。

楮实味甘，壮筋明目，益气补虚，阴痿当服。

郁李仁酸，破血润燥，消肿利便，关格通导。

没食子苦，益血生精，染须最妙，禁痢极灵。

空青气寒，治眼通灵，青盲赤肿，去暗回明。

密陀僧咸，止痢医痔，能除百瘕，诸疮可治。

伏龙肝温，治疫安胎，吐血咳逆，心烦妙哉。

石灰味辛，性烈有毒，辟虫立死，能去瘜肉。

蚯蚓气寒，伤寒瘟病，大热狂言，投之立应。

蜘蛛气寒，狐疝偏痛，蛇虺咬涂，疔疮敷用。

乳香辛苦，疗诸恶疮，生肌止痛，心腹尤良。

没药温平，治疮止痛，跌打损伤，破血通用。

阿魏性温，除癥破结，止痛杀虫，传尸可灭。

水银性寒，治疥杀虫，断绝胎孕，催生立通。

轻粉性燥，外科要药，杨梅诸疮，杀虫可托。

灵砂性温，能通血脉，解毒辟邪，虚人忌用。

砒霜大毒，风痰可吐，截疟除哮，能消沉痼。

雄黄甘辛，辟邪解毒，更治蛇虺，喉风息肉。

珍珠气寒，镇惊除痫，开聋磨翳，止渴坠痰。

牛黄味甘，大治风痰，清热解毒，惊痫灵丹。

琥珀味甘，镇惊安神，破瘀消癥，利水通淋。

血竭味咸，跌仆伤损，恶毒疮痈，破血有准。

石钟乳甘，气乃剽悍，益气固精，明目延寿。

阳起石甘，肾气乏绝，阴痿不起，其功甚捷。

桑椹子甘，解金石燥，清除热渴，染须发皓。

蒲公英苦，溃坚消肿，结核能除，食毒堪用。

石韦味苦，通利膀胱，遗尿或淋，发背疮疡。

萹蓄味苦，疗瘙疽痔，小儿蛔虫，妇人阴蚀。

赤箭味苦，原号定风，善驱蛊毒，除疝疗痈。

鸡内金寒，溺遗精泄，禁痢崩漏，更除烦热。

鳗鲡鱼甘，劳瘵杀虫，痔漏疮疹，崩疾有功。

螃蟹味咸，散血解结，益气养筋，除胸烦热。

马肉味辛，堪增腰脊，自死老死，并弃勿食。

白鸽肉平，解诸药毒，能除疥疮，味胜猪肉。

兔肉味辛，补中益气，止渴健脾，解热疗痹。

牛肉属土，补脾胃弱，乳养虚赢，善滋血涸。

猪肉味甘，量食补虚，动风痰物，多食虚肥。

羊肉味甘，专补虚赢，开胃补肾，不致阳痿。

雄鸡味甘，动风助火，补虚温中，血漏亦可。

鸭肉散寒，补虚劳怯，消水肿胀，退惊痫热。

鲤鱼味甘，消水肿满，下气安胎，其功不缓。

鲫鱼味甘，和中补虚，理胃进食，肠澼泻痢。

驴肉微寒，安心解烦，能发痼痰，以动风淫。

鳝鱼味甘，益智补中，能祛狐臭，善散湿风。

白鹅肉甘，大补脏腑，最发疮毒，痼疾勿与。

犬肉性温，益气壮阳，炙食作渴，阴虚禁尝。

鳖肉性冷，凉血补阴，癥瘕勿食，孕妇勿侵。

芡实味甘，能益精气，腰膝酸痛，固涩止遗。

石莲子苦，疗噤口痢，白浊遗精，清心良剂。

藕味甘寒，解酒清热，消烦逐瘀，止吐衄血。

龙眼味甘，归脾益智，健忘怔忡，聪明广记。

莲须味甘，益肾乌须，涩精固髓，悦颜补虚。

柿子气寒，能润心肺，止渴化痰，涩肠禁痢。

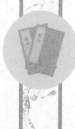

石榴皮酸，能禁精漏，止痢涩肠，染须尤妙。

陈仓谷米，调和脾胃，解渴除烦，能止泻痢。

莱菔子辛，喘咳下气，倒壁冲墙，胀满消去。

芥菜味辛，除邪通鼻，能利九窍，多食通气。

浆水味酸，酷热当茶，除烦消食，泻痢堪夸。

沙糖味甘，润肺和中，多食损齿，湿热生虫。

饴糖味甘，和脾润肺，止渴消痰，中满休食。

麻油性冷，善解诸毒，百病能除，蛔痛可服。

白果甘苦，喘咳白浊，点茶压酒，不可多嚼。

胡桃肉甘，补肾黑发，多食生痰，动气之物。

梨味甘酸，解酒除渴，止渴消痰，善驱烦热。

榧实味甘，主疗五痔，蛊毒三虫，不可多食。

竹茹止呕，能除寒热，胃热咳哕，不寐安歇。

竹叶味甘，退热安眠，化痰定喘，止渴消烦。

莱菔根甘，下气消谷，痰癖咳嗽，兼解面毒。

竹沥味甘，阴虚痰火，汗热烦渴，效如开锁。

灯草味甘，通利小水，癃闭成淋，湿肿为最。

艾叶温平，温经散寒，漏血安胎，心痛即安。

绿豆气寒，能解百毒，止渴除烦，诸热可服。

川椒辛热，祛邪逐寒，明目杀虫，温而不猛。

胡椒味辛，心腹冷痛，下气温中，跌仆堪用。

石蜜甘平，入药炼熟，益气补中，润燥解毒。

马齿苋寒，青盲白翳，利便杀虫，癥痈咸治。

葱白辛温，发表出汗，伤寒头疼，肿痛皆散。

胡荽味辛，上止头痛，内消谷食，疹痘发生。

韭味辛温，祛除胃热，汁清血瘀，子医梦泄。

大蒜辛温，化肉消谷，解毒散痈，多用伤目。

食盐味咸，能吐中痰，心腹猝痛，过多损颜。

茶茗性苦，热渴能济，上清头目，下消食气。

酒性辛温，活血祛风，寒湿痹痛，通络堪用。

醋消肿毒，积瘕可去，产后金疮，血晕皆治。

乌梅味酸，收敛肺气，止渴生津，能安泻痢。

淡豆豉寒，能除懊恼，伤寒头疼，兼理瘴气。

莲子味甘，健脾理胃，止泻涩精，清心养气。

大枣味甘，调和百药，益气养脾，中满休嚼。

人乳味甘，补阴益阳，悦颜明目，羸劣仙方。

童便味凉，打扑瘀血，虚劳骨蒸，热嗽尤捷。

生姜性温，通畅神明，痰嗽呕吐，开胃极灵。

云林歌括，可以训蒙，略陈梗概，以候明公；

再加厘正，泽世无穷。

《汤头歌诀》（清·汪昂 著）

【补益之剂】

四君子汤

四君子汤中和义，参术茯苓甘草比；益以夏陈名六君，祛痰补气阳虚饵；
除却半夏名异功，或加香砂胃寒使。

升阳益胃汤

升阳益胃参术芪，黄连半夏草陈皮；苓泻防风羌独活，柴胡白芍姜枣随。

黄芪鳖甲散

黄芪鳖甲地骨皮，芄菀参苓柴半知；地黄芍药天冬桂，甘桔桑皮劳热宜。

秦艽鳖甲散

秦艽鳖甲治风劳，地骨柴胡及青蒿；当归知母乌梅合，止嗽除蒸敛汗高。

秦艽扶羸汤

秦艽扶羸鳖甲柴，地骨当归紫菀偕；半夏人参兼炙草，肺劳蒸嗽服之谐。

紫菀汤

紫菀汤中知贝母，参苓五味阿胶偶；再加甘桔治肺伤，咳血吐痰劳热久。

百合固金汤

百合固金二地黄，玄参贝母桔草藏；麦冬芍药当归配，喘咳痰血肺家伤。

补肺阿胶散

补肺阿胶马兜铃，鼠粘甘草杏糯停；肺虚火盛人当服，顺气生津嗽哽宁。

小建中汤

小建中汤芍药多，桂枝甘草姜枣和；更加饴糖补中脏，虚劳腹痛服之瘥。
增入黄芪亦名尔，表虚身痛效无过。又有建中十四味，阴斑劳损起沉疴。
十全大补加附子，麦夏苁蓉仔细哦。

益气聪明汤

益气聪明汤蔓荆，升葛参芪黄柏并；再加芍药炙甘草，耳聋目障服之清。

【发表之剂】

麻黄汤

麻黄汤中用桂枝，杏仁甘草四般施；发热恶寒头项痛，伤寒服此汗淋漓。

桂枝汤

桂枝汤治太阳风，芍药甘草姜枣同。桂麻相合名各半，太阳如疟此为功。

大青龙汤

大青龙汤桂麻黄，杏草石膏姜枣藏；太阳无汗兼烦燥，风寒两解此方良。

小青龙汤

小青龙汤治水气，喘咳呕哕渴利慰；姜桂麻黄芍药甘，细辛半夏兼五味。

葛根汤

葛根汤内麻黄襄，二味加入桂枝汤；轻可去实因无汗，有汗加葛无麻黄。

升麻葛根汤

升麻葛根汤钱氏，再加芍药甘草是；阳明发热与头痛，无汗恶寒均堪倚。
亦治时疫与阳斑，痘疹已出慎勿使。

九味羌活汤

九味羌活用防风，细辛苍芷与川芎；黄芩生地同甘草，三阳解表益姜葱。
阴虚气弱人禁用，加减临时在变通。

神术散

神术散用甘草苍，细辛藁本芎芷羌；各走一经祛风湿，风寒泄泻总堪尝。
太无神术即平胃，加入菖蒲与藿香。海藏神术苍防草，太阳无汗代麻黄；
若以白术易苍术，太阳有汗此汤良。

麻黄附子细辛汤

麻黄附子细辛汤，发表温经两法彰；若非表里相兼治，少阴反热曷能康。

人参败毒散

人参败毒茯苓草，枳桔柴前羌独芎；薄荷少许姜三片，时行感冒有奇功。
去参名为败毒散，加入消风治亦同。

再造散

再造散用参芪甘，桂附羌防芎芍参；细辛加枣煨姜煎，阳虚无汗法当谙。

麻黄人参芍药汤

麻黄人参芍药汤，桂枝五味麦冬襄；归芪甘草汗兼补，虚人外感服之康。

神白散

神白散用白芷甘，姜葱淡豉与相参；肘后单煎葱白豉，用代麻黄功不惭。

十神汤

十神汤里葛升麻，陈草芎苏白芷加，麻黄赤芍兼香附，时邪感冒效堪夸。

【攻里之剂】

大承气汤

大承气汤用芒硝，枳实厚朴大黄饶；救阴泻热功偏擅，急下阳明有数条。

小承气汤

小承气汤朴实黄，谵狂痞硬上焦强；益以羌活名三化，中风闭实可消详。

调胃承气汤

调胃承气硝黄草，甘缓微和将胃保；不用朴实伤上焦，中焦燥实服之好。

木香槟榔丸

木香槟榔青陈皮，枳壳柏连棱莪随；大黄黑丑兼香附，芒硝水丸量服之。
一切实积能推荡，泻痢食疟用咸宜。

枳实导滞丸

枳实导滞首大黄，芩连曲术茯苓襄；泽泻蒸饼糊丸服，湿热积滞力能攘。
若还后重兼气滞，木香导滞加槟榔。

温脾汤

温脾参附与干姜，甘草当归硝大黄；寒热并行治寒积，脐腹绞结痛非常。

蜜煎导法

蜜煎导法通大便，或将猪胆灌肛中；不欲苦寒伤胃腑，阳明无热勿轻攻。

【涌吐之剂】

瓜蒂散

瓜蒂散中赤小豆，或入藜芦郁金凑；此吐实热与风痰，虚者参芦一味勾。
若吐虚烦栀豉汤，剧痰乌附尖方透。古人尚有烧盐方，一切积滞功能奏。

稀涎散

稀涎皂角白矾班，或益藜芦微吐间；风中痰升人眩仆，当先服此通其关；
通关散用细辛皂，吹鼻取嚏保生还。

【和解之剂】

小柴胡汤

小柴胡汤和解供，半夏人参甘草从；更用黄芩加姜枣，少阳百病此为宗。

四逆散

四逆散里用柴胡，芍药枳实甘草辅；此是阳邪成厥逆，敛阴泄热平剂扶。

黄连汤

黄连汤内用干姜，半夏人参甘草藏；更用桂枝兼大枣，寒热平调呕痛忘。

黄芩汤

黄芩汤用甘芍并，二阳合利加枣烹；此方遂为治痢祖，后人加味或更名；
再加生姜与半夏，前症兼呕此能平。单用芍药与甘草，散逆止痛能和营。

逍遥散

逍遥散用当归芍，柴苓术草加姜薄。散随除蒸功最奇，调经八味丹栀着。

藿香正气散

藿香正气大腹苏，甘桔陈苓术朴俱；夏曲白芷加姜枣，感伤岚瘴并能驱。

六和汤

六和藿朴杏砂呈，半夏木瓜赤茯苓；术参扁豆同甘草，姜枣煎之六气平。
或益香薷或苏叶，伤寒伤暑用须明。

清脾饮

清脾饮用青朴柴，苓夏甘芩白术偕；更加草果姜煎服，热多阳疟此方佳。

痛泻要方

痛泻要方陈皮芍，防风白术煎丸酌；补泻并用理肝脾，若作食伤医更错。

【表里之剂】

大柴胡汤

大柴胡汤用大黄，枳实芩夏白芍将；煎加姜枣表兼里，妙法内攻并外攘。
柴胡芒硝义亦尔，仍有桂枝大黄汤。

防风通圣散

防风通圣大黄硝，荆芥麻黄栀芍翘；甘桔芎归滑石膏，薄荷芩术力偏饶；
表里交攻阳热盛，外疡疮毒总能消。

五积散

五积散治五般积，麻黄苍芷归芍芎；枳桔桂姜甘茯朴，陈皮半夏益姜葱；
除桂桔陈余略炒，熟料尤增温散功；温中解表祛寒湿，散痞调经用各充。

三黄石膏汤

三黄石膏芩柏连，栀子麻黄豆豉全；姜枣细茶煎热服，表里三焦热盛宣。

葛根黄芩黄连汤

葛根黄芩黄连汤，甘草四般治二阳；解表清里兼和胃，喘汗自利保平康。

参苏饮

参苏饮内用陈皮，枳壳前胡半夏宜，干葛木香甘桔茯，内伤外感此方推。
参前若去芎柴入，饮号芎苏治不差；香苏饮仅陈皮草，感伤内外亦堪施。

茵陈丸

茵陈丸用大黄硝，鳖甲常山巴豆邀；杏仁栀豉蜜丸服，汗吐下兼三法超；
时气毒疠及疟痢，一丸两服量病调。

大羌活汤

大羌活汤即九味，己独知连白术暨；散热培阴表里和，伤寒两感差堪慰。

【消补之剂】

平胃散

平胃散是苍术朴，陈皮甘草四般药；燥湿散满驱瘴岚，调胃诸方此方扩。
或和二陈或五苓，硝黄麦曲均堪着。若和小柴名柴平，煎加姜枣能除疟。
又不换金正气散，即是此方加夏藿。

保和丸

保和神曲与山楂，苓夏陈翘菔子加；曲糊为丸麦汤下，亦可方中用麦芽。
大安丸内加白术，消中兼补效堪夸。

健脾丸

健脾参术与陈皮，枳实山楂麦蘖随；曲糊作丸米饮下，消补兼行胃弱宜。
枳术丸亦消兼补，荷叶烧饭上升奇。

参苓白术散

参苓白术扁豆陈，山药甘莲砂薏仁；桔梗上浮兼保肺，枣汤调服益脾神。

枳实消痞丸

枳实消痞四君全，麦芽夏曲朴姜连；蒸饼糊丸消积满，清热破结补虚痊。

鳖甲饮子

鳖甲饮子治疟母，甘草芪术芍芎偶；草果槟榔厚朴增，乌梅姜枣同煎服。

葛花解酲汤

葛花解酲香砂仁，二苓参术蔻青陈；神曲干姜兼泽泻，温中利湿酒伤珍。

[理气之剂]

补中益气汤

补中益气芪术陈，升柴参草当归身；虚倦内伤功独擅，亦治阳虚外感因。
木香苍术易归术，调中益气畅脾神。

乌药顺气汤

乌药顺气芎芷姜，橘红枳桔及麻黄；僵蚕炙草姜煎服，中气厥逆此方详。

越鞠丸

越鞠丸治六般郁，气血痰火湿食因；芎苍香附兼栀曲，气畅郁舒痛闷伸。
又六郁汤苍芎附，甘苓橘半栀砂仁。

苏子降气汤

苏子降气橘半归，前胡桂朴草姜依；下虚上实痰嗽喘，亦有加参贵合机。

四七汤

四七汤理七情气，半夏厚朴茯苓苏；姜枣煎之舒郁结，痰涎呕痛尽能纾。
又有局方名四七，参桂夏草妙更殊。

四磨汤

四磨汤治七情侵，人参乌药及槟沉；浓磨煎服调逆气，实者枳壳易人参。
去参加入木香枳，五磨饮子白酒斟。

旋覆代赭汤

旋覆代赭用人参，半夏甘姜大枣临；重以镇逆咸软痞，痞硬噫气力能禁。

正气天香散

绀珠正气天香散，香附干姜苏叶陈；乌药舒郁兼除痛，气行血和经自匀。

橘皮竹茹汤

橘皮竹茹治呕呃，参甘半夏枇杷麦；赤茯再加姜枣煎，方由金匮此方辟。

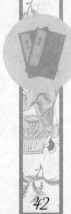

丁香柿蒂汤

丁香柿蒂人参姜，呃逆因寒中气戕；济生香蒂仅二味，或加竹橘用皆良。

定喘汤

定喘白果与麻黄，款冬半夏白皮桑；苏杏黄芩兼甘草，肺寒膈热喘哮尝。

【理血之剂】

四物汤

四物归地芍与芎，血家百病此方通；八珍合入四君子，气血双疗功独崇。
再加黄芪与肉桂，十全大补补方雄；十全除却芪地草，加粟煎之名胃风。

人参养荣汤

人参养荣即十全，除却川芎五味联；陈皮远志加姜枣，肺脾气血补方先。

归脾汤

归脾汤用术参芪，归草茯神远志随；酸枣木香龙眼肉，煎加姜枣益心脾；
怔忡健忘俱可却，肠风崩漏总能医。

养心汤

养心汤用草芪参，二茯芎归柏子寻；夏曲远志兼桂味，再加酸枣总宁心。

当归四逆汤

当归四逆桂枝芍，细辛甘草木通着；再加大枣治阴厥，脉细阳虚由血弱。
内有久寒加姜茱，发表温中通经脉。不用附子及干姜，助阳过剂阴反灼。

桃仁承气汤

桃仁承气五般奇，甘草硝黄并桂枝；热结膀胱少腹胀，如狂蓄血最相宜。

犀角地黄汤

犀角地黄芍药丹，血升胃热火邪干；班黄阳毒皆堪治，或益柴芩总伐肝。

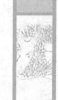

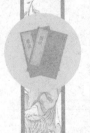

咳血方

咳血方中诃子收，瓜蒌山栀海石投；青黛蜜丸口嚼化，咳嗽痰血服之瘳。

秦艽白术丸

秦艽白术丸东垣，归尾桃仁枳实攒；地榆泽泻皂角子，糊丸血痔便艰难。仍有苍术防风剂，润血疏风燥湿安。

槐花散

槐花散用治肠风，侧柏黑荆枳壳充；为末等分米饮下，宽肠凉血逐风功。

小蓟饮子

小蓟饮子藕蒲黄，木通滑石生地襄；归草黑栀淡竹叶，血淋热结服之良。

四生丸

四生丸用三般叶，侧柏艾荷生地协；等分生捣如泥煎，血热妄行止衄惬。

复元活血汤

复元活血汤柴胡，花粉当归山甲俱；桃仁红花大黄草，损伤瘀血酒煎祛。

【祛风之剂】

小续命汤

小续命汤桂附芎，麻黄参芍杏防风；黄芩防已兼甘草，六经风中此方通。

大秦艽汤

大秦艽汤羌独防，芎芷辛芩二地黄；石膏归芍苓甘术，风邪散见可通尝。

三生饮

三生饮用乌附星，三皆生用木香听；加参对半扶元气，卒中痰迷服此灵。星香散亦治卒中，体肥不渴邪在经。

地黄饮子

地黄饮子山茱斛，麦味菖蒲远志茯；苁蓉桂附巴戟天，少入薄荷姜枣服；瘖厥风痱能治之，虚阳归肾阴精足。

独活汤

独活汤中羌独防，芎归辛桂参夏菖；茯神远志白薇草，瘈疭昏愦力能匡。

顺风匀气散

顺风匀气术乌沉，白芷天麻苏叶参；木瓜甘草青皮合，喎僻偏枯口舌瘖。

上中下通用痛风方

黄柏苍术天南星，桂枝防已及威灵；桃仁红花龙胆草，羌芷川芎神曲停；痛风湿热与痰血，上中下通用之听。

独活寄生汤

独活寄生艽防辛，归芎地芍桂苓均；杜仲牛膝人参草，冷风顽痹屈能伸。若去寄生加芪续，汤名三痹古方珍。

消风散

消风散内羌防荆，芎朴参苓陈草并；僵蚕蝉蜕藿香入，为末茶调或酒行。头痛目昏项背急，顽麻瘾疹服之清。

川芎茶调散

川芎茶调散荆防，辛芷薄荷甘草羌；目昏鼻塞风攻上，正偏头痛悉能康。方内若加僵蚕菊，菊花茶调用亦减。

清空膏

清空芎草柴芩连，羌防升之入顶巅；为末茶调如膏服，正偏头痛一时蠲。

中医启蒙丛书　传统四小经典

人参荆芥散

人参荆芥散熟地，防风柴枳芎归比；酸枣鳖羚桂术甘，血风劳作风虚治。

【祛寒之剂】

理中汤

理中汤主温中乡，甘草人参术黑姜；呕利腹痛阴寒盛，或加附子总回阳。

真武汤

真武汤壮肾中阳，茯苓术芍附生姜；少阴腹痛有水气，悸眩瞤惕保安康。

四逆汤

四逆汤中姜附草，三阴厥逆太阳沉；或益姜葱参芍桔，通阳复脉力能任。

白通加猪胆汁汤

白通加尿猪胆汁，干姜附子兼葱白；热因寒用妙义深，阴盛格阳厥无脉。

吴茱黄汤

吴茱黄汤人参枣，重用生姜温胃好；阳明寒呕少阴利，厥阴头痛皆用保。

益元汤

益元艾附与干姜，麦味知连参草将；姜枣葱煎入童便，内寒外热名戴阳。

回阳救急汤

回阳救急用六君，桂附干姜五味群；加麝三厘或胆汁，三阴寒厥见奇勋。

四神丸

四神故纸吴茱黄，肉蔻五味四般须；大枣百枚姜八两，五更肾泻火衰扶。

厚朴温中汤

厚朴温中陈草蔻，干姜草蔻木香停；煎服加姜治腹痛，虚寒胀满用皆灵。

导气汤

寒疝痛用导气汤，川楝茴香与木香；吴茱煎以长流水，散寒通气和小肠。

疝气汤

疝气汤用荔枝核，栀子山楂枳壳益；再加吴茱入厥阴，长流水煎疝痛释。

橘核丸

橘核丸中川楝桂，枳朴延胡藻带昆；桃仁二木酒糊合，癫疝痛顽盐酒吞。

【祛暑之剂】

三物香薷饮

三物香薷豆朴先，若云热盛加黄连。或加苓草名五物，利湿祛暑木瓜宜。
再加参芪与陈术，兼治内伤十味全。二香合入香苏饮，仍有藿薷香葛传。

清暑益气汤

清暑益气草参芪，当归麦味青陈皮；曲柏葛根苍白术，升麻泽泻姜枣随。

缩脾饮

缩脾饮用清暑气，砂仁草果乌梅暨；甘草葛根扁豆加，吐泻烦渴温脾胃；
古人治暑多用温，暑为阴证此所谓。大顺杏仁姜桂甘，散寒燥湿斯为贵。

生脉散

生脉麦味与人参，保肺生津治暑淫；气少汗多兼口渴，病危脉绝急煎斟。

六一散

六一滑石同甘草，解肌行水兼清燥；统治表里及三焦，热渴暑烦泻痢保。
益元碧玉与鸡苏，砂黛薄荷加之好。

【利湿之剂】

五苓散

五苓散治太阳府，白术泽泻猪茯苓；膀胱化气添官桂，利便消暑烦渴清。
除桂名为四苓散，无寒但渴服之灵。猪苓汤除桂与术，加入阿胶滑石停。
此为和湿兼泻热，疸黄便闭渴呕宁。

小半夏加茯苓汤

小半夏加茯苓汤，行水散痞有生姜。加桂除夏治悸厥，茯苓甘草汤名彰。

肾着汤

肾着汤内用干姜，茯苓甘草白术襄；伤湿身痛与腰冷，亦名甘姜苓术汤。
黄芪防已除姜茯，术甘姜枣共煎尝；此治风水与诸湿，身重汗出服之良。

舟车丸

舟车牵牛与大黄，遂戟芫花又木香；青皮橘皮加轻粉，燥实阳水却相当。

疏凿饮子

疏凿槟榔及商陆，苓皮大腹同椒目；赤豆艽羌泻木通，煎益姜皮阳水服。

实脾饮

实脾苓术与木瓜，甘草木香大腹加；草蔻附姜兼厚朴，虚寒阴水效堪夸。

五皮饮

五皮饮用五般皮，陈茯姜桑大腹奇；或用五加易桑白，脾虚肤胀此方司。

羌活胜湿汤

羌活胜湿羌独芎，甘蔓藁本加防风；湿气在表头腰痛，发汗升阳有异功；
风能胜湿升能降，不与行水渗湿同。若除独活芎蔓草，除湿升麻苍术充。

大橘皮汤

大橘皮汤治湿热，五苓六一二方缀；陈皮木香槟榔增，能消水肿及泻泄。

茵陈蒿汤

茵陈蒿汤治疸黄，阴阳寒热细推详；阳黄大黄栀子入，阴黄附子与干姜；
亦有不用茵陈者，仲景柏皮栀子汤。

八正散

八正木通与车前，萹蓄大黄滑石研；草梢瞿麦兼栀子，煎加灯草痛淋癃。

萆薢分清饮

萆薢分清石菖蒲，草梢乌药益智俱；或益茯苓盐煎服，通心固肾浊精驱。
缩泉益智同乌药，山药糊丸便数需。

当归拈痛汤

当归拈痛羌防升，猪泽茵陈芩葛朋；二术苦参知母草，疮疡湿热服皆应。

【润燥之剂】

炙甘草汤

炙甘草汤参姜桂，麦冬生地大麻仁；大枣阿胶加酒服，虚劳肺痿效如神。

滋燥养荣汤

滋燥养荣两地黄，芩甘归芍及芎防；爪枯肤燥兼风秘，火燥金伤血液亡。

活血润燥生津散

活血润澡生津散，二冬熟地兼瓜蒌；桃仁红花及归芍，利秘通幽善泽枯。

韭汁牛乳饮

韭汁牛乳反胃滋，养营散瘀润肠奇；五汁安中姜梨藕，三般加入用随宜。

润肠丸

润肠丸用归尾羌，桃仁麻仁及大黄；或加芎防皂角子，风秘血秘善通肠。

通幽汤

通幽汤中二地俱，桃仁红花归草濡；升麻升清以降浊，噎塞便秘此方需。有加麻仁大黄者，当归润肠汤名殊。

搜风顺气丸

搜风顺气大黄蒸，郁李麻仁山药增；防独车前及槟枳，菟丝牛膝山茱仍；中风风秘及气秘，肠风下血总堪凭。

消渴方

消渴方中花粉连，藕汁地汁牛乳研；或加姜蜜为膏服，泻火生津益血痊。

白茯苓丸

白茯苓丸治肾消，花粉黄连萆薢调；二参熟地覆盆子，石斛蛇床肶胵要。

猪肾荠苨汤

猪肾荠苨参茯神，知芩葛草石膏因；磁石天花同黑豆，强中消渴此方珍。

地黄饮子

地黄饮子参芪草，二地二冬枇斛参；泽泻枳实疏二腑，躁烦消渴血枯含。

酥蜜膏酒

酥蜜膏酒用饴糖，二汁百部及生姜；杏枣补脾兼润肺，声嘶气惫酒喝尝。

清燥汤

清燥二术与黄芪，参苓连柏草陈皮；猪泽升柴五味曲，麦冬归地痿方推。

【泻火之剂】

黄连解毒汤

黄连解毒汤四味，黄柏黄芩栀子备；躁狂大热呕不眠，吐衄斑黄均可使。若云三黄石膏汤，再加麻黄及淡豉；此为伤寒温毒盛，三焦表里相兼治。

栀子金花加大黄，润肠泻热真堪倚。

附子泻心汤

附子泻心用三黄，寒加热药以维阳；痞乃热邪寒药治，恶寒加附治相当。
大黄附子汤同意，温药下之妙异常。

半夏泻心汤

半夏泻心黄连芩，干姜甘草与人参；大枣和之治虚痞，法在降阳而和阴。

白虎汤

白虎汤用石膏偎，知母甘草粳米陪；亦有加入人参者，躁烦热渴舌生苔。

竹叶石膏汤

竹叶石膏汤人参，麦冬半夏竹叶灵；甘草生姜兼粳米，暑热烦渴脉虚寻。

升阳散火汤

升阳散火葛升柴，羌独防风参芍侪；生炙二草加姜枣，阳经火郁发之佳。

凉膈散

凉膈硝黄栀子翘，黄芩甘草薄荷饶；竹叶蜜煎疗膈上，中焦燥实服之消。

清心莲子饮

清心莲子石莲参，地骨柴胡赤茯芩；芪草麦冬车前子，躁烦消渴及崩淋。

甘露饮

甘露两地与茵陈，芩枳枇杷石斛伦；甘草二冬平胃热，桂苓犀角可加均。

清胃散

清胃散用升麻连，当归生地牡丹全；或益石膏平胃热，口疮吐衄及牙宣。

泻黄散

泻黄甘草与防风，石膏栀子藿香充；炒香蜜酒调和服，胃热口疮并见功。

准绳泻黄散

准绳泻黄升防芷，芩夏石斛甘草枳；亦治胃热及口疮，火郁发之斯为美。

泻白散

泻白桑皮地骨皮，甘草粳米四般宜；参茯知芩皆可入，肺炎喘嗽此方施。

泻青丸

泻青丸用龙胆栀，下行泻火大黄资；羌防升上芎归润，火郁肝经用此宜。

龙胆泻肝丸

龙胆泻肝栀芩柴，生地车前泽泻偕；木通甘草当归合，肝经湿热力能排。

当归龙荟丸

当归龙荟用四黄，龙胆芦荟木麝香；黑栀青黛姜汤下，一切肝火尽能攘。

左金丸

左金茱连六一丸，肝经火郁吐吞酸。再加芍药名戊己，热泻热痢服之安。
连附六一治胃痛，寒因热用理一般。

导赤散

导赤生地与木通，草梢竹叶四般攻；口糜淋痛小肠火，引热同归小便中。

清骨散

清骨散用银柴胡，胡连秦艽鳖甲符；地骨青蒿知母草，骨蒸劳热保元虞。

普济消毒饮

普济消毒芩连鼠，玄参甘桔板蓝侣；升柴马勃连翘陈，僵蚕薄荷为末咀；
或加人参及大黄，大头天行力能御。

清震汤

清震汤治雷头风，升麻苍术两般充；荷叶一枚升胃气，邪从上散不传中。

桔梗汤

桔梗汤中用防己，桑皮贝母瓜蒌子；甘桔当归薏杏仁，黄芪百合姜煎此；
肺痈吐脓或咽干，便秘大黄可加使。

清咽太平丸

清咽太平薄荷芎，柿霜甘桔及防风；犀角蜜丸治膈热，早间咯血颊常红。

消斑清黛饮

消斑青黛栀连犀，知母玄参生地齐；石膏柴胡人参草，便实参去大黄跻；
姜枣煎加一匙醋，阳邪里实此方稽。

辛夷散

辛夷散里藁防风，白芷升麻草木通；芎细甘草茶调服，鼻生瘜肉此方攻。

苍耳散

苍耳散国用薄荷，辛夷白芷四般和；葱茶调服疏肝肺，清升浊降鼻渊瘥。

妙香散

妙香山药与参芪，甘桔二茯远志随；少佐辰砂木香麝，惊悸郁结梦中遗。

【除痰之剂】

二陈汤

二陈汤用半夏陈，益以茯苓甘草臣；利气调中兼去湿，一切痰饮此为珍。
导痰汤内加星枳，顽痰胶固力能驯。若加竹茹与枳实，汤名温胆可宁神。
润下丸仅陈皮草，利气祛痰妙绝伦。

中医启蒙丛书　传统四小经典

涤痰汤

涤痰汤用半夏星，甘草橘红参茯苓；竹茹菖蒲兼枳实，痰迷舌强服之醒。

青州白丸子

青州白丸星夏并，白附川乌俱用生；晒露糊丸姜薄引，风痰瘫痪小儿惊。

清气化痰丸

清气化痰星夏橘，杏仁枳实瓜蒌实；芩苓姜汁为糊丸，气顺火消痰自失。

顺气消食化痰丸

顺气消食化痰丸，青陈星夏菔苏攒；曲麦山楂葛杏附，蒸饼为糊姜汁抟。

礞石滚痰丸

滚痰丸用青礞石，大黄黄芩沉木香；百病多因痰作祟，顽痰怪症力能匡。

金沸草散

金沸草散前胡辛，半夏荆甘赤茯因；煎加姜枣除痰嗽，肺感风寒头目觷。
局方不用细辛茯，加入麻黄赤芍均。

半夏白术天麻汤

半夏白术天麻汤，参芪橘柏及干姜；苓泻麦芽苍术曲，太阴痰厥头痛良。

常山饮

常山饮中知贝取，乌梅草果槟榔聚；姜枣酒水煎露之，劫痰截疟功堪诩。

截疟七宝饮

截疟七宝常山果，槟榔朴草青陈伙；水酒合煎露一宵，阳经实疟服之妥。

【收涩之剂】

金锁固精丸

金锁固精芡莲须，龙骨牡蛎蒺藜需；莲粉糊丸盐酒下，涩精秘气滑遗无。

茯菟丸

茯菟丸疗精滑脱，菟苓五味石莲末；酒煮山药为糊丸，亦治强中与消渴。

治浊固本丸

治浊固本莲蕊须，砂仁连柏二苓俱；益智半夏同甘草，清热利湿固兼驱。

诃子散

诃子散用治寒泻，炮姜粟壳橘红也；河间木香诃草连，仍用术芍煎汤下；
二者药异治略同，亦主脱肛便血者。

桑螵蛸散

桑螵蛸散治便数，参苓龙骨同龟壳；菖蒲远志及当归，补肾宁心健忘觉。

真人养脏汤

真人养脏诃粟壳，当归肉蔻桂木香；术芍参甘为涩剂，脱肛久痢早煎尝。

当归六黄汤

当归六黄治汗出，芪柏芩连生熟地；泻火固表复滋阴，加麻黄根功更异；
或云此药太苦寒，胃弱气虚在所忌。

柏子仁丸

柏子仁丸人参术，麦麸牡蛎麻黄根；再加半夏五味子，阴虚盗汗枣丸吞。

牡蛎散

阳虚自汗牡蛎散，黄芪浮麦麻黄根；扑法芎藁牡蛎粉，或将龙骨牡蛎扪。

【杀虫之剂】

乌梅丸

乌梅丸用细辛桂，人参附子椒姜继；黄连黄柏及当归，温脏安蛔寒厥剂。

化虫丸

化虫鹤虱及使君，槟榔芜荑苦楝群；白矾胡粉糊丸服，肠胃诸虫永绝氛。

【痈疡之剂】

真人活命饮

真人活命金银花，防芷归陈草节加；贝母花粉兼乳没，穿山角刺酒煎嘉；
一切痈疽能溃散，溃后忌服用毋差；大黄便实可加使，铁器酸物勿沾牙。

金银花酒

金银花酒加甘草，奇疡恶毒皆能保；护膜须用蜡矾丸，二方均是疡科宝。

托里十补散

托里十补参芪芎，归桂白芷及防风；甘桔厚朴酒调服，痈疡脉弱赖之充。

托里温中汤

托里温中姜附羌，茴木丁沉共四香；陈皮益智兼甘草，寒疡内陷呕泻良。

托里定痛汤

托里定痛四物兼，乳香没药桂心添；再加蜜炒罂粟壳，溃疡虚痛去如拈。

散肿溃坚汤

散肿溃坚知柏连，花粉黄芩龙胆宣；升柴翘葛兼甘橘，归芍棱莪昆布全。

【经产之剂】

妊娠六合汤

海藏妊娠六合汤，四物为君妙义长；伤寒表虚地骨桂，表实细辛兼麻黄；

少阳柴胡黄芩入，阳明石膏知母藏；小便不利加苓泻，不眠黄芩栀子良；

风湿防风与苍术，温毒发斑升翘将；胎动血漏加胶艾，虚痞朴实颇相当；

脉沉寒厥亦桂附，便秘蓄血桃仁黄；安胎养血先为主，余因各症细参详；

后人法此治经水，过多过少别温凉；温六合汤加苓术，色黑后期连附商；

热六合汤栀连益，寒六合汤加附姜；气六合汤加陈朴，风六合汤加芎荛；

此皆经产通用剂，说与时师好审量。

胶艾汤

胶艾汤中四物先，阿胶艾叶甘草全；妇人良方单胶艾，胎动血漏腹痛痊；

胶艾四物加香附，方名妇宝调经专。

当归散

当归散益妇人妊，术芍芎归及子芩；安胎养血宜常服，产后胎前功效深。

黑神散

黑神散中熟地黄，归芍甘草桂炮姜；蒲黄黑豆童便酒，消瘀下胎痛逆忘；

消魂散

消魂散用泽兰叶，人参甘草川芎协；荆芥理血兼祛风，产后昏晕神魂帖；

羚羊角散

羚羊角散杏薏仁，防独芎归又茯神；酸枣木香和甘草，子痫风中可回春。

当归生姜羊肉汤

当归生姜羊肉汤，产后腹痛蓐劳匡；亦有加入参芪者，千金四物甘桂姜。

达生散

达生紫苏大腹皮，参术甘陈归芎随；再加葱叶黄杨脑，孕妇临盆先服之；
若将川芎易白术，紫苏饮子子悬宜。

参术饮

妊娠转胞参术饮，芎芍当归熟地黄；炙草陈皮兼半夏，气升胎举自如常。

牡丹皮散

牡丹皮散延胡索，归尾桂心赤芍药；牛膝棱莪酒水煎，气行瘀散血瘕削。

固经丸

固经丸用龟板君，黄柏樗皮香附群；黄芩芍药酒丸服，漏下崩中色黑殷。

柏子仁丸

柏子仁丸熟地黄，牛膝续断泽兰芳；卷柏加之通血脉，经枯血少肾肝匡。

陈修园歌诀集

《医学实在易》

十二经诗

手阴从脏行于手，从手行头是手阳。足之三阳头走足，足阴上腹要参详。

十六络诗

肺经列缺络，偏历属大肠。胃有丰隆络，脾则公孙详。
心经络通里，支正属小肠。飞阳膀胱络，肾络大钟彰。
内关手心主，外关三焦藏。胆络光明穴，蠡沟肝莫忘。
任脉尾翳会，督脉络长强。更有大包脾大络，胃络虚里在左旁。

十二经气血流注诗

肺寅大卯胃辰宫，脾巳心午小未中；膀申肾酉心包戌，亥三子胆丑肝通。

十二经气血多少诗

多血多气君须记，手经大肠足经胃；少血多气有六经，三焦胆肾心脾肺；
多血少气分四经，膀胱小肠肝包系。

望色诗

春夏秋冬长夏时，青黄赤白黑随宜；左肝右肺形呈颊，心额肾颧鼻主脾。
察位须知生者吉，审时若遇克堪悲；更于黯泽分新旧，隐隐微黄是愈期。

辨舌说

舌上无苔表证轻，白苔半里古章程；热红寒证参枯润，阴黑阳黄辨死生。
全现光莹阴已脱，微笼本色气之平；前人传下三十六，采摘多歧语弗精。

闻声诗

言微言厉盛衰根，谵语实邪错语惽；虚呃痰鸣非吉兆，声音变旧恐离魂。
肝怒声呼心喜笑，脾为思念发为歌；肺金忧虑形为哭，肾主呻吟恐亦多。

问证诗

一问寒热二问汗，三问头身四问便；五问饮食六问胸，七聋八渴俱当辨；
九问旧病十问因，再兼服药参机变。妇人尤必问经期，迟速闭崩皆可见。
再添片语告儿科，天花麻疹全占验。

八脉四言诗

浮为主表，属腑属阳，轻手一诊，形象彰彰。

浮而有力，洪脉火炀，浮而无力，虚脉气伤。

浮而虚甚，散脉靡常，浮如葱管，芤脉血殃。

浮如按鼓，革脉外强，浮而柔细，濡脉湿妨。

浮兼六脉，疑似当详。

沉为主里，属脏属阴，重手寻按，始了于心。

沉而着骨，伏脉邪深，沉而底硬，牢脉寒淫。

沉而细软，弱脉虚寻，沉兼三脉，须守规箴。

迟为主寒，脏病亦是，三至二至，数目可揣。

迟而不愆，缓脉最美，迟而不流，涩脉血否。

迟而偶停，结脉郁实，迟止定期，代脉多死。

迟兼四脉，各有条理。

数主为热，腑病亦同，数而流利，滑脉痰蒙。

数而牵转，紧脉寒攻，数而有止，促脉热烘。

数见于关，动脉崩中，数见四脉，休得朦胧。

细主诸虚，蛛丝其象，脉道属阴，病情可想。

细不显明，微脉气殃，细而小浮，濡脉湿长。

细而小沉，弱脉失养，细中三脉，须辨朗朗。

大主诸实，形阔易知，阳脉为病，邪实可思。

大而涌沸，洪脉热司，大而坚硬，实脉邪持。

大兼二脉，病审相宜。

短主素弱，不由病伤，上下相准，缩而不长。

诸脉兼此，宜补阴阳，动脉属短，治法另商。
长主素弱，得之最罕，上鱼入尺，迢迢不短。
正气之治，长中带缓，若是阳邪，指下涌沸。
中见实脉，另有条款。

七怪脉四言诗

雀啄连连，止而又作，屋漏水流，半时一落。
弹石沉弦，按之指搏，乍密乍疏，乱如解索。
本息未摇，鱼翔相若，虾游冉冉，忽然一跃。
釜沸空浮，绝无根脚，七怪一形，医休下药。

妇人科诊脉四言诗

妇人之脉，尺大于寸。尺脉涩微，经愆定论。
三部如常，经停莫恨。尺或有神，得胎如愿。
妇人有胎，亦取左寸，不如神门，占之不遁。
月断病多，六脉不病，体弱未形，有胎要庆。
妇人经停，脉来滑疾，按有散形，三月可必。
按之不散，五月是实，和滑而代，二月为率。
妇人有孕，尺内数弦，内崩血下，革脉亦然。
将产之脉，名曰离经，内动胎气，外变脉形。
新产伤阴，出血不止，尺不上关，十有九死。
尺弱而涩，肠冷恶寒，年少得之，受孕良难。
年大得之，绝产血干。

小儿验纹按额诊脉四言诗

五岁以下，脉无由验。
食指三关，脉络可占，热见紫纹，伤寒红象。
青惊白疳，直同影响，隐隐淡黄，无病可想。
黑色曰危，心为快快，若在风关，病轻弗忌。
若在气关，病重留意，若在命关，危急须记。
脉纹入掌，内钩之始，弯里风寒，弯外积致。
指下推求，大率七至，加则火门，减则寒类；

余照《脉经》，求之以意。更有变蒸，脉乱身热。

不食汗多，或吐或渴，原有定期，与病分别。

疹痘之初，四末寒彻，面赤气粗，涕泪弗缀。

半岁小儿，外候最切，按其额中，病情可晰。

外感于风，三指俱热，内外俱寒，三指冷冽。

上热下寒，食中指热，设若夹惊，名中指热。

设若食停，食指独热。

徐灵胎诊脉论诗

微茫指下最难知，条绪寻来悟治丝。三部分持成定法，八纲易见是良规。

胃资水谷人根本，土具冲和脉委蛇。脏气全凭生克验，天时且向逆从窥。

阳浮动滑大兼数，阴涩沉弦弱且迟。外感阴来非吉兆，内虚阳现实堪悲。

须知偏胜皆成病，忽变非常即弗医。要语不烦君须记，脉书铺叙总支离。

司天在泉诗

子午少阴为君火，丑未太阴临湿土；寅申少阳相火王，卯酉阳明燥金所；

辰戌太阳寒水边，巳亥厥阴风木主。初气起地之左间，司天在泉对面数。

太阳表证诗

脉浮头痛项兼强，发热憎寒病太阳；自汗桂枝汤对证，喘疼无汗主麻黄。

阳明表证诗

二阳燥气属阳明，经腑分歧另细评；即此鼻干不得卧，目疼身热葛根清。

少阳表证诗

少阳相火主柴胡，口苦耳聋胁痛俱；人说能和半表里，谁知功在转其枢。

感冒诗

四时感冒客邪侵，寒热头疼嗽不禁；解散香苏微取汗，须知病浅勿求深。

疟疾诗

寒热循环有定时，疟成权在少阳司；热多阳亢邪归胃，寒盛阴生病属脾。

开手二陈平胃属，收功六子补中气。更闻肾气丸多效，姜术同煎效更奇。

瘟疫诗

瘟疫于今重达原，休徇吴氏一偏言。鼻传秽气黄涎吐，经受时邪壮热烦。
败毒藿香分两道，散邪解秽各专门。防风通圣神方外，白虎三承虚实论。

盗汗自汗诗

古云盗汗属阴虚，自汗阳羸卫外疏；阴阳术附汤互根，甚妙当究五车书。

中风证歌

中风各论杂而繁，大要惟分真与类；贼风邪气中为真，痰火食气类中隧。
其人先此有肝风，真类二端由此致。脏腑经络各不同，病浅病深分难易。
络病口眼俱喝斜，在络病轻尚易治。手足不遂病在经，语言错乱从腑议。
经腑皆有倒仆形，倒仆之后明所自。在经神清尚识人，在腑神昏如失智。
脏病最重中最深，唇缓失音耳聋备；目瞀遗尿鼻声齁，六证见半死期至。
经腑脏病或兼连，临证细认惟会意。更察虚实得大纲，闭证脱证因之异；
脱应固兮闭应开，吉凶关头非姑试。八法之说本在泾，平易近人休弃置。

治中风八法歌

口噤目张痰涎着，气塞手握难下药；闭证宜开主白矾，稀涎散亦得要略。
若见目合口又闭，遗尿自汗脱证作；无论有邪与无邪，脱则宜固参附嚼。
六经形证应汗条，加减续命法亦约。内有便溺阻隔之，三化攻下非克削；
此旨专重泄大邪，内外峻攻两不错。若还大气不转旋，顺气匀气二散托。
中风必见痰阵阵，清心涤痰汤可进。且风多从热化生，风火相煽无余烬。
惟有前人竹沥汤，熄风妙在柔而润。风与痰气互相搏，神昏脉绝一转瞬。
通其窍隧苏合丸，至宝丹功亦奋迅。又恐汤丸效太迟，急灸俞穴倍雄峻。
阴阳二气不相维，此引阴阳顷刻顺。

历节风诗

关节剧疼历节风，方书五积散神功；若投温燥还增病，干葛冬藤羊藿充。

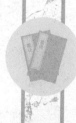

痹诗

闭而为痛痹斯名，五积温通古法程；二术二陈祛湿外，黄芪五物妙而精。

鹤膝风诗

膝头独大鹤同形，三气相因脚部停；五积服完白芥傅，十全加味妙温经。

脚气诗

脚气原因湿气来，鸡鸣散剂勿徘徊；干宜四物加苍泽，肾气丸平逆上灾。

暑症诗

暑证心烦脉已虚，溺红热渴自欷歔；轻宜天水从便去，重则香薷取汗除。
白虎沃焚征巨效，理中救逆鉴前车；有云膝冷为挟湿，方见东垣李氏书。

湿症诗

四肢重痛大便溏，头亦重兮湿气伤；
药用二陈苍白术，须求《金匮》再参详。

肿症诗

肿或手按论纷纷，水气同源不必分；六部浮沉占表里，五皮授受语殷勤。
小龙真武功崇本，附子麻甘勇冠军；肤肿另从九气治，茯苓导水得传闻。

头痛诗

头痛逍遥芎芷良，血虚补血入茸尝；肾经亏损左归饮，真痛吴萸挽绝阳。

眩晕诗

诸风眩掉属于肝，麻术二陈治不难；一味鹿茸虚必杖，大黄泻火却相安。

咳嗽诗

叩鸣如咳肺如钟，喻氏合邪得正宗；表里热寒皆窃附，盛衰久暂隐相从。
六经生克崇中土，五法神明主小龙；更有不传言外旨，胸中支饮勿姑容。
胸中支饮咳源头，方外奇方勿漫求；又有小柴加减法，通调津液治优优。

伤寒里证诗

表中之里是阳明，热渴汗多白虎行；胃实哺潮膨谵语，里中之里枳黄平。

心腹诸痛诗

痛分四面定医方，下主于阴上属阳；介在阴阳中部位，枢行在侧转斯康。

痰饮诗

痰病却缘水泛成，滚痰峻烈二陈平；桂苓甘术同真武，五饮源流一派清。

痢疾诗

痢分寒热各相争，张氏伏邪论最精；肠热胃寒标本异，暑过秋至序时更；
理中姜克贪凉病，加味黄令郁火清；初患尚轻休语此，止从芍药定权衡。

痢疾救逆诗三首

发热如焚痢可愁，当归四逆探源流；小柴治呕兼寒热，仓廪汤中再讲求。
噤口垂危亦可医，大承神妙少人知；芩连葛草相需用，夺出生关在片时。
真人养脏直肠需，间用香连止下趋；仲景桃花春有脚，个中谁识反三隅。

阴虚下痢诗

《千金》传下驻车丸，两半归连重一般；
三两阿胶姜一两，阴虚久痢得灵丹。

奇恒痢疾诗

奇恒痢疾最堪惊，阳并于阴势莫京；喉塞嗌干君切记，大承急下可回生。

泄泻诗

泄泻病因湿胜来，胃苓旧法出新裁；四神固肾时传外，苦领酸甘效首推。

秘结诗

秘结三承慎用之，麻仁润泽不支离；须知肾脏为阴主，补泻寒温总是滋。

中医启蒙丛书 ❀ 陈修园歌诀集

膈症诗

左归去茯古传心，生地当归养胃阴；病重必须求峻剂，承气通结得良箴。

反胃诗

食入反出胃家寒，信服吴茱治不难；更有下焦之火化，理中椒附令加餐。

膈症反胃总治诗

胃反首推半夏汤，厥名曰大迈寻常；阳明能纳冲能降，不在寒温论短长。

腰痛诗

腰痛外邪五积宜，内虚六味化裁之；若还瘀血寻鹿角，肾着沉沉不转移。

不寐诗

不寐《内经》论最详，肝魂招纳枣仁汤；
紫苏百合归阴分，龙牡茯神佐使良。

不能食诗

不食胃虚冷热分，二神思食效超群；凝神散并资生妙，议到下焦勇冠军。

谷劳诗

谷劳食已即贪眠，责在胃虚气不前；
《肘后》椒姜大麦研，沉香汤取善盘旋。

食㑊诗

食㑊皆因胃热乘，虽能纳谷瘦难胜；慈云若肯垂甘露，营卫氤氲气上腾。

黄疸诗

黄疸皆由湿热成，色分暗滞与鲜明；理中小建阴黄主，阳证茵陈栀子行。

伤寒证诗

麻桂二汤去表寒，理中四逆里寒看；若还表里皆寒证，五积方中叩两端。

66

霍乱诗

吐泻交来霍乱名，阴阳离错理中汤；渴而思水五苓散，脉脱筋挛四逆程。

臌胀诗

骤然膨胀胃苓汤，虚证当知圣术方；病起吐酸连理妙，桂甘麻附细辛良。

蛊胀诗（又名单腹胀）

蛊胀由来少的方，山风卦内得津梁；艮安止息能均废，巽则顺从气弗扬；
参透生机原主动，须知大气本乎刚；仲师心下如盘训，宜苦宜辛二法详。

疝气诗

疝为任病与肝经，茴木金铃是典型；合入五苓汤散妙，石灰外法亦神灵。

厥证诗

医书论厥互相讥，寒热攸分辨细微；里热三承表四逆，内寒通脉外当归；
同中互异明标本，症上筹方别范围；最是追魂先圣法，白薇汤又重闺闱。

伤寒表热诗

太阳烦躁大青龙，麻杏石甘温病宗；九味冲和易老制，能令表热自肌松。

伤寒中热里热诗

汗渴心烦白虎汤，阳明经热救中方；三黄犀角热归里，结实未成此法良。

伤寒热入于里而实及表里热实诗

晡潮便结语言狂，热结阳明承气汤；无汗不便表里实，防风通圣有兼长。

口糜龈烂诗

口糜龈烂火之炎，只盼慈云甘露沾；喉痹生蛾导赤散，四逆从治继针砭。

血证诗

血随气布要循经，失度奔腾若迅霆；寒则麻黄温桂去，秋宜泻白夏膏灵；

四生妙在鲜荷艾，六味功归泽泻苓；解到理中黄土外，道行脉络竹皮青。

下血久不止用断红丸诗

任冲血海督司权，专取奇经得秘传；续断三钱同侧柏，鹿茸一具断红丸。

血证穷极用当归补血汤诗

血虽阴类运阳和，运藉黄芪用倍多；少佐当归阴得主，笑他门外怪云何？

喘促诗

喘分内外实虚医，内夏外龙两路驰；气阻实痰葶苈下，肺为实胀越婢施；
虚而不运六君助，虚若离根真武追；导引利便呼吸辨，桂甘肾气古遗规。

哮症诗

寒伏膈中哮证根，射干丸料是专门；再将天突膏盲灸，陈饮新邪绝党援。

五淋诗

五淋证用五淋汤，随证增加记要详；欲病似淋茎割痛，苁蓉羊藿蜜脂量。

癃闭诗

癃闭似淋点滴无，只求利水法全迂；柴升探吐针机转，麻杏行阳阴气濡；
肾气龙腾泽自沛，通关云合雨时敷；二冬杏菀参桑白，海蜇荸荠亦可需。

浊证诗

浊由湿热二陈加，苍白丹参柏薜芎；坊本分清通水道，全书远志入心家；
火衰肾气丸为主，水阙地黄汤可嘉；借用遗精封髓法，时方却不悖长沙。

呕吐哕呃逆诗

四证丹溪主二陈，寒温虚实审其因；若由虚呃人参附，蛔证黄梅椒柏遵。

吞酸诗

吞酸连理左金丸，平胃柴胡亦可安；寒热补消灵变用，病机指示属于肝。

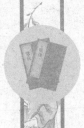

三消诗

上消白虎中承气，下消肾气丸可贵；赵氏治肾统三消，地黄丸料桂五味。

内外俱实病诗

防风通圣力回天，谁道河间立法偏？表里实邪能两解，细参五实得直铨。

阻塞清道诗

元仪救肺论超超，贝菀夏蒌力不饶；借用还魂通气道，立看死证起崇朝。

阻塞浊道诗

救胃传来理本幽，三承四顺大柴求；阳明气顺针机转，有脚阳春自我留。

积聚诗

积聚病形各不同，黄加平胃按经攻；理中妙得中央运，桂附麻辛大气充。

癫狂痫诗

癫狂与痫本难医，痰火迷神四字规；

风引汤为《金匮》法，磁朱缓步滚痰追。

伤食诗

嗳腐吞酸腹不舒，食伤平胃可消除；若还拒按宜承气，慎勿因循反致虚。

伤酒诗

解醒治酒本从时，须识《千金》渍法奇；

葛汁茅根粳米汁，五苓去桂各相宜。

久服地黄暴脱诗

补水酿成水巨灾，命痰漉漉势难回；茯苓泄去群阴气，姜附迎阳春又来。

室女经闭诗

经闭热羸食少时，须从多汗破其疑；血由汗泄冲源涸，苦敛方推芦荟奇。

祟病诗

脉无定准面无常，夜睡流涎鬼祟伤；喻氏却邪汤入妙，凿开荒径指津梁。

痧证诗

风寒湿与瘴邪干，斑点如砂仔细看；浅则刮摩深刺血，救危慎勿等旁观。

理中丸汤诗

阴阳平补理中汤，参草滋阴姜术阳；统主五虚中布达，循环受气效难量。

附子汤诗

坎卦先天始一阳，阳虚渐致五虚殃；长沙附子汤须记，造化生机贮锦囊。

炙甘草汤诗

东方之气在于肝，肝木敷荣五气安；仲景遗来炙甘草，滋阴真谛已开端。

虚痨诗

虚痨统治建中芪，火炽二加龙骨医；吐血理中姜草妙，喘生肾气桂甘奇；
龙能导水寒痰治，柴最疏肝热嗽施；千古滋阴都误解，太阴脾土要扶持。

怔忡诗

心肾不交病怔忡，归脾都气两方通；有余痰火加连贝，水气奔豚另法攻。

痿证诗

《内经》治痿取阳明，专主宗筋关节行；
古有虎潜丸守服，淫羊术柏佐劝成。

遗精诗

有梦而遗封髓丹，若还无梦术莲餐；肝司疏泄邪休扰，心主纲维令必端；
温阳茯神清得法，四君远志补斯安。病如日久须加附，锁钥权归岂去寒？

遗溺诗

遗溺肾元虚且寒，好将肉桂配鸡肝；补中益气上焦治，参附山萸自下安。

房痨伤寒诗

房痨鼓荡泄阴精，精泄阴虚火症生；四逆辛温当慎用，竹皮鸡子古前盟。

素盛服药诗

素盛人丰有湿痰，九蒸苍术向君谈；防风通圣疗诸病，更奉二陈作指南。

素衰服药诗

素禀衰兮补养先，归脾还少养荣煎；补心汤散丸膏妙，肾气地黄效补天。

《时方歌括》

【补可扶弱】

四君子汤、六君子汤香砂六君子汤、五味异功散

苓术参甘四味同，方名君子取谦冲。增来陈夏痰涎涤，再入香砂痞满通。
水谷精微阴以化，阳和布护气渐充。若删半夏六君内，钱氏书有有异功。

补中益气汤

补中参草术归陈，芪得升柴用更神；劳倦内伤功独擅，阳虚外感亦堪珍。

当归补血汤

血虚心热有奇方，古有当归补血汤；五倍黄芪归一分，真阴濡布主之阳。

保元汤

补养诸汤首保元，参芪桂草四般存；大人虚损儿痘科，二气持纲语不烦。

独参汤

功建三才得令名，脉微血脱可回生；人参煎取稠粘汁，专任方知气力宏。

71

四物汤、八珍汤、十全大补汤、人参养荣汤

四物归地芍川芎，血症诸方括此中；若与四君诸品合，双疗气血八珍祟。
桂芪加入八珍煎，大补功宏号十全；再益志陈五味子，去芎辛窜养荣专。

天王补心丹

天王遗下补心丹，为悯山僧讲课难；归地二冬酸柏远，三参苓桔味为丸。

六味地黄丸、桂附地黄丸

六味滋阴益肾肝，茱薯丹泽地苓丸；再加桂附挟真火，八味功用九转丹。

还少丹

杨氏传来还少丹，茱蓣苓地杜牛餐；苁蓉楮实茴巴枸，远志菖蒲味枣丸。

龟鹿二仙胶

人有三奇精气神，求之任督守吾真；二仙胶取龟和鹿，枸杞人参共四珍。

归脾丸

归脾汤内术芪神，参志香甘与枣仁；龙眼当归十味外，若加熟地失其真。

大补阴丸

大补阴丸绝妙方，向盲问道诋他凉；地黄知柏滋兼降，龟板沉潜制亢阳。

【重可镇怯】

磁砂丸

磁砂丸最媾阴阳，神曲能俾谷气昌；内障黑花聋并治，若医癫痫有奇长。

苏子降气汤

降气汤中苏半归，橘前沉朴草姜依；风寒咳嗽痰涎喘，暴病无妨任指挥。

朱砂安神丸

安神丸剂亦寻常，归草朱连生地黄；昏乱怔忡时不寐，操存须令守其乡。

四磨汤

四磨汤治七情侵，参领槟乌及黑沉；磨汁微煎调逆气，虚中实症此方寻。

黑锡丹

镇纳浮阳黑锡丹，硫黄入锡结成团；胡芦故纸茴沉木，桂附金铃肉蔻丸。

【轻可去实】

九味羌活汤

冲和汤内用防风，羌活辛苍草与芎；汗本于阴芩地妙，三阳解表一方通。

人参败毒散

人参败毒草苓芎，羌独柴前枳桔同；瘟疫伤寒噤口痢，托邪扶正有奇功。

香苏饮

香苏饮内草陈皮，汗顾阴阳用颇奇；芄芥芎防蔓子入，解肌活套亦须知。

升麻葛根汤

钱氏升麻葛根汤，芍药甘草合成方；阳明发热兼头痛，下利生斑疹痘良。

小续命汤

小续命汤桂附芎，麻黄参芍杏防风；黄芩防已兼甘草，风中诸经以此通。

地黄饮子

地黄饮子少阴方，桂附蓉苓并地黄；麦味远蒲萸戟斛，薄荷加入煮须详。

资寿解语汤

资寿特名解语汤，专需竹沥佐些姜；羌防桂附羚羊角，酸枣麻甘十味详。

藿香正气散

藿香正气芷陈苏，甘桔陈苓术朴俱；夏曲腹皮加姜枣，感伤岚障俱能驱。

香薷饮

三物香薷豆朴先，若云热盛益黄连；草苓五物还十物，瓜橘参芪白术全。

五积散

局方五积散神奇，归芍参芎用更奇；桔芷夏苓姜桂草，麻苍枳朴与陈皮。

【宣可决壅】

稀涎汤、通关散

稀涎皂半草矾班，直中痰潮此斩关；更有通关辛皂末，吹来得嚏保生还。

越鞠丸

六郁宜施越鞠丸，芎苍曲附并栀餐；食停气血湿痰火，得此调和顷刻安。

逍遥散

逍遥散用芍当归，术草柴苓慎勿违；散郁除蒸功最捷，丹栀加入有元机。

【通可行滞】

导赤散

导赤原来地与通，草梢竹叶四般攻；口糜茎痛兼淋沥，泻火功归补水中。

五淋散

五淋散用草栀仁，归芍茯苓亦共珍；气化原由阴以育，调行水道妙通神。

通关丸

尿癃不渴下焦疏，知柏同行肉桂扶；丸号通关能利水，又名滋肾补阴虚。

六一散

六一散中滑石甘，热邪表里可兼探；益元再入朱砂研，泻北元机再补南。

【泄可去闭】

备急丸

姜豆大黄备急丸，专攻闭痛及停寒；兼疗中恶人昏倒，阴结垂危得此安。

温脾汤

温脾桂附与干姜，朴草同行佐大黄；泄泻流连知痼冷，温通并用效非常。

防风通圣散

防风通圣大黄硝，荆芥麻黄栀芍翘；甘桔芎归膏滑石，薄荷芩术力偏饶。

凉膈散

凉膈硝黄栀子翘，黄芩甘草薄荷饶；再加竹叶调蜂蜜，膈上如焚一服消。

失笑散、独圣散

失笑蒲黄及五灵，晕平痛止积无停；山楂二两便糖入，独圣功同更守经。

【滑可去着】

芍药汤

初痢多宗芍药汤，芩连槟草桂归香；须知调气兼行血，后重便脓得此良。

脾约丸

燥热便难脾约丸，芍麻枳朴杏黄餐；润而甘缓存津液，尿数肠干得此安。

更衣丸

更衣丸用荟砂研，滴酒为丸服二钱；阴病津枯肠秘结，交通水火效如神。

礞石滚痰丸

隐公遗下滚痰方，礞石黄芩及大黄；少佐沉香为引导，顽痰怪症力能匡。

指迷茯苓丸

指迷最切茯苓丸，风化芒硝分外看；枳半合成四味药，停痰伏饮胜灵丹。

【涩可固脱】

当归六黄汤

火炎汗出六黄汤，二地芩连柏与当；倍用黄芪偏走表，苦坚妙用敛浮阳。

芪附汤

卫阳不固汗洋洋，须用黄芪附子汤；附暖丹田元气生，得芪固脱守其乡。

玉屏风散

玉屏风散主诸风，止汗先求几几通；发在芪防收在术，热除湿去主中宫。

威喜丸

和剂传来威喜丸，梦遗带浊服之安；茯苓煮晒和黄蜡，专治阳虚血海寒。

济生乌梅丸

下血淋漓治颇难，《济生》遗下乌梅丸；
僵蚕炒研乌梅捣，醋下几回病即安。

斗门秘传方

斗门原有秘传方，黑豆干姜芍药良；甘草地榆罂粟壳，痢门逆症俱堪尝。

圣济附子丸

附子丸中连与姜，乌梅炒研佐之良；寒中泻痢皆神验，互用温凉请细详。

四神丸

四神故纸与吴萸，肉蔻除油五味须；大枣须同姜煮烂，五更肾泻火衰扶。

金锁固精丸

金锁固精芡实研，莲须龙牡蒺藜连；又将莲粉为糊合，梦泄多遗久服蠲。

封髓丹

妄梦遗精封髓丹，砂仁黄柏草和丸；大封大固春长在，巧夺天工造化玄。

真人养脏汤

真人养脏木香诃，粟壳当归肉蔻科；术芍桂参甘草共，脱肛久痢即安和。

【湿可润燥】

清燥救肺汤

救肺汤中参草麻，石膏胶杏麦枇杷；经霜收下干桑叶，解郁滋干效可夸。

琼玉膏

琼玉膏中生地黄，参苓白蜜炼膏尝；肺枯干咳虚劳症，金水相滋效倍彰。

生脉散

生脉冬味与参施，暑热刑金脉不支；若认脉危通共剂，操刀之咎属伊谁？

【燥可去湿】

神术汤

术防甘草湿家尝，神术名汤得意方；自说法超麻桂上，可知全未梦南阳。

平胃散

平胃散用朴陈皮，苍术合甘四味宜；除湿宽胸驱瘴疠，调和胃气此方施。

中医启蒙丛书　陈修园歌诀集

五皮饮

五皮饮用五般皮，陈茯姜桑大腹奇；或用五加易桑白，脾虚腹胀此方宜。

二陈汤

二陈汤用夏和陈，益以茯苓甘草臣；利气调中兼去湿，诸凡痰饮此为珍。

萆薢分清饮

萆薢分清主石蒲，萆梢乌药智仁俱；煎成又入盐些少，淋浊流连数服驱。

肾着汤

腰痛如带五千钱，肾着汤方岂偶然；甘草茯苓姜与术，长沙老法谱新篇。

【寒能胜热】

泻白散

泻白甘桑地骨皮，再加粳米四般宜；秋伤燥令成痰嗽，火气乘金此方奇。

甘露饮

甘露二冬二地均，枇杷芩枳斛茵伦；合用甘草平虚热，口烂龈糜吐衄珍。

左金丸、香连丸

茱连六一左金丸，肝郁胁痛吞吐酸；更有痢门通用剂，香连丸子服之安。

温胆汤

温胆汤方本二陈，竹茹枳实合和匀；不眠惊悸虚烦呕，日暖风和木气伸。

金铃子散

金铃子散妙如神，须辨诸痛作止频；胡索金铃调酒下，制方原是远温辛。

丹参饮

心腹诸痛有妙方，丹参为主义当详；檀砂佐使皆遵法，入咽咸知效验彰。

百合汤

久痛原来郁气凝，若投辛热痛频增；重需百合轻清品，乌药同煎亦准绳。

清暑益气汤

清暑益气草参芪，麦味青陈曲柏奇；二术葛根升泽泻，暑伤元气法当遵。

龙胆泻肝汤

龙胆泻肝通泽柴，车前生地草归偕；栀芩一派清凉品，湿热肝邪力可排。

当归芦荟丸

当归芦荟黛栀将，木麝二香及四黄；龙胆共成十一味，诸凡肝火尽能攘。

犀角地黄汤

犀角地黄芍药丹，血升胃热火邪干；斑黄阳毒皆堪治，或益柴芩总伐肝。

四生丸

四生丸用叶三般，艾柏鲜荷生地班；共捣成团入水化，血随火降一时还。

【热可制寒】

回阳急救汤

回阳急救用六君，桂附甘姜五味群；加麝三厘或胆汁，三阴寒厥见奇勋。

益元汤

益元艾附与干姜，麦味知连参草将；葱白童便为引导，内寒外热是慈航。

济生肾气丸

肾气丸名别济生，车前牛膝合之成；肤膨腹肿痰如壅，气化缊緼水自行。

三生饮

三生饮用附乌星，香入些微是引经；参汁对调宗薛氏，风痰卒倒效神灵。

参附汤、术附汤、芪附汤

阴盛阳虚汗自流，肾阳脱汗附参求；脾阳遏郁术和附，若是卫阳芪附投。

鸡鸣散

鸡鸣散是绝奇方，苏叶茱萸桔梗姜；瓜橘槟榔煎冷服，肿浮脚气效彰彰。

《伤寒真方歌括》

【太阳上篇方法】

桂枝汤

发热自汗是伤风，桂草生姜芍枣逢；头痛项强浮缓脉，必须稀粥合成功。

桂枝二麻黄一汤

汗出不彻邪还袭，如疟频来时翕翕；桂枝汤二一麻黄，表后脉洪藉此辑。

桂枝麻黄各半汤

面热身痒感虽轻，小汗轻施顾卫营；麻杏桂姜芍枣草，减之各半定方名。

桂枝加厚朴杏仁汤

桂枝厚朴杏仁汤，诸喘皆须疏利方；误下喘成还用此，去邪下气本相当。

桂枝加附子汤、桂枝加桂汤

太阳误下遂拘急，汤本桂枝加附入；更有核起作奔豚，桂枝加桂汤宜察。

茯苓桂枝甘草大枣汤

欲作奔豚脐下悸，八钱茯苓桂枝四；二甘四枣水甘澜，直伐肾邪安内志。

桂枝甘草汤

叉手冒心因过汗，心下悸动欲得按；桂枝炙草合辛甘，敛液安心固汗漫。

桂枝去芍药汤、桂枝去芍药加附子汤

桂枝去芍因胸满，脉促令平舒上脘；若稍恶寒阳内弱，速加附子不容缓。

桂枝加芍药生姜人参新加汤

汗余身痛脉沉迟，痛本阴凝气不支；姜芍人参三味入，桂枝汤旧化新奇。

五苓散

不解而烦热且渴，泽苓桂术猪苓末；积水留垢藉此行，方曰五苓表里夺。

桂枝去桂加茯苓白术汤

桂枝服后或又下，心满发热强痛怕；甘苓白术枣芍姜，表里邪除小便化。

【太阳中篇方法】

麻黄汤

太阳脉紧喘无汗，身痛腰疼必恶寒；麻桂为君甘杏佐，邪从汗散一时安。

大青龙汤

浮紧恶寒兼发热，身疼烦躁汗难彻；麻黄桂杏甘枣姜，石膏助势青龙飓。

小青龙汤

素常有饮外邪凑，麻桂细辛姜夏佑；五味收金甘芍和，青龙小用翻江走。

麻黄杏仁甘草石膏汤

麻黄杏仁石膏草，外散内凉喘汗好；从来温病有良方，宜向风寒外搜讨。

小建中汤

二三日内烦而悸，尺迟营虚又须记；桂枝倍芍加饴糖，汤名建中温补治。

桂枝二越婢一汤

热多寒少脉微弱，多治热分寒治略；芍桂麻膏甘枣姜，桂枝越婢善裁度。

麻黄连翘赤小豆汤

瘀热在里黄遂发，渗泄之中兼疏越；麻翘甘豆杏梓皮，更加姜枣莫恍惚。

桃仁承气汤

寒本伤营多蓄血，桃仁承气涤邪热；硝黄甘草桂枝宜，谵语如狂斯切切。

抵当丸、抵当汤

脉见沉微证发狂，热瘀小腹硬而膨；抵当两剂分平峻，虻蛭桃仁共大黄。

【太阳下篇方法】

桂枝附子汤、桂枝附子去桂加白术汤

桂枝附子姜甘枣，身体疼痛风湿扫；小便自利大便坚，去桂加术润枯槁。

甘草附子汤

桂枝甘草化表风，附子白术驱里湿；甘草冠此三味前，义取缓行勿迫急。

甘草干姜汤、芍药甘草汤

吐逆烦躁又咽干，甘草干姜服即安；厥愈足温挛仍旧，更行芍草一方餐。

【太阳救误变症方法】

茯苓桂枝白术甘草汤

吐下气冲眩阵阵，沉紧发汗身振振；症类真武更轻些，苓桂术甘汤急进。

茯苓甘草汤

甘草茯苓姜桂枝，悸而汗出两般施；五苓散症口必渴，辨症分明用勿疑。

芍药甘草附子汤

阳气素虚宜建中，遽行发汗恶寒冲；回阳附子补阴芍，甘草和谐营卫通。

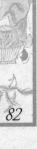

白虎汤、白虎加人参汤

白虎知甘米石膏，阳明大热汗滔滔；加参补气生津液，热逼亡阳此最高。

桂枝去芍药加蜀漆牡蛎龙骨救逆汤

火劫惊狂卧不安，亡阳散乱浮脉看；牡龙蜀漆生姜入，桂草相和救逆丹。

桂枝甘草龙骨牡蛎汤

桂枝主外龙牡内，炙草调和内外配；火逆下之本不堪，烧针烦躁更堪耐。

桂枝人参汤

外证未除数下之，理中汤内桂枝施；误攻致利兼心痞，补散合用内托奇。

大陷胸汤

短气躁烦邪上结，大黄甘遂芒硝泄；阳明下早陷胸中，荡涤苦寒内除热。

大陷胸丸

陷邪迫处于心胸，俯则难宽势欲昂；葶苈大黄硝杏合，别寻蜜遂煮丸攻。

小陷胸汤

不按自痛大结胸，小结脉浮按始痛；黄连半夏瓜蒌仁，痰沸驱除膈内空。

十枣汤

胸胁满痛徒干呕，水饮结搏成巨薮；甘遂芫花大戟末，十枣汤调涎痰否。

文蛤散

文蛤散原只一味，变散为汤七物汇；
麻杏甘石姜枣加，《金匮》采来诚足贵。

三物白散

方名白散用三奇，桔梗相兼贝母宜；巴豆熬成白饮下，胸前寒实一时离。

大黄黄连泻心汤

汗下倒施邪遂痞，黄连加入大黄里；取汁只用麻沸汤，气味轻清存妙理。

附子泻心汤

气痞恶寒兼汗出，三黄加入附子吉；回阳泻痞不相妨，始识长沙法度密。

生姜泻心汤

腹内雷鸣心下痞，生姜芩半干姜美；黄连甘草枣同煎，辅正人参功莫比。

厚朴生姜半夏甘草人参汤

发汗之后实邪戢，腹犹胀满虚邪入；厚朴生姜草夏参，除胀补虚各安辑。

赤石脂禹余粮汤

利在下焦防滑脱，余粮石脂两相遏；理中未效此方奇，未止还从小便达。

【阳明上篇方法】

桂枝加葛根汤

太阳合病项几几，汗出伤风桂葛茹；姜枣芍草不啜粥，阳明才见即攻驱。

葛根汤

太阳项背病几几，桂葛麻黄因汗无；炙草枣姜监制用，阳明合病亦何虞？

葛根加半夏汤

合病应利不下利，验之于呕还分类；葛根汤内半夏加，开阖失机升降治。

葛根黄芩黄连汤

误下脉促利不止，外邪内陷热传里；葛根甘草并芩连，提出太阳喘汗已。

栀子豉汤

治后虚烦不得眠，懊憹反覆实堪怜；山栀香豉煎温服，胸腹余邪一切蠲。

栀子甘草豉汤、栀子生姜豉汤

外邪内陷热伤风，栀豉汤加甘草二；呕逆去草用生姜，姜能散逆精神粹。

栀子厚朴枳实汤

腹满心烦卧不安，正虚邪炽上中拯；苦寒栀子快胸膈，枳实能消厚朴宽。

栀子干姜汤

误下阴阳两受伤，干姜栀子合成汤；苦能泄热解烦满，辛以驱寒并复阳。

栀子柏皮汤

身黄栀子柏皮汤，苦藉甘和甘草良；热达肤间势外出，散邪渗湿两无妨。

猪苓汤

少阴不眠烦呕逆，阳明热渴小便赤；利水药中寓育阴，阿胶猪茯泽滑石。

【阳明中篇方法】

麻仁丸

素常脾约感风寒，须用麻仁润下丸；杏芍大黄兼枳朴，脾阴得润胃肠宽。

蜜煎导方、猪胆汁方

津液内涸不宜攻，须得欲便以法通；蜜主润肠胆泄热，两方引导有神功。

大承气汤

燥坚痞满大承气，枳朴硝黄共四味；未硬去硝先探试，邪轻小实小承气。

调味承气汤

温温欲吐心下痛，郁郁微烦胃气伤；甘草硝黄调胃剂，心烦腹胀热蒸良。

【阳明下篇方法】

吴茱萸汤

阳明吐谷喜茱萸，姜枣人参却并驱；吐利躁烦手足冷，吐涎头痛立殊功。

甘草泻心汤

下利腹鸣干呕痞，大枣芩连姜夏使；甘草泻心汤合宜，泄满降浊斯为美。

茵陈蒿汤

黄如橘色腹微满，余处无汗小便短；三倍茵陈栀大黄，内外瘀热如洗盥。

【太阳上篇方法】

小柴胡汤

脉弦胁痛小柴胡，夏草姜芩参枣扶；和解少阳为正法，阳明兼症岂殊途。

大柴胡汤

脉弦而沉沉有力，相为结热下宜亟；芩芍枣夏枳柴姜，大柴汤是小柴翼。

黄连汤

腹中有热胃邪丽，黄连甘草干姜桂；人参夏草理阴阳，呕吐腹疼为妙剂。

半夏泻心汤

满而不痛则为痞，心膈难开何所以；夏草参连芩枣姜，宜通胶滞同欢喜。

干姜黄芩黄连人参汤

厥阴寒格用干姜，吐下芩连是所长；误治致虚参可补，分途施治不相妨。

黄芩汤、黄芩加半夏生姜汤

黄芩汤用甘芍枣，太阳少阳合病讨；下利只须用本方，兼呕姜夏加之好。

【 少阳中篇方法 】

柴胡桂枝干姜汤

寒热往来头汗出，心烦胸胁满而窒；柴芩姜蛎瓜蒌甘，花粉桂枝加减七。

柴胡加芒硝汤

少阳邪入阳明腑，日晡热潮胁满吐；甘夏参芩柴枣姜，芒硝加上病方愈。

柴胡桂枝汤

太阳未罢少阳多，肢节烦疼寒热过；津液一通营卫治，小柴方内桂枝加。

【 少阳下篇方法 】

柴胡加龙骨牡蛎汤

太阳误下心烦惊，谵语身沉水不行；芩夏参枝柴姜枣，茯丹龙牡定神明。

【 太阳全篇方法 】

理中丸及汤

理中白术草姜参，益气驱寒走太阴；只取中焦交上下，辛甘相辅意殊深。

桂枝加芍药汤、桂枝加大黄汤

腹痛桂枝倍芍药，大黄枳实更加酌；病从太阳误下来，仍用太阳方斟酌。

【 少阴全篇方法 】

麻黄附子细辛汤、麻黄附子甘草汤

发热脉迟属少阴，麻黄附子细辛寻；细辛不用加甘草，温肾驱寒用意深。

真武汤

腹痛肢疼咳呕凑，此方真武推神守；茯苓芍术附子姜，燠土镇水各入扣。

87

附子汤

口和脉细背憎寒，火灸关元即刻安；芍药人参苓术附，身疼肢冷是神仙。

干姜附子汤

昼而烦躁属阳虚，脉见沉微误汗余；下后岂容更发汗？干姜附子补偏软。

四逆汤

四逆姜附君甘草，除阴回阳为至宝；彻上彻下行诸经，三阴一阳随搜讨。

通脉四逆汤、通脉四逆加猪胆汁方

四逆倍姜名通脉，疾呼外阳归其宅；更加猪胆汁些微，藉其苦寒通拒格。

白通汤、白通加猪胆汁汤

少阴下利白通汤，无脉呕烦胆汁将；葱白入阴通否隔，回阳附子与干姜。

四逆加人参汤

脉微而利更憎寒，利止血亡气亦残；四逆汤中参速配，重生津液渐恬安。

茯苓四逆汤

烦躁转增汗下后，真阳扰越势难救；四逆加参重茯苓，症类栀豉须细究。

桔梗汤

缓以甘草开桔梗，少阴客热不须猛；咽痛分合先后宜，淡而不厌须静领。

半夏散及汤

阴火攻咽必挟痰，风邪内薄势相参；桂枝半夏及甘草，经训当遵勿妄谈。

苦酒汤

少阴咽痛且生疮，半夏鸡清苦酒汤；涤饮消疮除伏热，发声润燥有专长。

猪肤汤

利余咽痛用猪肤，蜜粉和中助转输；豕主肾经肤主肺，谁将妙谛反三隅。

黄连阿胶汤

心烦不卧主阿胶，鸡子芩连芍药交；邪入少阴从热化，坎离交媾在中爻。

四逆散

阳邪伤阴亦四逆，枳实芍草攻和策；阴为阳伤不接阳，和其枢纽柴专责。

桃花汤

少阴下利便脓血，粳米干姜赤脂啜；阳明截住肾亦变，腹痛尿短痛如撒。

【厥阴全篇方法】

乌梅丸

乌梅丸内柏连姜，参桂椒辛归附当；寒热散收相互用，厥阴得此定安康。

白头翁汤

白头翁主厥阴利，下重喜水津耗类；连柏秦皮四味煎，坚下兼平中热炽。

当归四逆汤、当归四逆加吴萸生姜汤

当归四逆木通草，桂芍细辛并大枣；通脉养血此为神，素寒加入姜萸好。

【厥阴续篇】

瓜蒂散

胸中痞硬寸微浮，气上冲兮热汗流；小豆匀平瓜蒂散，稀糜承载出咽喉。

麻黄升麻汤

邪深阳陷脉沉迟，姜术麻黄升桂枝；归芍天冬苓石草，萎蕤润肺佐芩知。

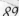

【阴阳易差后劳复病方法】

烧裈散

伤寒何谓阴阳易？病瘥交接余热客；方用阴前裈烧灰，求其所属治其剧。

牡蛎泽泻散

病后土衰下部肿，瓜蒌蛎泽蜀葶勇；商根海藻泄虚邪，热撤水消方不恐。

竹叶石膏汤

解后虚羸尚欲吐，人参粳米炙甘护；麦冬半夏竹叶膏，清热解烦胃气布。

枳实栀子汤

劳复劳热多停滞，枳实山栀同豆豉；水取清浆先后煎，按之若痛大黄煮。

炙甘草汤

益虚参麦炙甘草，和调桂枝姜枣好；生地阿胶麻子仁，结成心悸此方宝。

《长沙方歌括》

【太阳方】

桂枝汤

项强头痛汗憎风，桂芍生姜三两同；枣十二枚甘二两，解肌还藉粥之功。

桂枝加葛根汤

葛根四两走经输，项背几几反汗濡；只取桂枝汤一料，加来此味妙相须。

桂枝加附子汤

汗因过发漏漫漫，肢急常愁伸屈难；尚有尿难风又恶，桂枝加附一枚安。

桂枝去芍药汤、桂枝去芍药加附子汤

桂枝去芍义何居？胸满阴弥要急除；若见恶寒阳不振，更加附子一枚具。

桂枝麻黄各半汤

桂枝一两十六铢，甘芍姜麻一两符；杏廿四枚枣四粒，面呈热色痒均驱。

桂枝二麻黄一汤

一两六铢芍与姜，麻铢十六杏同行；桂枝一两铢十七，草两二铢五枣匡。

白虎加人参汤

服桂渴烦大汗倾，液亡肌腠涸阳明；膏斤知六参三两，二草六粳米熟成。

桂枝二越婢一汤

桂芍麻甘十八铢，生姜一两二铢俱；膏铢甘四四枚枣，要识无阳旨各殊。

桂枝去桂加茯苓白术汤

术芍苓姜三两均，枣须十二效堪珍；炙甘二两中输化，水利邪除立法新。

甘草干姜汤

心烦脚急理须明，攻表误行厥便成；二两炮姜甘草四，热因寒用奏功宏。

芍药甘草汤

芍甘四两各相均，两脚拘挛病在筋；阳旦误投热气烁，苦甘相济即时伸。

调胃承气汤

调和胃气炙甘功，硝用半升地道通；草二大黄四两足，法中之法妙无穷。

四逆汤

生附一枚两半姜，草须二两少阴方；建功姜附如良将，将将从容藉草匡。

葛根汤

四两葛根三两麻，枣枚十二效堪嘉；桂甘芍二姜三两，无汗憎风下利夸。

葛根加半夏汤

二阳下利葛根夸，不利旋看呕逆嗟；须取原方照分两，半夏半升洗来加。

葛根黄芩黄连汤

二两连芩二两甘，葛根八两论中谈；喘而汗出脉兼促，误下风邪利不堪。

麻黄汤

七十杏仁三两麻，一甘二桂效堪夸；喘而无汗头身痛，温覆休教粥到牙。

大青龙汤

二两桂甘三两姜，膏如鸡子六麻黄；枣枚十二五十杏，无汗烦而且躁方。

小青龙汤

桂麻姜芍草辛三，夏味半升记要谙；表不解兮心下水，咳而发热句中探。
若渴去夏取蒌根，三两加来功亦壮；微利去麻加荛花，熬赤取如鸡子样；
若噎去麻炮附加，只用一枚功莫上；麻去再加四两苓，能除尿短小腹胀；
若喘除麻加杏仁，须去皮尖半升量。

桂枝加厚朴杏仁汤

下后喘生及喘家，桂枝汤外更须加；朴加二两五十杏，此法微茫未有涯。

干姜附子汤

生附一枚一两姜，昼间烦躁夜安常；脉微无表身无热，幸藉残阳未尽亡。

桂枝加芍药生姜人参新加汤

汗后身疼脉反沉，新加方法轶医林；方中姜芍还增一，三两人能义蕴深。

麻黄杏仁甘草石膏汤

四两麻黄八两膏，二甘五十杏同熬；须知禁桂为阳盛，喘汗全凭热势操。

桂枝甘草汤

桂枝炙草取甘温，四桂二甘药不烦；叉手冒心虚已极，汗多亡液究根源。

茯苓桂枝甘草大枣汤

八两茯苓四桂枝，炙甘四两悸堪治；枣推十五扶中土，煮取甘澜两度施。

厚朴生姜甘草半夏人参汤

厚朴半斤姜半斤，一参二草亦须分；半升夏最除虚满，汗后调和法出群。

茯苓桂枝白术甘草汤

病因吐下气冲胸，起则头眩身振从；茯四桂三术草二，温中降逆效从容。

芍药甘草附子汤

一枚附子胜灵丹，甘芍平行三两看；汗后恶寒虚故也，经方秘旨孰能攒。

茯苓四逆汤

生附一枚两半姜，二甘六茯一参尝；汗伤心液下伤肾，肾躁心烦得媾昌。

五苓散

猪术茯苓十八铢，泽宜一两六铢符；桂枝半两磨调服，暖水频吞汗出苏。

茯苓甘草汤

汗多不渴此方求，又治伤寒厥悸优；二桂一甘三姜茯，须知水汗共源流。

栀子豉汤、栀子生姜豉汤

山栀香豉治何为，烦恼难眠胸窒宜；十四枚栀四合豉，先栀后豉法煎奇。

栀子甘草豉汤

栀豉原方效可夸，气羸二两炙甘加；若加五两生姜入，专取生姜治呕家。

栀子厚朴汤

朴须四两枳四枚，十四山栀亦妙哉；下后心烦还腹满，止烦泄满效兼该。

中医启蒙丛书 ❖ 陈修园歌诀集

栀子干姜汤

十四山栀二两姜，以丸误下救偏方；微烦身热君须记，辛苦相须尽所长。

真武汤

生姜芍茯数皆三，二两白术一附探；便短咳频兼腹痛，驱寒镇水与君谈；
咳加五味要半升，干姜细辛一两具；小便若利恐耗津，须去茯苓肾始固；
下利去芍加干姜，二两温中能守住；若呕去附加生姜，足前须到半斤数。

小柴胡汤

柴胡八两少阳凭，枣十二枚夏半升；三两姜参芩与草，去滓重煮有奇能。
胸烦不呕除夏参，蒌实一枚应加煮；若渴除夏加人参，合前四两五钱与；
蒌根清热且生津，再加四两功更钜；腹中痛者除黄芩，芍加三两对君语；
胁下痞硬大枣除，牡蛎四两应生杵；心下若悸尿不长，除芩加茯四两侣；
外有微热除人参，加桂三两汗休阻；咳除参枣并生姜，加入干姜二两许；
五味半升法宜加，温肺散寒力莫御。

小建中汤

建中即是桂枝汤，倍芍加饴绝妙方；饴取一升六两芍，悸烦腹痛有奇长。

大柴胡汤

八柴四枳五生姜，芩芍三分二大黄；半夏半升十二枣，少阳实证下之良。

柴胡加芒硝汤

小柴分两照原方，二两芒硝后入良；误下热来日晡所，补兼荡涤有奇长。

桃仁承气汤

五十桃仁四两黄，桂硝二两草同行；膀胱热结如狂证，外解方攻用此汤。

柴胡加龙骨牡蛎汤

参苓龙牡桂丹铅，芩夏柴黄姜枣全；枣六余皆一两半，大黄二两后同煎。

桂枝去芍药加蜀漆牡蛎龙骨救逆汤

桂枝去芍已名汤，蜀漆还加龙牡藏；五牡四龙三两漆，能疗火劫病惊狂。

桂枝加桂汤

气从脐逆号奔豚，汗为烧针启病源；只取桂枝汤本味，再加二两桂枝论。

桂枝甘草龙骨牡蛎汤

二甘一桂不雷同，龙牡均行二两通；火逆下之烦躁起，交通上下取诸中。

抵当汤

大黄三两抵当汤，里指任冲不指胱；虻蛭桃仁各三十，攻其血下定其狂。

抵当丸

卅五桃仁三两黄，虻虫水蛭廿枚详；捣丸四个煎宜一，有热尿长腹满尝。

大陷胸丸

大陷胸丸法最超，半升葶苈杏硝调；项强如痉君须记，八两大黄取急消。

大陷胸汤

一钱甘遂一升硝，六两大黄力颇饶；日晡潮热腹痛满，胸前结聚此方消。

小陷胸汤

按而始痛病犹轻，脉结凝邪心下成；夏取半升连一两，瓜蒌整个要先烹。

文蛤散

水噀原逾汗法门，肉中粟起更增烦；意中思水还无渴，文蛤磨调药不繁。

白散

巴豆熬来研似脂，只须一分守成规；更加桔贝均三分，寒实结胸细辨医。

中医启蒙丛书 · 陈修园歌诀集

柴胡桂枝汤

小柴原方取半煎，桂枝汤入复方全；阳中太小相因病，偏重柴胡作仔肩。

柴胡桂枝干姜汤

八柴二草蛎干姜，芩桂宜三瓜四尝；不呕渴烦头汗出，少阳枢病要精详。

半夏泻心汤

三两姜参炙草芩，一连痞证呕多寻；半升半夏枣十二，去滓重煎守古箴。

十枣汤

大戟芫花甘遂平，妙将十枣煮汤行；中风表证全除尽，里气未和此法程。

大黄黄连泻心汤

痞证分歧辨向趋，关浮心痞按之濡；大黄二两黄连一，麻沸汤调病缓驱。

附子泻心汤

一枚附子泻心汤，一两连芩二大黄；汗出恶寒心下痞，专煎轻渍要参详。

生姜泻心汤

汗余痞证四生姜，芩草人参三两行；一两干姜枣十二，一连半夏半升量。

甘草泻心汤

下余痞作腹雷鸣，甘四姜芩三两平；一两黄连半升夏，枣枚十二效同神。

赤石脂禹余粮汤

赤石余粮各一斤，下焦下利此汤欣；理中不应宜斯法，炉底填来得所闻。

旋覆代赭汤

五两生姜夏半升，草旋三两噫堪凭；人参二两赭石一，枣十二枚力始胜。

桂枝人参汤

人参汤即理中汤，加桂后煎痞利尝；桂草方中皆四两，同行三两术参姜。

瓜蒂散

病在胸中气分乖，咽喉息碍痞难排；平行瓜豆还调豉，寸脉微浮涌吐佳。

黄芩汤、黄芩加半夏生姜汤

枣枚十二守成箴，二两芍甘三两芩；利用本方呕加味，姜三夏取半升斟。

黄连汤

腹痛呕吐藉枢能，二两参甘夏半升；连桂干姜各三两，枣枚十二妙层层。

桂枝附子汤

三姜二草附枚三，四桂同投是指南；大枣方中十二粒，痛难转侧此方探。

桂枝附子去桂加白术汤

大便如硬小便通，脉涩虚浮湿胜风；即用前方须去桂，术加四两有神功。

甘草附子汤

术附甘兮二两平，桂枝四两亦须明；方中主药推甘草，风湿同驱要缓行。

白虎汤

阳明白虎辨非难，难在阳邪背恶寒；知六膏斤甘二两，米加六合服之安。

炙甘草汤

结代脉须四两甘，枣枚三十桂姜三；半升麻麦一斤地，二两参胶酒水涵。

【阳明方】

大承气汤

大黄四两朴半斤，枳五硝三急下云；朴枳先熬黄后入，去滓硝入火微熏。

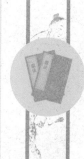

小承气汤

朴二枳三四两黄，小承微结好商量；长沙下法分轻重，妙在同煎切勿忘。

猪苓汤

泽胶猪茯滑相连，咳呕心烦渴不眠；煮好去滓胶后入，育阴利水法兼全。

蜜煎导方、猪胆汁方

蜜煎熟后样如饴，温纳肛门法本奇；更有醋调胆汁灌，外通二法审谁宜。

茵陈蒿汤

二两大黄十四栀，茵陈六两早煎宜；身黄尿短腹微满，解自前阴法最奇。

麻仁丸

一升杏子二升麻，枳芍半斤效可夸；黄朴一斤丸饮下，缓通脾约是专家。

栀子柏皮汤

里郁业经向外驱，身黄发热四言规；草须一两二黄柏，十五枚栀不去皮。

麻黄连翘赤小豆汤

黄病姜翘二两麻，一升赤豆梓皮夸；枣须十二能通窍，四十杏仁二草嘉。

【太阴方】

桂枝加芍药汤、桂枝加大黄汤

桂枝倍芍转输脾，泄满升邪止痛宜；大实痛因反下误，黄加二两下无疑。

【少阴方】

麻黄附子细辛汤

麻黄二两细辛同，附子一枚力最雄；始得少阴反发热，脉沉的证奏奇功。

麻黄附子甘草汤

甘草麻黄二两佳，一枚附子固根荄；少阴得病二三日，里证全无汗岂乖。

黄连阿胶汤

四两黄连三两胶，二枚鸡子取黄敲；一芩二芍心烦治，更治难眠睫不交。

附子汤

生附二枚附子汤，术宜四两主斯方；芍苓三两人参二，背冷脉沉身痛详。

桃花汤

一升粳米一斤脂，脂半磨研法亦奇；一两干姜同煮服，少阴脓血是良规。

吴茱萸汤

升许吴萸三两参，生姜六两救寒侵；枣投十二中宫主，吐利头疼烦躁寻。

猪肤汤

斤许猪肤斗水煎，水煎减半滓须捐；再投粉蜜熬香服，烦利咽痛胸满痊。

甘草汤、桔梗汤

甘草汤投痛未瘥，桔加一两莫轻过；奇而不效须知偶，好把经文仔细哦。

苦酒汤

生夏一枚十四斤，鸡清苦酒搅几回；刀环捧壳煎三沸，咽痛频吞绝妙哉。

半夏散及汤

半夏桂甘等分施，散须寸匕饮调宜；若煎少与当微冷，咽痛求枢法亦奇。

白通汤、白通加猪胆汁汤

葱白四茎一两姜，全枚生附白通汤；脉微下利肢兼厥，干呕心烦尿胆裹。

通脉四逆汤

一枚生附草姜三，招纳亡阳此指南；外热里寒面赤厥，脉微通脉法中探。
南赤加葱茎用九，腹痛去葱真好手；葱去换芍二两加，呕者生姜二两偶；
咽痛去芍桔须加，桔梗一两循经走；脉若不出二两参，桔梗丢开莫掣肘。

四逆散

枳甘柴芍数相均，热厥能回察所因；白饮和匀方寸匕，阴阳顺接用斯神。
咳加五味与干姜，五分平行为正路；下利之病照此加，辛温酸收两相顾；
悸者桂枝五分加，补养心虚为独步；小便不利加茯苓，五分此方为法度；
腹中痛者里气寒，炮附一枚加勿误；泄利下重阳郁求，薤白三升水煮具；
水用五升取三升，去薤纳散寸匕数；再煮一升有半成，分温两服法可悟。

【厥阴方】

乌梅丸

六两柏参桂附辛，黄连十六厥阴遵；归椒四两梅三百，十两干姜记要真。

当归四逆汤、当归四逆加吴茱萸生姜汤

三两辛归桂芍行，枣须廿五脉重生；甘通二两能回厥，寒入吴萸姜酒烹。

麻黄升麻汤

两半麻升一两归，六铢苓术芍冬依；膏姜桂草同分两，十八铢兮芩母萎。

干姜黄芩黄连人参汤

芩连苦降藉姜开，济以人参绝妙哉；四物平行各三两，诸凡拒格此方该。

白头翁汤

三两黄连柏与秦，白头二两妙通神；病缘热利时思水，下重难通此药真。

【霍乱方】

四逆加人参汤

四逆原方主救阳，加参一两救阴方；利虽已止知亡血，须取中焦变化乡。

理中丸

吐利腹疼用理中，丸汤分两各三同；术姜参草刚柔济，服后还余啜粥功。
脐上筑者白术忌，去术加桂四两治；吐多白术亦须除，再加生姜二两试；
若还下多术仍留，转输之功君须记；悸者心下水气凌，茯苓二两堪为使；
渴欲饮水术多加，共投四两五钱饵；腹中痛者加人参，四两半兮足前备；
寒者方内加干姜，其数亦与加参类；腹满应将白芍删，加附一枚无剩义；
服如食顷热粥尝，戒勿贪凉衣被置。

通脉四逆加猪胆汁汤

生附一枚三两姜，炙甘二两《玉涵》方；
脉微内竭资真汁，猪胆还加四合襄。

【阴阳易瘥后劳复方】

烧裤散

近阴裆袴剪来烧，研末还须用水调；同气相求疗二易，长沙无法不翘翘。

枳实栀子豉汤

一升香豉枳三枚，十四山栀复病该；浆水法煎微取汗，食停还藉大黄开。

牡蛎泽泻散

病瘥腰下水偏停，泽泻蒌根蜀漆葶；牡蛎商陆同海藻，捣称等分饮调灵。

竹叶石膏汤

三参二草一斤膏，病后虚羸呕逆叨；粳夏半升叶二把，麦冬还配一升熬。

101

《金匮方歌括》

瓜蒌桂枝汤

太阳症备脉沉迟，身体几几欲痉时；三两蒌根姜桂芍，二甘十二枣枚宜。

麻黄加术汤

烦疼湿气裹寒中，发汗为宜忌火攻；莫讶麻黄汤走表，术加四两里相融。

麻黄杏仁薏苡甘草汤

风湿身疼日晡时，当风取冷病之基；薏麻半两十枚杏，炙草扶中一两宜。

防己黄芪汤

身重脉浮汗恶风，七钱半术五甘通；己芪一两磨分服，四片生姜一枣充。
喘者再入五钱麻，胃不和兮芍药加；三分分字去声读，七钱五分今不差；
寒取细辛气冲桂，俱照三分效可夸；服后如虫行皮里，腰下如冰取被遮；
遮绕腰温得微汗，伊岐秘法阐长沙。

瓜蒂散

暍病阴阳认要真，热疼身重得其因；暑为湿恋名阴暑，二七甜瓜蒂可珍。

百合狐惑阴阳毒方

百合病从百脉成，起居冒味各难名；药投吐利如神附，头痛参观溺更明。

百合知母汤

病非应汗汗伤阴，知母当遵三两箴；渍去沫涎七百合，别煎泉水是金针。

百合滑石代赭石汤

不应议下下之差，既下还当竭旧邪；百合七枚赭弹大，滑须三两效堪夸。

百合鸡子黄汤

不应议吐吐伤中，必伏阴精上奉功；百合七枚洗去沫，鸡黄后入搅浑融。

百合地黄汤

不经汗下吐诸伤，形但如初守太阳；地汁一升百合七，阴柔最是化阳刚。

百合洗方

月周不解渴因成，邪热流连肺不清；百合一升水一斗，洗身食饼不和羹。

瓜蒌牡蛎散

洗而仍渴属浮阳，牡蛎蒌根并等量；研末饮调方寸匕，寒兼咸苦效逾常。

百合滑石散

前此寒无热亦无，变成发热热堪虞；清疏滑石宜三两，百合烘筛一两需。

甘草泻心汤

伤寒甘草泻心汤，却妙增参三两匡；彼治痞成下利甚，此医狐惑探源方。

苦参汤、雄黄熏法

苦参汤是洗前阴，下蚀咽干热最深；更有雄黄熏法在，肛门虫蚀亦良箴。

赤小豆当归散

眼眦赤黑变多般，小豆生芽曝令干；豆取三升归十分，杵调浆水日三餐。

升麻鳖甲汤

赤斑咽痛毒为阳，鳖甲周围一指量；半两雄黄升二两，椒归一两草同行。

升麻鳖甲汤去雄黄蜀椒

身疼咽痛面皮青，阴毒苛邪隶在经；即用前方如法服，椒黄务去特丁宁。

【疟病方】

鳖甲煎丸

寒热虚实相来往，全凭阴阳为消长；天气半月而一更，人身之气亦相仿；
否则天人气再更，邪行月尽差可想；疟病一月不能瘥，疟母结成癥瘕象。
《金匮》急治特垂训，鳖甲赤硝十二分；方中三分请详言，姜芩扇妇朴苇问；
葳胶桂黄亦相均，相均端令各相奋；君不见十二减半，柴胡蜣螂表里部；
一分参苈二瞿桃，牡夏芍蟅分各五；方中四分独蜂窠，体本经清质水土；
另取灶下一斗灰，一斛半酒浸另服；纳甲酒内煮如胶，绞汁煎药丸遵古。
空心七丸日服三，老疟得此效桴鼓。

白虎加桂枝汤

白虎原汤论已详，桂加三两另名方；无寒但热为温疟，骨节烦疼呕又妨。

蜀漆散

阳为痰阻伏心间，牝疟阴邪自往还；蜀漆云龙平等杵，先时浆服不逾闲。

【附《外台秘要》方】

牡蛎汤

先煎三漆四麻黄，四蛎二甘后煮良；邪郁胸中须吐越，驱寒散结并通阳。

柴胡去半夏加瓜蒌根汤

柴胡去夏为伤阴，加入蒌根四两珍；疟病渴因邪灼液，蒌根润燥可生津。

【中风历节方】

侯氏黑散

黑散辛芩归桂芎，参姜矾蛎各三同；菊宜四十术防十，桔八芩须五分通。

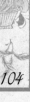

风引汤

四两大黄二牡甘，龙姜四两桂枝三；滑寒赤白紫膏六，瘫痫诸风个里探。

防己地黄汤

妄行独语病如狂，一分已甘三桂防；杯酒淋来取清汁，二斤蒸地绞和尝。

头风摩散

头风偏痛治如何？附子和盐等分摩；躯壳病生须外治，马膏桑引亦同科。

桂枝芍药知母汤

脚肿身羸欲吐形，芍三姜五是前型；知防术桂均须四，附子麻甘二两停。

乌头汤

历节疼来不屈伸，或加脚气痛维均；芍芪麻草皆三两，五粒乌头煮蜜匀。

矾石汤

脚气冲心矾石汤，煮须浆水浸之良；
湿收毒解兼除热，补却《灵枢》外法彰。

【附方】

古今录验续命汤

姜归参桂草膏麻，三两均匀切莫差；
四十杏仁芍两半，《古今录验》主风邪。

千金三黄汤

风乘火势乱心中，节痛肢拘络不通；二分芪辛四分独，黄芩三分五麻攻。
二分黄加心热端，消除腹满枳枚单；虚而气逆宜参从，牡蛎潜阳悸可安；
增入蒌根能止渴，各加二分效堪观；病前先有寒邪在，附子一枚仔细看。

近效术附汤

一剂分服五钱匕，五片生姜一枣饵；枚半附子镇风虚，二术一草君须记。

黄芪桂枝五物汤

血痹如风体不仁，桂枝三两芍芪均；枣枚十二生姜六，须令阳通效自神。

桂枝龙骨牡蛎汤

男子失精女梦交，坎离救治在中爻；桂枝汤内加龙牡，三两相匀要细敲。

天雄散

阴精不固本之阳，龙骨天雄三两匡；六两桂枝八两术，酒调钱匕日三尝。

黄芪建中汤

小建汤加两半芪，诸虚里急治无遗；急当甘缓虚当补，愈信长沙百世师。
气短胸满生姜好，三两相加六两讨；如逢腹满胀难消，加茯两半除去枣；
及疗肺虚损不足，补气还须开窍早；三两半夏法宜加，蠲除痰饮为至宝。

薯蓣丸

三十薯蓣二十草，三姜二蔹百枚枣；桔茯柴胡五分匀，人参阿胶七分讨；
更有六分不参差，芎芍杏防麦术好；豆卷地归曲桂枝，均宜十分和药捣；
蜜丸弹大酒服之，尽一百丸功可造；风气百疾并诸虚，调剂阴阳为至宝。

酸枣仁汤

酸枣二升先煮汤，茯知二两佐之良；芎甘各一相调剂，服后恬然足睡乡。

大黄䗪虫丸

干血致劳穷源委，缓中补虚治大旨；蛴螬百个蛭半升，桃杏虻虫一升止；
一两干漆十地黄，更用大黄十分已；三甘四芍二黄芩，五劳要证须用此；
此方世医勿惊疑，起死回生大可恃。

【附方】

肘后獭肝散

獭肝变化少人知，一月能生一叶奇；鬼疰冷劳宜此物，传尸虫蛊是专司。

【肺痿肺痈咳嗽上气方】

甘草干姜汤

二两干姜四炙甘，姜须炮透旨须探；肺中津涸方成痿，气到津随得指南。

射干麻黄汤

喉中咳逆水鸡声，三两干辛款菀行；夏味半升枣七粒，姜麻四两破坚城。

皂荚丸

浊痰上气坐难眠，痈势将成壅又坚；皂荚蜜丸调枣下，绸缪须在雨之前。

厚朴麻黄汤

杏仁夏味半升量，升麦四麻五朴良；二两姜辛膏蛋大，脉浮咳喘此方当。

泽漆汤

五两紫参姜白前，三升泽漆法分煎；桂芩参草同三两，半夏半升涤饮专。

麦门冬汤

火逆原来气上冲，一升半夏七升冬；参甘二两粳三合，枣十二枚是正宗。

葶苈大枣泻肺汤

喘而不卧肺痈成，口燥胸疼数实呈；葶苈一丸十二枣，雄军直入夺初萌。

桔梗汤

脓如米粥肺须清，毒溃难支药要轻；甘草二兮桔一两，土金合化得生生。

越婢加味半夏汤

风水多兮气亦多，水风相搏浪滔滔；全凭越婢平风水，加夏半升奠巨波。

小青龙加石膏汤

小龙分两照原方，二两膏加仔细详；水饮得温方可散，欲除烦躁藉辛凉。

【附方】

千金生姜甘草汤

肺痿唾涎咽燥殃，甘须四两五生姜；枣枚十五参三两，补土生津润肺肠。

千金桂枝去芍药加皂荚汤

桂枝去芍本消阴，痰饮挟邪迫肺金；一个皂驱粘腻浊，桂枝运气是良箴。

千金苇茎汤

胸中甲错肺痈成，烦满咳痰数实呈；苡瓣半升桃五十，方中先煮二升茎。

【奔豚方】

奔豚汤

气冲腹痛号奔豚，四两夏姜五葛根；归芍芎芩甘二两，李皮须到一升论。

【胸痹心痛短气方】

瓜蒌薤白白酒汤

胸为阳位似天空，阴气弥沦痹不通；薤白半升蒌一个，七升白酒奏奇功。

瓜蒌薤白半夏汤

胸背牵疼不卧时，半升半夏一蒌施；薤因性湿惟三两，斗酒同煎涤饮奇。

枳实瓜蒌薤白桂枝汤

痞连胸胁逆攻心，薤白半升四朴寻；一个瓜蒌一两桂，四枚枳实撤浮阴。

人参汤

理中加桂人参汤，阳复阴邪不散藏；休讶补攻分两道，道消道长细推详。

茯苓杏仁甘草汤

痹而短气孰堪医？甘一苓三淡泄之；更有杏仁五十粒，水行气顺不求奇。

橘皮枳实生姜汤

痹而气塞又何施？枳实辛香三两宜；橘用一斤姜减半，气开结散勿迟疑。

薏苡附子散

痹来缓急属阳微，附子十枚切莫违；更有薏仁十五两，筋资阴养得阳归。

桂枝生姜枳实汤

心悬而痛痞相连，痰饮上弥客气填；三两桂姜五两枳，祛寒散逆并攻坚。

乌头赤石脂丸

彻背彻胸痛不休，阳光欲熄实堪忧；乌头一分五钱附，赤石椒姜一两求。

【附方】

九痛丸

九种心疼治不难，狼萸姜豆附参安；附须三两余皆一，攻补同行仔细看。

【腹满寒疝宿食方】

附子粳米汤

腹中切痛作雷鸣，胸胁皆膨呕吐成；附子一枚枣十个，半升粳夏一甘烹。

厚朴七物汤

满而便闭脉兼浮，三两甘黄八朴投；二桂五姜十个枣，五枚枳实效优优。

厚朴三物汤

痛而便闭下无疑，四两大黄朴倍之；枳用五枚先后煮，小承变法更神奇。

大建中汤

痛呕食艰属大寒，腹冲头足触之难；干姜四两椒二合，参二饴升食粥安。

大黄附子汤

胁下偏疼脉紧弦，若非温下恐迁延；大黄三两三枚附，二两细辛可补天。

赤丸方

寒为厥逆孰为珍？四两夏苓一两辛；中有乌头二两炮，蜜丸朱色妙通神。

大乌头煎

沉紧而弦痛绕脐，白津厥逆冷凄凄；乌头五个煮添蜜，顷刻颠危快挈提。

当归生姜羊肉汤

腹痛胁疼急不堪，羊斤姜五并归三；于今豆蔻香砂法，可笑依盲授指南。
寒多增到一斤姜，痛呕宜加橘术商；术用一分橘二两，祛痰止呕补中方。

乌头桂枝汤

腹痛身疼肢不仁，药攻刺灸治非真；桂枝汤照原方煮，蜜煮乌头合用神。

【附方】

外台走马汤

外来异气伤人多，腹胀心疼走马搓；巴杏二枚同捣细，冲汤捻汁好驱邪。

【五脏风寒积聚方】

旋覆药汤

肝着之人欲蹈胸，热汤一饮但轻松；覆花三两葱十四，新绛通行少许从。

甘姜苓术汤

腰冷溶溶坐水泉，腹中如带五千钱；术甘二两姜苓四，寒湿同驱岂偶然？

【痰饮咳嗽方】

甘遂半夏汤

满从利减续还来，甘遂三枚芍五枚；十二夏枚指大草，水煎加蜜法双该。

木防己汤

喘满痞坚面色鳌，己三桂二四参施；膏枚二个如鸡子，辛苦寒温各适宜。

木防己去石膏加茯苓芒硝汤

四两苓加不用膏，芒硝三合展奇韬；气行复聚知为实，以软磨坚自不劳。

泽泻汤

清阳之位饮邪乘，眩冒频频苦不胜；泽五为君术二两，补脾制水有奇能。

厚朴大黄汤

胸为阳位似天空，支饮填胸满不通；尺朴为君调气分，四枚枳实六黄攻。

小半夏汤

呕家见渴饮当除，不渴应知支饮居；半夏一升姜八两，源头探得病根锄。

己椒苈黄丸

肠中有水口带干，腹里为肠按部观；椒己苈黄皆一两，蜜丸饮服日三餐。

小半夏加伏苓汤

呕吐悸眩痞又呈，四苓升夏八姜烹；膈间有水金针度，澹渗而辛得病情。

【附方】

外台茯苓饮

中虚不运聚成痰，枳二参苓术各三；姜四橘皮二两半，补虚消满此中探。

桂苓五味甘草汤

青龙却碍肾元亏，上逆下流又冒时；味用半升苓桂四，甘三扶土镇冲宜。

桂苓五味甘草去桂加姜辛汤

冲气低时咳满频，前方去桂益姜辛；姜辛三两依原法，原法通微便出新。

苓甘五味姜辛半夏汤

咳满平时渴又加，旋而不渴饮余邪；冒而必呕半升夏，增入前方效可夸。

苓甘五味姜辛半夏杏仁汤

咳轻呕止肿新增，面肿须知肺气凝；前剂杏加半升煮，可知一味亦规绳。

苓甘五味姜辛夏杏大黄汤

面热如醉火邪殃，前剂仍增三两黄；驱饮辛温药一派，别能攻热制阳光。

【消渴小便不利淋病方】

瓜蒌瞿麦丸

小便不利渴斯成，水气留中液不生；三两薯苓瞿一两，一枚附子二蒌行。

蒲灰散

小便不利用蒲灰，平淡无奇理备该；半分蒲灰三分滑，能除湿热莫疑猜。

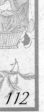

滑石白鱼散

滑石余灰与白鱼，专司血分莫踌躇；药皆平等擂调饮，水自长流不用疏。

茯苓戎盐汤

一枚弹大取戎盐，茯苓半斤火自潜；更有白术二两佐，源流不滞自濡沾。

【水气病方】

越婢加术汤

里水脉沉面目黄，水风相搏湿为殃；专需越婢平风水，四两术司去湿良。

越婢汤

一身悉肿属风多，水为风翻涌巨波；二草三姜十二枣，石膏八两六麻和。

防己茯苓汤

四肢聂聂动无休，皮水情形以此求；己桂芪三草二两，茯苓六两砥中流。

甘草麻黄汤

里水原来自内生，一身面目肿黄呈；甘须二两麻黄四，气到因知水自行。

黄芪芍药桂枝苦酒汤

黄汗脉沉出汗黄，水伤心火郁成殃；黄芪五两推方主，桂芍均三苦酒勤。

桂枝加黄芪汤

黄汗都由郁热来，历详变态费心裁；桂枝原剂芪加二，啜粥重温令郁开。

桂甘姜枣麻辛附子汤

心下如盘边若杯，辛甘麻二附全枚；姜桂三两枣十二，气分须从气转回。

枳术汤

心下如盘大又坚，邪之结散验其边；术宜二两枳枚七，苦泄转疗水饮愆。

【黄疸病方】

硝石矾石散

身黄额黑足如烘，腹胀便溏晡热丛；等分矾硝和麦汁，女劳疸病夺天工。

栀子大黄汤

酒疸懊憹郁热蒸，大黄二两豉盈升；栀子十四枳枚五，上下分消要顺承。

猪膏发煎

诸黄腹鼓大便坚，古有猪膏八两传；乱发三枚鸡子大，发消药熟始停煎。

茵陈五苓散

疸病传来两解方，茵陈末入五苓尝；五苓五分专行水，茵陈十分却退黄。

大黄硝石散

自汗屎难腹满时，表和里实贵随宜；硝黄四两柏同数，十五枚栀任指麾。

【附方】

千金麻黄醇酒汤

黄疸病由郁热成，驱邪解表仗雄兵；五升酒煮麻三两，春换水兮去酒烹。

【惊悸吐衄下血方】

半夏麻黄丸

心悸都缘饮气维，夏麻等分蜜丸医；一升一降存其意，神化原来不可知。

柏叶汤

吐血频频不肯休，马通升许溯源流；干姜三两艾三把，柏叶行阴三两求。

黄土汤

远血先便血续来，半斤黄土莫徘徊；术胶附地芩甘草，三两同行血证该。

泻心汤

火热上攻心气伤，清浊二道血洋洋；大黄二两芩连一，釜下抽薪请细详。

猪苓散

呕余思水与之佳，过与须防饮气乖；猪术茯苓等分捣，饮调寸匕自和谐。

大半夏汤

从来胃反责冲乘，半夏二升蜜一升；三两人参劳水煮，纳冲养液有奇能。

大黄甘草汤

食方未久吐相随，两热冲来自不支；四两大黄二两草，上从下取法神奇。

茯苓泽泻汤

吐方未已渴频加，苓八生姜四两夸；二两桂甘三两术，泽须四两后煎嘉。

文蛤汤

吐而贪饮证宜详，文蛤石膏五两量；十二枣枚杏五十，麻甘三两等生姜。

半夏干姜汤

吐而干呕沫涎多，胃腑虚寒气不和；姜夏等磨浆水煮，数方相类颇分科。

生姜半夏汤

呕哕都非喘又非，彻心愦愦莫从违；一升姜汁半升夏，分煮同煎妙入微。

橘皮汤

哕而干呕厥相随，气逆于胸阻四肢；初病未虚一服验，生姜八两四陈皮。

橘皮竹茹汤

哕逆因虚热气乘，一参五草八姜胜；枣枚三十二斤橘，生竹青皮刮二升。

紫参汤

利而肺痛是何伤？浊气上干责胃肠；八两紫参三两草，通因通用细推详。

诃犁勒散

诃梨勒散涩肠便，气利还须固后天；十个诃梨煨研末，调和米饮不须煎。

【附方】

外台黄芩汤

干呕利兮责二阳，参芩三两等干姜；桂枝一两半升夏，枣十二枚转运良。

【疮痈肠痈浸淫病方】

薏苡附子败酱散

气血凝痈阻外肤，腹皮虽急按之濡；附宜二分苡仁十，败酱还须五分驱。

大黄牡丹汤

肿居少腹大肠痈，黄四牡丹一两从；瓜子半升桃五十，芒硝三合泄肠脓。

王不留行散

金疮觑采不留行，桑蒴同行十分明；芩朴芍姜均二分，三椒十八草相成。

排脓散

排脓散药本灵台，枳实为君十六枚；六分芍兮桔二分，鸡黄一个简而该。

排脓汤

排脓汤与散悬殊，一两生姜二草俱；大枣十枚桔三两，通行营卫是良图。

黄连粉

浸淫疮药末黄连，从口流肢顺自然；若起四肢流入口，半生常苦毒牵缠。

【跌蹶手指臂肿转筋狐疝蛔虫方】

藜芦甘草汤

体瞤臂肿主藜芦，痫痹风痰俱可驱；芦性升提草甘缓，症详方厥遍寻无。

鸡屎白散

转筋入腹脉微弦，肝气凌脾岂偶然？木畜为鸡其屎土，研来同类妙周旋。

蜘蛛散

阴狐疝气久难医，大小攸偏上下时；熬杵蜘蛛十四个，桂枝半两恰相宜。

甘草粉蜜汤

蛔虫心痛吐涎多，毒药频攻痛不瘥；一粉二甘四两蜜，煮分先后取融和。

【妇人妊娠病方】

桂枝茯苓丸

癥痼未除恐害胎，胎安癥去悟新裁；桂苓丹芍桃同等，气血阴阳本末该。

胶艾汤

妊娠腹满阻胎胞，二两芎劳草与胶；归艾各三芍四两，地黄六两去枝梢。

当归芍药散

妊娠疞痛势绵绵，三两归芎润且宣；芍药一斤泽减半，术苓四两妙盘旋。

干姜人参半夏丸

呕吐迁延恶阻名，胃中寒饮苦相萦；参姜一两夏双两，姜汁糊丸古法精。

中医启蒙丛书 陈修园歌诀集

当归贝母苦参丸

饮食如常小便难，妊娠郁热液因干；苦参四两同归贝，饮服三丸至十丸。

葵子茯苓散

头眩恶寒水气干，胎前身重小便难；一升葵子苓三两，米饮调和病即安。

当归散

万物原来自土生，土中涵湿遂生生；一斤芎芍归滋血，八术斤苓大化成。

白术散

胎由土载术之功，养血相资妙有劳；阴气上凌椒摄下，蛎潜龙性得真诠。
苦痛芍药加最美，心下毒痛倚芎是；吐痛不食心又烦，加夏甘枣一细使；
醋浆水须服后吞，若还不呕药可止；不解小麦煮汁尝，已后渴者大麦喜；
既愈常服勿轻抛，壶中阴阳大燮理。

【妇人产后方】

枳实芍药散

满烦不卧腹疼频，枳实微烧芍等平；羊肉汤方应反看，散调大麦稳而新。

下瘀血汤

脐中着痛瘀为殃，廿粒桃仁三两黄；更有䗪虫二十个，酒煎大下亦何伤？

竹叶汤

喘热头痛面正红，一防桔桂草参同；葛三姜五附枚一，枣十五枚竹把充。
颈项强用大附抵，以大易小不同体；呕为气逆更议加，半夏半升七次洗。

竹皮大丸

呕而烦乱乳中虚，二分石膏与竹茹；薇桂一兮草七分，枣丸饮服效徐徐。
白薇退热绝神异，有热倍加君须记；柏得金气厚且深，叶叶西向归本位；
实中之仁又宁心，烦喘可加一分饵。

白头翁加甘草阿胶汤

白头方见伤寒歌，二两阿胶甘草和；产后利成虚已极，滋而且缓莫轻过。

【附方】

千金三物三黄汤

妇人发露得风伤，头不痛兮证可详；肢苦但烦芩一两，地黄四两二参良。

千金内补当归建中汤

补中方用建中汤，四两当归去瘀良；产后虚赢诸不足，调荣止痛补劳伤。
服汤行瘀变崩伤，二两阿胶六地黄；若厥生姜宜变换，温中止血宜干姜；
当归未有川芎代，此法微茫请细详。

【妇人杂病方】

半夏厚朴汤

状如炙脔贴咽中，却是痰凝气不通；半夏一升茯四两，五姜三朴二苏攻。

甘麦大枣汤

妇人脏躁欲悲伤，如有神灵太息长；小麦一升三两草，十枚大枣力相当。

温经汤

温经芎芍草归人，胶桂丹皮二两均；半夏半升麦倍用，姜萸三两对君陈。

土瓜根散

带下端由瘀血停，月间再见不循经；䗪瓜桂芍均相等，调协阴阳病自宁。

胶姜汤

胶姜方阙症犹藏，漏下陷经黑色详；姜性温提胶养血，刚柔运化配阴阳。

大黄甘遂汤

小腹敦形小水难，水同瘀血两弥漫；大黄四两遂胶二，顿服瘀行病自安。

矾石丸

经凝成癥闭而坚，白物时流岂偶然？矾石用三杏一分，服时病去不迁延。

红蓝花酒

六十二风义未详，腹中刺痛势彷徨；治风先要行其血，一两蓝花酒煮尝。

肾气丸

温经暖肾整胞宫，丹泽苓三地八融；四两萸薯桂附一，端教系正肾元充。

蛇床子散、狼牙汤

胞寒外候见阴寒，纳入蛇床佐粉安；更有阴疮匿烂者，狼牙三两洗何难。

小儿疳虫蚀齿方

忽然出此小儿方，本治疳虫蚀齿良；葶苈雄黄猪点烙，阙疑留与后推详。

《医学从众录》

【 河间解利后法 】

防风通圣散

防风通圣治风热，郁在三焦表里中；气血不宜经络壅，栀翘芩薄草归芎；
硝黄芍术膏滑石，麻黄桔梗与防荆；利减硝黄呕姜半，自汗麻去桂枝增。

柴葛解肌汤

四时合病在三阳，柴葛解肌柴葛姜；白芷桔芩膏芍草，利减石膏呕半羌。

黄连解毒汤、栀子金花汤、三黄石膏汤

阳毒热极疹斑呕，烦渴呻吟谵语狂；下后便软热不已，连芩栀柏解毒汤。

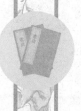

里实便硬当攻下，栀子金花加大黄。表实膏麻葱豆豉，下利除膏入葛良。

消毒犀角饮

消毒犀角表疹斑，毒壅咽喉肿痛难；犀角牛蒡荆防草，热盛加薄翘芩连。

消斑青黛饮

消斑青黛消斑饮，参虎柴犀栀地元；黄连热实减参去，苦酒加入大黄煎。

普济消毒饮

普济消毒天行病，无里邪热客高巅；芩连薄翘柴升桔，蚕草陈勃蒡蓝元。

连翘败毒散

连翘败毒散发颐，高肿焮红痛可除；花粉连翘柴胡蒡，荆防升草桔羌独；
红花苏木芎归尾，肿面还加芷漏芦；肿坚皂刺穿山甲，便燥应添大黄疏。

都气汤、橘皮竹茹汤

呃逆肾虚都气汤，六味肉桂五味方；橘皮竹茹虚热主，橘竹参草枣生姜。

葳蕤汤

风温浮盛葳蕤汤，羌麻葛芷青木香；芎草石膏葳蕤杏，里实热甚入硝黄。

桂枝白虎人参汤

风温虚热汗出多，难任葳蕤可奈何；须是鼾睡而烦渴，方宜桂枝白虎合。

泻心导赤各半汤

越经无证如醉热，脉和导赤各半汤；芩连栀子神参麦，知滑犀草枣灯姜。

大羌活汤

两感伤寒病二经，大羌活汤草川芎；二防二术二活细，生地芩连知母同。

还阳散、退阴散、黑奴丸

阴毒还阳硫黄末，退阴炮乌干姜均；阳母黑奴小麦疸，芩麻硝黄釜灶尘。

中医启蒙丛书　陈修园歌诀集

九味羌活汤

九味羌活即冲和，四时不正气为疴；洁古制此代麻桂，羌活防苍细芷芎；
生地草芩喘加杏，无汗加麻有桂多；胸满去地加枳桔，烦渴知膏热自瘥。

十神汤

十神外感寒气病，功在温经利气殊；升葛芎麻甘草芍，姜葱香附芷陈苏。

人参败毒散、荆防败毒散、仓廪散

人参败毒虚感冒，发散时毒疹利良；参苓枳桔芎草共，柴前薄荷与独羌；
时毒减参加翘蒡，血风时疹入荆防。表热噤痢加仓米，温热芩连实硝黄。

五积散

内伤生冷外感寒，五积平胃半苓攒；麻桂枳桔归芎芍，羌芷加附逐阴寒。
腹痛呕逆吴萸入，有汗除麻桂枝添；虚加参术除枳桔，妇人经痛艾醋煎。

升麻葛根汤

升葛芍草表阳明，下利斑疹两收功；麻黄太阳无汗入，柴芩同病少阳经。

二圣救苦丹

初起时疫温热病，救苦汗出下俱全；热实百发而百中，大黄皂角水为丸。

温胆汤

伤寒病后津液干，虚烦燥渴不成眠；乃是竹叶石膏证，胆经余热此方先；
口苦呕涎烦惊悸，半苓橘草枳竹煎；气虚加参渴去半，再加麦粉热芩连。

【伤寒附法补】

再造散

阳虚再造散称奇，附子辛参草桂芪；羌活芎防姜枣入，或加芍药水煎之。

小建中汤

阳气素虚乏津液，伤寒温补必须急；桂枝倍芍加胶饴，小小建中大有益。

补中益气汤

补中益气术归芪，炙草人参与橘皮；姜枣柴升煎水服，六经加味始相宜。

理阴煎

熟地当归炙草姜，理阴煎剂最为良；方中加减须消息，肉桂加之用亦强。

归柴饮

归柴二味及甘草，伤寒平散用之好；大便多溏归易术，还有加减方中讨。

大温中汤

伤寒温散大温中，参术柴胡肉桂同；草地麻黄姜归用，水煎去沫服为功。

归葛饮

当归干葛两般宜，凉散方中此最奇；煎后好将凉水浸，徐徐服下汗来时。

《时方妙用》

【八脉该二十八字脉象】

浮脉

浮为表脉病为阳，轻手们来指下彰。芤似着葱知血脱，革如按鼓识阴亡。
从浮辨散形缭乱，定散非浮气败伤。附却沉中牢伏象，请君象外更参详。

沉脉

沉为里脉病为阴，浅按如无按要深。伏则幽潜推骨认，牢为劲直着筋寻。
须知诸伏新邪闭，可悟诸牢冷痛侵。除却浮中芤革散，许多活法巧从心。

中医启蒙丛书　陈修园歌诀集

迟脉

迟为在脏亦为寒，辨至须从三两看；结以偶停无定数，代因不返即更端。
共传代主元阳绝，还识结成郁气干。除却数中促紧动，相兼种种要和盘。

数脉

数为腑脉热居多，一息脉来五六科。紧似转绳寒甫闭，动如摇豆气违和。
数中时止名为促，促里阳偏即是魔。除却迟中兼结代，旁形侧出细婆婆。

虚脉

虚来三候按如绵，元气难支岂偶然。弱在沉中阴已竭，濡居浮分气之愆。
痨成脉隐微难见，病剧精干涩遂传。冷气蛛丝成细象，短为形缩郁堪怜。

实脉

实来有力象悠悠，邪正全凭指下求。流利滑呈阴素足，迢遥长见病当瘳。
洪如涌浪邪传热，弦似张弓木作仇。毫发分途须默领，非人浑不说缘由。

大脉

大脉如洪不是洪，洪兼形阔不雷同。绝无舞柳随风态，却似移兵赴敌雄。
新病邪强知正怯，夙疴外实必中空。《内经》病进真堪佩，总为阳明气不充。

缓脉

缓脉从容不迫时，诊来四至却非迟。胃阳恰似祥光布，谷气原加甘露滋。
不问阴阳欣得此，任他久暂总相宜。若还急缓须当辨，湿中脾经步履疲。

《十药神书注解》

甲字十灰散

十灰大小蓟大黄，栀子茅根茜草根；侧柏叶同荷叶等，棕榈皮并牡丹尝。

乙字花蕊石散

花蕊石须火煅研，炖分酒醋和童便；功能化瘀为黄水，轻用三钱重五钱。

丙字独参汤

功建三才得令名，阴阳血脱可回生；人参二两五枚枣，服后方知气力宏。

丁字保和汤

知贝款天冬各三，二钱杏薏味天花；钱半二百阿归地，紫菀兜苏薄桔甘。
归茅大小蓟蒲黄，藕节茜根血盛当。痰盛南星陈半入，茯苓枳实充须将。
喘加桑白陈皮等，萝卜葶苈三子详。热甚芩连栀柏款，连翘合并大黄吞。
风加香附荆防细，旋覆菊花六件良。寒甚加参兼牡桂，芍加蜡片不须言。

戊字保真汤

参芪归地术三钱，赤白茯苓朴草兼；赤芍陈皮钱半等，味柴白芍二冬偏；
骨皮熟地和知柏，各一钱加姜枣煎。骨蒸又见悸和惊，枣远茯神柏子仁。
淋浊萆乌猪泽入，遗精龙牡莲须心。小便涩要加石韦，萹蓄木通共赤苓。
燥热青蒿石滑鳖，麻根盗汗蛎浮芪。

己字太平丸

二两三冬二母知，归连二地杏阿珠；各需两五余皆两，京墨蒲黄薄桔俱。

庚字沉香消化丸

南星皂半茯苓陈，礞石明矾二两均；枳实壳竹需五两，薄芩一两五钱沉。

辛字润肺膏

真粉真酥并柿霜，杏仁净研两平当；蜜加二两调黏用，灌入肺中水煮尝。

壬字白凤膏

参苓平胃散一升，京枣二升酒一瓶；黑嘴白毛肥鸭一，照方如法制来斟。

中医启蒙丛书　陈修园歌诀集

癸字补髓丹

猪羊脊膂鸡团鱼，煮擂宜当当骨需；霜柿十枚京枣百，建莲八两五条薯；
熟和前味熬文火，黄蜡明胶渐入诸。知柏四君平胃末，各加一两制丸茹。

《灵素节要浅注卷三》

【十四经穴分寸歌括】

手太阴肺经分寸歌

太阴肺兮出中府，云门之下一寸许；云门璇玑旁六寸，巨骨之下二骨数；
天府腋下三寸求，侠白肘上五寸主；尺泽肘中约横纹，孔最腕上七寸取；
列缺腕侧一寸半，经渠寸口陷中取；太渊掌后横纹头，鱼际节后散脉举；
少商大指端内侧，相去爪甲韭叶许。

足太阴脾经分寸歌

大指内侧起隐白，节后陷中求大都；太白内侧核骨下，节后一寸公孙呼。
商邱内踝陷中遭，踝上三寸三阴交；踝上六寸漏谷是，踝上五寸地机朝；
膝下内侧阴陵泉，血海膝膑上内廉；箕门穴在鱼腹取，动脉应手越筋间；
冲门期下尺五分，府舍期下九寸判；腹结期下六寸八，大横期下五寸半；
腹哀期下方二寸，期门肝经穴道现；巨阙之旁四寸五，却连脾穴休朝乱；
自此以上食窦穴，天溪胸乡周荣贯；相去寸六无多寡，又上寸六中府换；
大包腋下有六寸，渊液腋下三寸绊。

手少阴心经分寸歌

少阴心起极泉中，腋下筋间脉入胸；青灵肘上三寸取，少海肘后五分容。
灵道掌后一寸半，通里腕后一寸同；阴郄腕后方半寸，神门掌后兑骨隆；
少府节后劳宫直，小指内侧取少冲。

足少阴肾经分寸歌

足掌心中是涌泉，然骨踝下一寸前；太溪踝后跟骨上，大钟跟后踵中边；
水泉溪下一寸觅，照海踝下四寸安；复溜踝上前二寸，交信踝上二寸联；

二穴只隔筋前后，太阳之后少阴前。筑宾内踝上腨分，阴谷膝下曲膝间；
横骨大赫并气穴，四满中注亦相连；各开中行只寸半，上下相去一寸便；
上膈肓俞亦一寸，肓俞脐旁寸半边。肓俞商曲石关来，阴都通谷幽门开；
各开中行五分侠，六穴上下一寸裁；步廊神封灵墟存，神藏或中俞府尊；
各开中行计二寸，上下寸六六穴分；俞府璇玑旁二寸，取之得法自然真。

心包络分寸歌

心包起自天池间，乳后一寸腋下三；天泉曲腋下二寸，曲泽屈肘陷中央；
郄门去腕方五寸，间使腕后三寸量；内关去腕只二寸，大陵掌后两筋间；
劳宫屈中名指取，中指之末中冲良。

足厥阴肝经分寸歌

足大指端名大敦，行间大指缝中存；太冲本节后二寸，跟前一寸号中封；
蠡沟踝上五寸是，中都踝后七寸中；膝关犊鼻下二寸，曲泉曲膝尽横纹；
阴包膝上方四寸，气冲三寸下五里；阴廉冲下有二寸，羊矢冲下一寸许；
气冲却是胃经穴，鼠鼷之上一寸主；鼠鼷横骨端尽处，相去中行四寸止；
章门下脘旁九寸；肘尖尽处侧卧取；期门又在巨阙旁，四寸五分无差矣。

手太阳小肠经分寸歌

小指端外为少泽，前谷外侧节前觅；节后捏拳取后溪，腕骨腕前骨陷侧；
兑骨下陷阳谷讨，腕上一寸名养老；支正腕后量五寸，小海肘端五分好；
肩贞胛下两骨解，臑俞大骨下陷保；天宗秉风后骨中，秉风髎外举有空；
曲垣肩中曲胛陷，外俞后上一寸从；肩中二寸天杼旁，天窗扶突后陷详；
天容耳下曲颊后，颧髎面頄锐端量；听宫耳端大如菽，此为小肠手太阳。

足太阳膀胱经分寸歌

足太阳兮膀胱经，目内眦角始睛明；眉头陷中攒竹取，曲差发际上五分；
五处发上一寸是，承光发上二寸半；通天络郄玉枕穴，相去寸五调匀看；
玉枕夹脑一寸三，入发二寸枕骨现；天柱陷后发际中，大筋外廉陷中献；
自此夹脊开寸五，第一大杼二风门；三椎肺俞厥阴俞，心俞五椎之下论；
膈七肝九十胆俞，十一脾俞十二胃；十三三焦十四肾，大肠十六之下椎；
小肠十八膀十九，中膂内俞二十椎；白环廿一椎下当，以上诸穴可排之；

更有上次中下髎，一二三四腰空好；会阳阴尾尻骨旁，背部二行诸穴了；
又从脊上开三寸，第二椎下为附分；三椎魄户四膏肓，第五椎下神堂尊；
第六譩譆隔关七，第九魂门阳纲十；十一意舍之穴存，十二胃仓穴已分；
十三肓门端正在，十四志室不须论；十九胞肓承秩边，背部三行诸穴匀；
又从臀下阴文取，承扶居于陷中主；浮郄扶下方六分，委阳扶下寸六数；
殷门扶下六寸长，关中外廉两筋乡；委中膝骨约纹里，此下三寸寻合阳；
承筋脚跟上七寸，穴在腨肠之中央；承山腨下分肉间，外踝七寸上飞扬；
辅阳外踝上三寸，昆仑后跟陷中央；仆参亦在踝骨下，申脉踝下五分张；
金门申脉下一寸，京骨外侧骨际量；束骨本节后陷中，通谷节前陷中强；
至阴却在小指侧，太阳之穴始周详。

手少阳三焦经分寸歌

无名之外端关冲，液门小次指陷中；中渚腋下去一寸，阳池腕上之陷中；
外关腕后方二寸，腕后三寸支沟容；腕后三寸内会宗，空中有穴用心攻；
腕后四寸三阳络，四渎肘前五寸着；天井肘外大骨后，骨罅中间一寸摸；
肘后二寸清冷渊，消泺对腋臂外落；臑会肩前三寸量，肩髎臑上陷中央；
天髎缺盆陷处上，天牖天容之处旁；翳风耳后尖角陷，瘈脉耳后青脉现；
颅囟亦在青络脉，角孙耳廓中间上；耳门耳前起肉中，禾髎耳前动脉张；
欲知丝竹空何在？眉后陷中仔细量。

足少阳胆经分寸歌

足少阳兮四十三，头上廿穴分三折；起自瞳子至风池，积数陈之次序说。
瞳子髎近眦五分，耳前陷中听会穴；客主人名上官同，耳前起骨开口空；
颔厌悬颅之二穴，脑空悬厘曲角中；悬厘之穴异于兹，脑空下廉曲角上；
曲鬓耳上发际隅，率谷耳上寸半安；天冲耳后入发二，浮白入发一寸间；
窍阴即是枕骨穴，完骨之上有空连；完骨耳后入发际，量得四分须用记；
本神神庭旁二寸，入发一寸耳上系；阳白眉上方一寸，发上五分临泣是；
发上一寸当阳穴，发上一寸目窗至；正营发上二寸半，承灵发上四寸谛；
脑空发上五寸半，风池耳后发陷寄；
（一瞳子髎二听会，三主人兮颔厌四；
五悬颅兮六悬厘，第七数兮曲鬓随；
八率谷兮九天冲，十浮白兮之穴从；

十一窍阴来相继，十二完骨一折终；

又自十三本神始，十四阳白二折随；

十五临泣目下穴，十六目窗之穴宜；

十七正荣十八灵，十九脑户廿风池；

依次细心量取之，胆经头上穴吾知。）

肩井肩上陷中求，大骨之前一寸半。渊液腋下方三寸，辄筋期下五分判；

期门却是肝经穴，相去巨阙四寸半；日月期门下五分，京门监骨下腰绊。

带脉章门下寸八，五枢章下寸八贯；维道章下五寸三，居髎章下八寸三；

章门缘是肝经穴，下脘之旁九寸舍；环跳髀枢宛宛中，屈上伸下取穴同；

风市垂手中指尽，膝上五寸中渎逢；阳关阳陵上三寸，阳陵膝下一寸从；

阳交外踝上七寸，外邱踝上六寸容；踝上五寸光明穴，踝上四寸阳辅通；

踝上三寸悬钟在，坵墟踝前之陷中；此去侠溪四寸五，却是胆经原穴功；

临泣侠溪后寸半，五会去溪一寸穷；侠溪在指歧骨内，窍阴四五二指中；

手阳明大肠经分寸歌

商阳食指内侧边，二间来寻本节前；三间节后陷中取，合谷虎口歧骨开；

阳溪上侧腕中是，偏历腕后三寸安；温溜腕后去五寸，池前五寸下廉看；

池前三寸上廉中，池前二寸三里逢；曲池屈骨纹头尽，肘髎大骨外廉近；

大筋中央寻五里，肘上三寸行向里；臂臑肘上七寸量，肩髎肩端举臂取；

巨骨肩尖端上行，天鼎喉旁四寸真；扶突天突旁五寸，禾髎水沟旁五分；

迎香禾髎上一寸，大肠经穴是分明。

足阳明胃经分寸歌

胃之经兮足阳明，承泣目下七分寻；四白目下方一寸，巨髎鼻孔旁八分；

地仓夹吻四分迎，人迎颔下寸三分；颊车耳下八分穴，下关耳前动脉行；

头维神庭旁四五，人迎喉旁寸五真；水突筋前迎下在，气舍突下穴相乘；

缺盆颔下横骨内，各去中行寸半明；气户璇玑旁四寸，至乳六寸又四分；

库房屋翳膺窗近，乳中正在乳头心；次有乳根出乳下，各一寸六不相侵；

却去中行须四寸，以前穴道与君陈。不容巨阙旁三寸，却近幽门寸五新；

其下承满与梁门，关门太乙滑肉门；上下一寸无多少，共去中行三寸寻；

天枢脐旁二寸间，枢下一寸外陵安；枢下二寸大巨穴，枢下四寸水道全；

枢下六寸归来好，共去中行二寸边；气冲鼠鼷上一寸，又去中行四寸专。

髀关膝上有尺二,伏兔膝上六寸是;阴市膝上方三寸,梁邱膝上二寸记;
膝膑陷中犊鼻存,膝下三寸三里至;膝下六寸上廉穴,膝下七寸条口位;
膝下八寸下廉看,膝下九寸丰隆系;却是踝上八寸量,比那下廉外边缀;
解溪去庭六寸半,冲阳庭后五寸换;陷谷庭后二寸间,内庭次指外间现;
厉兑大指次指端,去爪如韭胃井判。

督脉二十八穴分寸歌

督脉龈交唇内乡,兑端正在唇端央;水沟鼻下沟中索,素髎宜向鼻端详;
头形北高而南下,先以前后发际量;分为一尺有二寸,发上五分神庭当;
发上一寸上星位,发上二寸囟会良;前顶发上三寸半,百会发上五寸央;
会后寸半即后顶,会后三寸强间明;会后脑户四寸半,后发八寸风府行;
发上五分哑门在,神庭至此十穴真;自此项骨下脊骶,分为二十有四椎;
大椎上有项骨在,约有三椎莫算之;尾有长强亦不算,中间廿一可排椎;
大椎大骨为第一,二椎节后陶道知;第三椎间身柱在,第五神道不须疑;
第六灵台至阳七,第九身内筋缩思;十一脊中之穴在,十二悬枢之穴奇;
十四命门肾俞并,十六阳关自可知;二十一椎即腰俞,脊尾骨端长强随。

任脉二十四穴分寸歌

任脉会阴两阴间,曲骨毛际陷中安;中极脐下四寸取,关元脐下三寸连;
脐下二寸石门穴,脐下寸半气海全;脐下一寸阴交穴,脐之中央号神阙。
脐上一寸为水分,脐上二寸下脘列;脐上三寸名建里,中脘脐上四寸许;
脐上五寸上脘在,巨阙脐上六寸五。鸠尾蔽骨下五分,中庭膻中寸六取;
膻中却在两乳间,膻中寸六玉堂主;膻上紫宫三寸二,膻上华盖四八举;
膻上璇玑五寸八,玑上一寸天突起;天突喉下约四寸,廉泉颔下骨尖已;
承浆颐前唇棱下,任脉中央行腹里。

现代教材歌集

中医基础

医学源流

医学之始本岐黄，君臣对话立法章；灵枢素问称内经，启民寿域恩浩荡。
神农本草经谁著，日中七十二毒尝。难经扁鹊有人仿，八十一难解经详。
伤寒杂病论仲景，病脉证治圣人当。四大经典水之源，字字句句真理藏。
时代辈出名医现，来把经典功绩扬。西晋时期王叔和，脉经脉诀律金梁。
皇甫谧是晋朝人，针灸甲乙经发彰。李唐时期孙思邈，千金要方称药王。
金元时期四大家，学术争鸣专一长；倡导火热刘完素，治法主张用寒凉；
攻邪学说张从正，汗吐下法偏一方；内伤脾胃李东垣，多补脾土又升阳；
阳常有余阴不足，滋阴降火丹溪倡。本草纲目李时珍，多种译著漂海洋。
清代温病创新说，四大名家有主张；外感温热叶天士，卫气营血辨证详；
温病条辨吴鞠通，三焦辨治创新方；薛生白著湿热病，湿热病证有方向；
温热经纬王孟英，新感伏气分法章。名医辈出盛清代，有名有记百家长。
医林改错王清任，活血化瘀创名方。火神派始郑钦安，擅用温热桂附姜。
医学衷中参西录，张锡纯把汇通创。医道渊源号流长，启蒙莫把四小忘；
四小经典童子功，终生受益真功当；
《三字经》出陈修园，《濒湖脉学》时珍详；
《药性赋》著无人氏，《汤头歌诀》出汪昂。
医道虽繁有源流，经典大小四可匡。

中医特点

传统文化酿中医，肥沃土壤出奇迹；整体观念天地人，辨证论治病证医。
两大特色需牢记，恒动辨证包涵里。精气一元出太极，构成世界天与地；
天地互感人成形，三才世界成一体。宏观看待天地人，整体研究不偏激。
中和思想号中庸，平衡和谐记心中；类比思维看世界，天人一气都相通；
内外相应同类从，活体研究在于用；意象思维靠领悟，抽象思维要贯通；

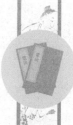

圣贤经典汲源泉，悟出一片通神明。

阴 阳

阴阳二字仔细想，本义太阳和月亮；太阳白昼一派亮，月亮夜晚黑茫茫；
属阳特征热动升，属阴特征寒静降；天地水火与万物，大千世界含阴阳。
一元太极含阴阳，水火天地共一方；对立制约两方面，和平共处自然良；
互根为用相依存，一阴难生阳不长；交感互藏阴阳抱，运动恒观一气藏；
阴阳消长互转化，平衡和谐共存亡；阴平阳秘曰平人，阳主阴从细思量；
阴阳相济万物生，万物之中含阴阳。人体之中分阴阳，五脏为阴六腑阳；
下部为阴上为阳，体内为阴表为阳；腹为阴来背为阳，无限分类细思量；
五脏总体为阴脏，肝肾为阴心肺阳；阴阳相对莫可忘。十二正经分阴阳；
生理病理分阴阳，四气五味分阴阳；医理围绕阴阳转，阴阳至理胸中藏。

五 行

木曰曲直伸屈着，升发条达舒畅作；火曰炎上热明亮，温热上升光明象；
土爱稼穑植万物，生化承载受纳主；金曰从革顺变革，沉降肃杀收敛作；
水曰润下能滋濡，寒凉闭藏下行可。五行木火土金水，物质属性总概括。
天地人事用五行，人与自然一气通；木火土金水顺序，取类比象相对应；
春夏长夏与秋冬，方位东南西北中；气候暑湿燥火风，生长化收藏过程；
五色青赤黄白黑，酸苦甘辛咸味明；五音角徵宫商羽，肝心脾肺肾五脏；
胆胃大小肠膀胱，目舌口鼻耳五官；筋脉肉皮骨体形，情志怒喜思悲恐；
呼笑歌哭呻五声，握忧哕咳栗变动。五行相生逆相增，助长促进关系明；
木火土金水相生，都含生我与我生；生我为母我生子，母子关系是分清。
五行相克为逆行，木土水火金反行；克我我克两方面，称为所胜所不胜。
五行生克出制化，旨在说明生理情；生克制化互制约，维持协调与平衡；
推动事物间稳定，生克制化万物生。五行相乘病理情，木土水火金逆行；
相乘太过与不及，病理变化细分明。五行相侮反克称，木金火水土逆成；
反克因为一方虚，逆行相克病理生。相乘相侮病理出，五行相克为相乘；
五行反克相侮成，都属病理需调整。五行说理论脏腑，生理病理一理用；
生克制化正常人，相乘相侮疾病生；母病及子子及母，相生关系传病情；
相乘相侮病传变，相克关系变为病。五行生克出治则，本脏有病前后明；
相生母子可同治，子母病情详细情；滋水涵木治肝肾，益火补土阳气充；

培土生金脾肺调，肺肾金水可相生。相克扶弱抑强盛，抑木扶土肝脾胃；
培土制水自然情，佐金平木理脾肺；泻南补北火与水，阴阳偏颇非五行。

脏（藏）象

脏象又称为藏象，藏于体内露迹象；生理病理是黑箱，视外想内细思量；
五脏中心藏体内，六腑奇恒之腑藏；视外知内象类比，大脑开启智慧箱；
先贤经典靠积累，悟出天地奇妙像；五脏中心内外联，天地人气通一方。
五脏化生精气藏，满而不实充其量；六腑受盛传化将，实而不满更替强；
奇恒之腑形似腑，功能藏精又似脏；脏病多虚腑多实，脏补腑泻仔细想。

五 脏

心为火脏居胸中，藏神主脉面华容；志喜体脉液为汗，五行夏气相通应。
肺为娇脏华盖称，主气司有呼吸功；宣发肃降通水道，肺朝百脉治节行；
在志为忧液为涕，窍鼻皮毛秋气通。脾主运化能升清，喜燥恶湿统血功；
体肉四肢窍口唇，志思液涎长夏通。肝为刚脏主疏泄，升发条达主藏血；
体筋爪华窍为目，通春志怒泪为液。肾为水脏主精藏，纳气主骨髓也生；
华发窍耳及二阴，志恐液唾冬气通。

六 腑

胆主决断附于肝，中正之官不可偏；贮藏排泄胆汁液，奇恒之腑是特点。
胃为水谷之大海，受纳水谷仓廪赅；腐熟水谷靠磨化，性善通降向下排；
浊降清升为枢纽，喜燥恶湿有偏爱。受盛之官谓小肠，泌清别浊化物详；
清升浊降又主液，接上传下二便常。传道之官谓大肠，变化而出糟粕样；
气降它脏最终场，主津调津依大肠。州都之官谓膀胱，气化而出津液藏；
尿液贮存与排泄，激发固摄靠肾脏。决渎之官谓三焦，三部功能特点描；
通行诸气行水液，水道而出可通调；上焦如雾中如沤，下焦如渎孤腑饶。

奇恒之腑

脑为髓海藏头部，元神之府是称呼；生命活动它主宰，精神意识从它出；
五脏外窍皆住头，感觉运动是中枢；髓在肾主精而化，五脏神志归脑部。
女子胞谓称胞宫，孕育胎儿主月经；天癸主持肾精充，冲任督带十二经。

脏腑关系

心肾相交水火济，君相安位通一气；心火下降暖肾寒，肾水上承心火济；
升降相因水火平，交感互藏人归一。脾肾二脏先后天，脾为气血生化源；
肾藏元气助后天，相互资生促进添；先天温养激后天，后天滋育肾先天；
水谷精微水代谢，脾肾阳气互增添。肝肾乙癸谓同源，乙木癸水子母间；
肝藏血来肾藏精，精血相互资生源；肝主疏泄肾封藏，为用制约一线牵；
肝肾阴阳互滋养，互制互用平衡添。肺肾关系金水生，水液代谢两脏通；
水之上源主在肺，肾主水液重调控；呼吸运动肺到肾，主根二脏互通融；
母子关系互资生，上下相因互助成。脾胃同居中焦间，经络表里互牵连；
同为气血化生源，后天之官谓仓廪。胃主受纳脾运化，密切配合水谷转；
脾升胃降相反成，升降相因枢机关；脾喜阳气恶湿多，胃爱阴润把燥赶；
阴阳燥湿互相济，相反相成衡中间。肝胆同居右胁缘，胆囊附属肝叶边；
厥阴少阳互表里，甲肝乙胆密切联；同司疏泄胆汁调，肝升胆降适中间；
勇怯谋虑主决断，情志调节一线穿。肾与膀胱水相联，经络表里一线牵；
肾主水脏窍二阴，膀胱贮排州都官；膀胱贮尿与排泄，肾气蒸化固摄管。

精

人始生来先成精，禀于父母基楯成；后天水谷化生精，精华维持人生命；
藏精分布在五脏，主要封藏在肾中；濡养脏腑并化气，生殖之精衍生命；
精能化血又化神，先天后天互促成。

气

人体之气看不见，极精微物充满间；构成人体助生命，生命现象活体现。
人体之气源先天，水谷精微清气添；二者合称为后天，后天又谓宗气言；
三者合为一气元，生命源泉此不断；肺为气主脾胃源，肾为气根藏下面。
气的运动与变化，升降出入四字言；气机运动充脏腑，生命活动每处见；
气化之变阴阳转，气机气化一线联。气能推动与调控，温煦凉润衡生命；
防御外邪侵脏腑，固摄津液血与精；中介作用为联系，协调机体维中衡。
元气肾藏先天精，三焦流行全身通；宗气积聚在胸中，水谷之精清气空；
呼吸言语与发声，贯注血脉推血行。营气来源水谷精，化血营养全身用。
卫气脉外护人体，水谷之精卫阳生；防御外邪温养身，调控腠理开合功。

血

血为红色行脉中，构助人体维生命；血液原是水谷精，肾精化血互促成；
脾胃化生津和营，心肺促进血生成；身体脏腑赖血养，生命活动靠血行；
血府流动靠阳气，阴气不滋亦不行；濡养机体身体健，化神血滋才能成。

津 液

津液乃为水总称，生命组成它有功；津液来源水谷中，脾气散精向上行；
肺主肃降调水道，肾为水脏与调控；肝主疏泄畅水道，三焦水道总调衡；
肾主气化走膀胱，皮毛大肠可外行；滋润濡养充脏腑，骨脊脑髓它可充；
充养血脉不可少，津血同源总调中。

神

神是生命外象征，精神面貌注面容；生理心理总概括，广义之神主宰中；
精神意识与思维，狭义范畴神也称。精气津液与血液，化神之源要补充；
神魂魄意志分神，五脏归属总神称；自然社会外刺激，人体脏腑作反应；
喜怒忧思悲恐惊，七情活动神产生；调节精气血津液，调节脏腑生理功；
主宰生命与活动，形神合一寿域成。

气血关系

气血人体物质本，生命活动重要真；气为阳来血为阴，互根互用不可分；
气能生血又行血，气能摄血脉中运；气为血帅把血调，血能养气载气进；
血为气母把血生，气血阴阳密又亲。

气津液关系

气与津液阳和阴，气能生津和行津；气能摄津津生气，津能载气身滋润。

精气神关系

人有三宝精气神，相互为用相依存；精能化气气生精，精气互化气摄精；
精气生神又养神，神驭精气精藏神；不可分离精气神，形神合一三宝真。

中医启蒙丛书 现代教材歌集

经络概论

经为路径上下行，络为网络全身通；联络脏腑行气血，调节各部分功能。
运输渗灌养脏腑，循经传导表里通；脏腑形体官窍联，协调维持人平衡；
病理变化有反映，指导诊治针药用。十二正经通脏腑，按照既定顺序行：
手之三阴脏走手，手之三阳手走头；足之三阳头走足，足之三阴足走腹。
冲任督带阴阳跷，阴阳维是八奇经；奇经不与脏腑接，八脉皆是别逆行。
阴经属脏而络腑，阳经属腑络脏通。

十二经脉

手太阴肺中焦生，络肠循胃散流行；上膈属肺从肺系，横出腋下臑肘中；
循臂寸口上鱼际，大指内侧爪端通；支络还从腕后出，接次指属阳明经。
阳明之脉手大肠，次指内侧起商阳；循指上廉出合谷，歧骨两筋循臂肪；
入肘外廉循臑外，肩端前廉挂骨旁；从肩下入缺盆内，络肺下膈属大肠。
支从缺盆直上颈，斜贯颈前下齿当；环出人中交左右，上侠鼻孔注迎香。
胃足阳明交鼻起，下循鼻外入上齿；还出侠口绕承浆，颐后大迎颊车里；
耳前发际至额颅，支下人迎缺盆底；下膈入胃络脾宫，直者缺盆下乳内；
一支幽门循腹中，下行直合气街逢；遂由髀关抵膝膑，胻跗足趾内间同。
一支下膝注三里，前出中趾外间通；一支别走足跗趾，大趾之端经尽穷。
太阴脾起足大趾，上循内侧白肉际；核骨之后内踝前，上腨循胻经膝里；
股内前廉入腹中，属脾络胃与膈通；侠喉连舌散舌下，支络从胃注心中。
手少阴脉起心中，下膈直与小肠通。支者还从肺系走，直上喉咙系目瞳。
直者上肺出腋下，臑后肘内少海从；臂内后廉抵掌中，锐骨之端注少冲。
手太阳经手小肠脉，小指之端起少泽；循手外侧出踝中，循臂骨出肘内侧；
交肩下入缺盆内，向腋络心循咽嗌；下膈抵胃属小肠，一支缺盆贯颈颊；
至目锐眦却入耳，复从耳前仍上颊；抵鼻升至目内眦，斜络于颧别络接。
足太阳经膀胱脉，目内眦上起额尖。支者巅上至耳角，直者从巅脑后悬；
络脑还出别下项，仍循肩膊侠脊边；抵腰脊肾膀胱内，一支下与后阴连。
贯臀斜入委中穴，一支膊内左右别；贯胛侠脊过髀俞，臂内后廉腘中合；
下贯腨内外踝后，京骨骨下趾外侧。足少阴经脉属肾，小趾斜趋涌泉心；
然骨之下内踝后，别入跟中腨内侵；出腘内廉上股内，贯脊属肾膀胱临。
直者属肾贯肝膈，入肺循喉舌本寻。支者从肺络心内，仍至胸中部分深。
手厥阴心主起胸，属包下膈三焦宫；支者循胸出胁下，胁下连腋三寸同；

仍上抵腋循臑内，太阴少阴两经中；指透中冲支者别，小指次指络相通。
手经少阳三焦脉，起自小指次指端；两指岐骨手腕表，上出臂外两骨间；
肘后臑外循肩上，少阳之后交别传；下入缺盆膻中分，散络心包膈里穿。
支者膻中缺盆上，上项耳后耳角施；屈下至颊仍注颊。一支出耳入耳前；
却从上关交曲颊，至目锐眦乃尽焉。足少阳胆脉之经，始从两目锐眦生；
抵头循角下耳后，脑空风池次第行；手少阳前至肩上，交少阳右上缺盆。
支者耳后贯耳内，出走耳前锐眦循；一支锐眦大迎下，合手少阳抵项根；
下加颊车缺盆合，入胸贯膈络肝经；属胆仍从胁里过，下入气街毛际萦；
横入髀厌环跳内。直者缺盆下腋膺；过季胁下髀厌内，出膝外廉是阳陵；
外辅绝骨踝前过，足跗小指次指分。上支别从大指去，三毛之际接肝经。
厥阴足脉肝所终，大趾之端毛际丛；足跗上廉太冲分，踝前一寸入中封。
上踝交出太阴后，循腘内廉阴股冲；环绕阴器抵小腹，侠胃属肝络胆逢；
上贯膈里布胁肋，侠喉颃颡目系同；脉上颠会督脉出。支者还生目系中；
下络颊里环唇内，支者便从膈肺通。

奇经八脉

督脉少腹骨中央，女子入系溺孔疆；男子之络循阴器，绕篡之后别臀方。
至少阴者循腹里，会任直上关元行；属肾会冲街腹气，入喉上颐环唇当；
上系两目中央下，始合内眦络太阳；上额交巅入络脑，还出下项肩髆场；
侠脊抵腰入循膂，络肾茎篡等同乡；此是申明督脉络，总为阳脉之督纲。
任脉起于中极下，会阴腹里上关元；循内上行会冲脉，浮外循腹至喉咽；
别络口唇承浆已，过足阳明上颐间；循面入目至睛明，交督阴脉海名传。
冲脉起于腹气街，后天宗气气冲来；并于先天之真气，相并侠脐上胸街；
大气至胸中而散，会合督任充身怀；分布藏腑诸经络，名之曰海不为乖。
带脉足少阴经脉，上腨别走太阳经；合肾十四椎属带，起于季胁绕身行。
阳跷脉起于跟中，上合三阳外踝行；从胁循肩入颈髎，属目内眦太阳经。
阴跷起于然谷穴，上行照海交信列；三穴原本足少阴，足至太阴睛明接。
阳维脉起足太阳，外踝之下金门疆；从脐背肩项面头，维络诸了会督场。
阴维脉起足少阴，内踝上行穴筑宾；循腹至乳上结喉，维络诸阴会于任。

体质

体质本义称个性，遗传获得因素成；形态结构均有别，生理功能差异性；

心理特征有异同，人格气质性格迥；体质稳定又可变，具有连续可测性；
先天禀赋定体质，后天因素可缩性；阴阳平和体质壮，偏阳体质热易生；
偏阴体质寒象明，三种体质细分清。指导辨证可施治，选药剂量宜忌行；
养生调节体质分，因人而异妙无穷。

六淫

风为阳邪性开泄，善行数变无季节；风性主动袭阳位，百病之长要记切。
寒为阴邪阳气伤，收引凝滞是特长；冬季虽说易感寒，四时均可寒邪伤。
暑为阳邪性炎热，伤津耗气扰神切；暑性升散夏秋季，挟湿热蒸病难却。
湿为阴邪阻气机，重浊黏腻伤阳气；性善趋下袭阴位，长夏处暑夏秋季。
燥邪干涩易伤肺，易耗津液秋天配；温燥凉燥有分别，娇脏皮毛最先累。
火为阳邪性趋上，易扰心神致痈疮；生风动血热极出，伤精耗气夏季旺。

疠气

疠气强烈致病性，外感病邪传染性；发病急骤病危笃，传染性强易流行；
一气一病症类似，气候环境促病生。

七情内伤

喜怒忧思悲恐惊，七种情志常活动；生理心理外反映，一般情况不致病；
七情过激伤五脏，五脏在志病理成；心肝脾脏三脏伤，心神反映剧烈生；
恐下惊乱思气结，气机紊乱诸病成；以情治情可治病，七情活动可调控。

饮食劳逸

饮食人们赖以生，生存健康需此充；后天水谷赖此化，精微物质助生命。
过饥过饱伤脾胃，后天损伤百病生；食入不洁伤脾胃，中毒虫病常发生；
寒热偏嗜伤体质，五味偏嗜五脏病；食类偏嗜生奇疾，诸多病生此因成。
劳力劳神过房劳，三劳过度把体耗；诸多疾病渐发生，阳损阴伤病难疗；
过度安逸活动少，气机不畅水失调；水湿阻滞诸病生，阳气虚弱抗力少；
精神萎顿易感冒，阳亏气少需要调。

病理产物

痰饮本是水液生，代谢产物病理成；稠浊为痰清稀饮，外感内伤皆滋生；

肺脾肾肝及三焦，调节水液作用重；痰饮阻滞气血行，水液代谢影响中；
无形之痰蒙心神，变幻多端病多名。瘀血乃是血积停，离经之血病理成；
出血气滞虚致瘀，血寒血热把瘀生；瘀阻气机碍血行，影响新血促病成。
病位固定证繁多，舌脉体征瘀血明。结石体显渐形成，饮食不当促病生；
内伤七情药不当，体质差异倾向性；多发胆肾肝膀胱，病程较长有轻重；
阻滞气机伤脉络，不同部位症不同。

其他病因

外伤外力烧烫伤，冻伤虫兽外来中。蛔蛲绦钩血吸虫，诸虫致病各不同。
药邪伤正原因多，过量炮制毒未净；配伍用法均不当，中毒加重或增病。
医过致病医源性，言行处方诊治迥；医患配合不默切，加重疾患生他病。
先天胎弱生五迟，胎毒得之母体中。

发 病

正气存内邪不生，抵驱外邪调功能；正虚感邪而发病，正虚邪生而发病；
邪气侵害可发病，正邪相搏是否生；天地人者不协调，体质精神致病情；
感邪即发或徐发，伏而不发继发病；合病并病与复发，复发原因细分清。

病 机

邪正盛衰病程中，邪正争斗变化中；邪气盛则病实证，精气夺则病虚证；
虚实错杂因转化，虚实真假要辨清。正胜邪退病好转，邪盛正衰病危重；
邪正相争病程久，消长变化可调控。阴阳失调不平衡，阴阳偏胜邪气盛；
阳盛则热热躁动，阴盛则寒寒湿静；阴阳偏衰正气虚，阳衰则寒一派冷；
阴虚阳亢虚火旺，阴阳互损转化中；阴阳格拒有真假，阴盛格阳真寒冷；
阳盛格阴内热明，亡阳亡阴病危重。气虚脾肺在卫营，耗散太过难生成；
日久阳亏也伴生，少气疲乏懒言形。气陷脱滞逆闭生，气机失调五种情；
气滞闷胀又疼痛，气逆向上冲犯动；气陷下垂有特点，气闭多病犯七情；
气脱病危突发病，亡阳亡阴同伴中。血虚失养原因多，心肝症候最典型；
血瘀之处均疼痛，寒热温凉皆可生；出血寒热有两端，辨识阴阳两大证。
气血关系很密切，阴阳相随夫妻也；气之有病血亦病，血之有病气难生；
气郁运行不通畅，血运障碍瘀血成；气虚不推血不行，血阻不行瘀血生；
气虚不足难摄血，血不归经出血病；大量出血气亦脱，气血并脱病危重；

气血两虚互影响，补气生血用急症。

内生五邪

风气内动即内风，诸风掉眩属肝病；肝阳化风热生风，阴血亏虚也动风；
风性主动内归肝，内风外风互引动。寒从中生内寒生，阳气虚衰阴气盛；
先天不足阳气亏，后天损阳过生冷；诸液清冷阴寒静，寒则收引遇寒重；
外寒内寒虽有别，内寒外寒互资成。湿浊内生内湿称，脾虚生湿病理成；
饮食不节伤脾胃，运化失职是脾病；诸湿肿满皆属脾，外湿内湿互资生。
津伤化燥内燥称，汗吐下过失血成；伤阴耗液燥枯涩，燥胜则干不润形；
肺胃大肠多受累，干劲皲揭燥邪明。火热内生内火称，阴津亏虚阳气盛；
阳气过盛可化火，邪郁化火多因成；五志过极也化火，阴虚火旺虚热明；
心火肝火及胃火，相火肾火各不同。

疾病传变

疾病传变有规律，病位转移病性变；表病入里病加剧，里病出表病可痊。
外感病证六经传，三焦卫气营血变；内伤五脏互相传，脏腑相传表里间。
病性转化寒热极，由寒转热热转寒；由实转虚虚转实，虚实转化正气看。
疾病传变因素多，体质因素最关键；病理因素影响大，地域因素气候添；
生活因素莫忽视，正气影响疾病传。

预　防

未病先防治未病，圣人之道重摄生；养生助正可御邪，顺应自然养性情；
调神护肾把精保，休息锻炼神合形；饮食调摄有宜忌，药膳保健也有功；
针灸推拿药物调，调养贵在保平衡。避其邪气防侵害，药物预防流行病。
既病防变早诊治，有病防传记心中。

治　则

正治又称为逆治，逆着病情性质治；寒者热之热寒之，虚则补之实泻之。
反治又称为从治，顺从病情假象治；热因热用寒寒用，塞因塞用通通用。
缓则治本急治标，标本兼治细思之。扶正祛邪是总则，二者运用视病识。
调整阴阳复平衡，损其有余阴阳盛；补其不足阴阳亏，阴阳互补互根生；
阳中求阴源不竭，阴中求阳化无穷；阴阳并补有主次，回阳救阴危重症。

调和气血令条达，调整脏腑复平衡；调摄精神与情志，语言心疗情制情。
三因制宜天地人，时时刻刻不放松；因时制宜年月日，一年四季有不同；
时令气候节律变，治疗原则要调整；用寒远寒凉远凉，用温远温热远热。
因地制宜讲环境，身居异处可不同；南热北寒中多湿，西燥东风用药迥。
因人制宜体年性，不同时期有特征；小儿青壮老年人，治法药量皆不同；
男女性别差异大，女有经带胎产病。体质先天后天成，阴阳偏颇各不同；
疾病多有易感性，体质差异用药迥。

望 诊

神是生命活动征，意有广义狭义性；两精相搏为基础，神色形态看面容。
得神目光亮有神，两目灵活色荣润；面色含蓄而不露，神志清晰自然真；
肌肉不削情自然，动作反应多灵敏。少神目光缺乏神，两目晦滞呆迟钝；
面色少华淡不荣，思维迟缓神不振；肌肉松软形体瘦，动作迟缓有点笨。
失神两目色晦暗，面色无华表情淡；晦暗暴露神萎靡，意识模糊言语乱；
形体羸瘦反应迟，动作不准遗小便。假神虽目似有光，但见浮光暴露象；
虽面如似多有华，但看颧红泛如妆；虽看神识好似清，但又烦躁自不能。
虽思欲动难自转，有时残灯暂复明。神乱多见癫狂痫，痴呆脏躁也可现；
焦虑恐惧躁不安，淡漠痴呆卒倒添。望色分为常和客，明润含蓄神气现；
面色红黄隐隐润，皮肤之内可看见。主色生来为正色，赤白青黄黑有偏；
客色年季月不同，生活环境有改变。病色赤白黄黑青，五脏病证有反映。
赤色热证人火形，实热满面见通红；虚热午后颧潮红，重病如妆戴阳证。
白色虚实失血证，金形之人白面容；气血亏损阳气微，阴盛阳衰脉络凝。
黄色脾虚多湿证，土形之人黄面容；脾虚失职源无化，湿郁水肿黄疸生。
青色血瘀儿惊风，气滞寒盛多疼痛；木形之人面稍青，心病瘀血口舌青。
黑色肾虚多寒证，水饮血瘀伴剧痛；水形之人面稍黑，久病重病实难生。
望色十法要牢记，浮沉清浊微甚明；散抟泽夭对照看，仔细揣摩心中清。
望舌之法有特色，五脏六腑皆可测；虚实寒热尽能见，舌质舌苔神态色。
淡红之舌人之常，气血调和人安恙；润泽之中白透红，常人有病轻浅样。
淡白之舌气血虚，或因阳亏难温煦；枯白脱血又夺气，总之印象多为虚。
红舌色红或鲜红，舌体或是边尖生；实热阴亏火上炎，心肝生热有表证。
绛舌较红色更深，或是带暗红色真；热入营血已耗阴，里热亢盛阴亏津。
紫舌血行多不畅，瘀滞全身局部样；虚实寒热皆可致，润燥可知寒热恙。

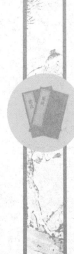

青舌如皮暴青筋，或称水牛之舌真；寒凝阳郁瘀血滞，临床见此应细斟。

老嫩之舌分虚实，纹理粗细看仔细；淡白胖大阳气虚，舌质苍老实证据。

胖瘦之舌辨虚实，胖大阳亏聚水湿；瘦薄失养气血虚，阴虚火旺瘦燥起。

肿胀舌大盈满口，心脾积热素饮酒；中毒血瘀多凝滞，虚实寒热多因有。

点刺舌面有突起，红星红点芒刺异；脏腑热极血热盛，是实是虚要分析。

裂纹之舌有多因，干燥少津热为因；光红有裂阴血伤，润而有裂为湿困。

齿痕舌边有齿印，脾虚水湿内盛因；阳虚阴盛水不化，积聚舌边可见真。

舌面光洁如镜样，镜面舌称光滑像；胃之气阴伤枯竭，胃气将绝是危象。

舌苔胃气上蒸成，不薄不厚略润形；胃气强弱邪寒热，生理病理多形成。

白苔为寒表湿证，白润病表阳虚形；白而厚腻痰湿积，厚干多为湿热盛。

黄苔为热又主里，浅黄深黄热不一；焦黄热结深在腑，湿热痰热苔黄腻。

灰黑热深或寒极，全凭润燥来分析；燥则热甚津液伤，润剥寒盛阳气虚。

苔质薄厚有标准，见底不见底为分；反映邪正盛衰情，邪气深浅看更真。

由薄转厚病情进，苔骤消退危情临。润燥舌苔反映津，盈亏输布看液津；

滑苔水湿阳气虚，燥苔体内津伤临；糙苔津液全无见，由润变燥热伤津。

腻腐之苔如油腻，紧贴舌面难揩去；痰浊食积湿浊盛，主要测知阳气虚。

湿浊内蕴气机阻，阳热有余腐苔起。舌苔全脱或有脱，气阴亏虚胃气绝；

全身虚弱反映出，大小范围细分也。舌苔有时有真假，称为有根无根发；

真苔胃气蒸腾成，假苔胃气多匮乏；判明疾病轻与重，预后也知病变化。

舌质淡红苔薄白，健康之人无病也；风寒表证见此象，有病病势轻浅也。

舌质淡红尖也红，风热表证心火盛。舌质淡红积粉苔，瘟疫初起内痈征。

舌质淡红白腐苔，痰食内停浊蕴热。舌质淡红苔白黄，表证传里化热象。

苔白厚腻舌质红，湿浊痰饮多内停；食积胃肠宿不化，寒湿痹证痛不通。

舌质淡红苔薄黄，里热轻证证亦明。舌质淡红苔干黄，里热伤津化燥形。

舌质淡红苔黄腻，食积痰湿热内蕴。苔灰黑润舌淡红，多见寒证阳虚形。

舌苔白干舌质红，邪盛入里伤津营。舌苔白垢舌质红，正虚湿热邪未净。

舌苔白黏舌质红，热夹痰湿阴虚情。苔薄黄干舌质红，里热津液伤显明。

苔厚黄腻舌质红，湿热内蕴痰热成。舌苔黑干舌瘦红，津枯血燥不荣生。

舌苔焦黄舌绛红，胃肠热结热深重。舌苔黑干舌绛红，热极伤阴亏损明。

舌质绛红无苔生，阴虚火旺血热形。舌苔黄燥质紫青，热极津枯病深重。

苔黑干焦舌紫青，津液大伤热毒重。舌苔白润舌紫青，阳衰阴盛气血凝。

舌质淡白无苔生，久病阳衰气血空。舌淡无苔白透明，脾胃虚寒久病重。

舌质淡白苔中剥，气血两虚胃阴缺。舌质淡白舌苔白，阳气不足气血缺。
舌质淡白苔白腻，脾胃虚弱湿痰聚。舌苔黑润舌质淡，阳虚内寒停湿痰。

闻 诊

声音要听阴阳辨，阳动阴静两边见；发声音哑与失音，呻吟惊呼有鼻鼾；
太息喷嚏与呵欠，外感内伤皆可看。谵语郑声自独语，错语狂言并言謇；
危重之病属常见，虚实两端阴阳判。少气短言并哮喘，肺部啰音干湿辨；
咳嗽吐痰两者兼，虚里动静心君看；呕吐逆呃并嗳气，肠鸣口气冷热辨。

问 诊

问诊诊病最关键，技巧艺术慢慢练；主诉痛苦加时间，发病过程连续看；
既往健康患病史，个人生活啥习惯；家族成员生死看，点点滴滴仔细联。
十问歌诀要背熟，时时刻刻记心间：一问寒热二问汗，三问饮食四问便；
五问头身六胸腹，七聋八渴并睡眠；九问旧病十问因，再兼服药参机变；
妇女尤问经带产，小儿天花麻疹斑。

切 脉

切脉指下脉搏动，人体血脉全身通；太渊之处归属肺，肺朝百脉信息灵；
阴血属静阳推动，阳加于阴谓脉成；诊脉之时分阴阳，有力无力气血明；
阳气有余脉有力，无力之脉阴气盛；二十八脉分类繁，持简驭繁阴阳功。
上中下体三焦称，脉诊寸关尺排名；寸为阳分尺为阴，关者阴阳界分清；
左心小肠肝胆肾，右肺大肠脾胃命；水木火中阳气升，火土金中降阴成；
左脉主升出阴血，右脉主降阳气中；血脉周流循环行，仔细揣摸妙神通。
浮脉轻取即可得，正气趋表抵外邪；久病见之里虚甚，阴不敛阳虚阳越。
沉脉重按始可得，阴盛阳衰正气缺；若是肥人或严冬，深藏于里摸难测。
迟脉一息至唯三，阳不胜阴气血寒；若是发热脉反迟，阴盛格阳病治难。
数脉一息五至多，热迫血行多有火；无热而数多为虚，是虚是热要斟酌。
洪脉滔滔满指形，既大且数来势汹；气分热盛正气实，洪而无根虚阳明。
濡脉形细势也软，不任重按按不显；指下有如水漂棉，精血亏虚湿也见。
弦脉按之如琴弦，端直而长硬中连；肝胆疼痛有痰饮，疟疾虚劳也可见。
细脉如线应指显，气血两亏失充填；又主湿邪困于里，气血运行受阻难。
滑脉流利珠走盘，实热食滞或有痰；经停妊娠妇人喜，常人略滑脉而缓。

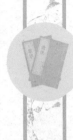

143

涩脉细迟往来艰，好似轻刀刮竹杆；伤精血少脉充难，气滞血瘀有食痰。
散脉按之浮无根，至数不齐按难寻；元气离散气将绝，回天之力难回春。
芤脉浮大如按葱，边实内虚中间空；失血伤津突然见，阴亏阳浮病情重。
革脉切如按鼓皮，中空外坚搏指虚；精血大亏虚阳浮，半产漏下胎不利。
伏脉推筋着骨寻，甚至不见脉更深；邪闭之内厥逆见，疼痛之极可见真。
牢脉沉弦实大长，坚牢不移五脉象；阴寒内实积在里，疝气癥瘕阳气伤。
弱脉沉细而又软，气血不足脉不填；阳气虚衰正气亏，新病久病细分辨。
缓脉之义有二种，和缓胃气悠悠形；缓脉有病主在湿，脾胃虚弱气不充。
结脉缓而时一止，或是止无定数次；阴盛阳衰气血亏，寒痰血瘀癥瘕聚。
促脉数而时一止，或是止无定数次；阳盛热结气血壅，痰饮宿食也停滞。
疾脉一息七八至，急疾脉来比数快；阳亢阴竭病情危，元气将脱不容乖。
动脉如豆短滑数，厥厥动摇关部著；疼痛剧烈惊恐乱，阴阳气血紊乱阻。
短脉不及两头缩，首尾俱短三部缺；有力气滞痰食瘀，无力脉为气血虚。
实脉皆得大而长，应指无虚硬而强；正盛邪实两相搏，气血壅盛阴阳壮。
长脉迢迢过本位，阳热痰火充斥内；气血充盛运行畅，长则气治常人推。
紧脉缩缩如牵绳，坚搏抗指转索形；寒邪侵袭困阳气，宿食内停并疼痛。
虚脉三部按之空，无力迟大举按松；气血不足脏腑弱，阴阳亏损为虚证。
微脉细小势弱软，按之欲绝如不见；气血大虚阳衰微，新病久病要细看。
代脉来时可见止，止无定数良久至；脏气衰微阴气盛，痛痹七情跌打此。

八纲辨证

阴证恶寒身畏冷，喜温食少乏味情；不渴或喜饮热汤，小便短少或长清；
大便溏泄气味腥，面色苍白暗淡容；身重倦卧常无力，精神萎靡倦怠形；
语声低微静少言，呼吸怯弱气短声；腹痛喜按肢体凉，舌淡胖嫩苔滑润；
脉象沉细迟无力，无力弱脉阴证明。阳证身热恶热象，恶食心烦喜贪凉；
口干渴饮大便干，小便短赤痛涩样；面色潮红或通红，狂躁不安语高声；
口唇燥裂烦多言，呼呼气粗喘痰鸣；腹痛拒按肤灼热，舌苔黄燥舌绛红；
脉浮洪数大又滑，有力之脉阳证明。表证发热恶寒风，鼻塞流涕头身痛；
二便如常苔薄白，脉浮见于外感病。里证或寒或热重，寒热多偏一侧倾；
五脏六腑病突出，便秘或溏溲赤清；舌质舌苔变化明，脉沉主里兼多情。
寒证恶寒喜温性，面色苍白四肢冷；口中不渴便稀溏，倦卧少动溲少清；
舌苔白润舌质淡，脉象见迟或紧明。热证恶热喜凉性，口中干渴喜饮冷；

大便秘结溲短赤，四肢常热面色红；仰卧烦躁又多动，脉数苔黄舌质红。
虚证久病长病程，体质虚弱萎靡容；声低息微喜按痛，肠鸣胀满时减轻；
按之反而不觉痛，畏寒衣火可减轻；五心烦热午后多，舌嫩脉见无力形。
实证病短新生病，体多壮实兴奋形；声高握促痛拒安，胸腹胀满按之痛；
胀满不减壮热蒸，恶寒衣被不减轻；舌质苍老苔厚腻，脉多有力实证明。

病因辨证

风淫证候外风证，脉浮无汗且恶风；喉痒瘙痒现瘾疹，肢体异常自运动；
症状出没无常形，变化迅速摸不定。寒淫证候内外生，多外而入寒实证；
起病突然常恶寒，恶寒得温不减轻；脉紧有力痛较剧，阳气衰弱虚寒证；
起病徐缓寒内生，畏寒得温可减轻；脉弱无力痛较轻；恶寒肢冷共同症；
喜暖局部多冷痛，舌苔白滑寒象明。暑淫证候称暑证，气候炎热夏时令；
发热恶热渴喜冷，烦渴尿赤灼热痛；神疲气短汗多见，尿少食少乏力形；
气津两亏多常见，脉象见数舌质红。湿淫证候外湿证，局部全身有困重；
痞闷秒浊排泄多，舌苔厚腻为特征；起病缓慢病难愈，潮湿阴雨可加重；
表湿肌表关节现，里湿中焦化不行。燥淫证候风外证，秋季外燥节当令；
口鼻咽喉肤干燥，干咳无痰伴表证；痰少而黏难咯出，内燥之证无节令；
多见热病后期中，尿少便干消瘦形；口渴喜饮毛发枯，爪甲脆折津亏明。
火淫证候内外证，壮热恶热面赤红；渴饮狂躁出血见，红肿热痛并化脓；
舌质红绛为特征。外火外感热病中；起病急骤进展快，病程较短似火情。
内热之证内伤起，起病徐缓长病程；病情反复发作多，虚火实火要分清。
疫疬之病多急性，烈性传染病总称；病种繁多差别大，基本变化有特征；
传染性强症相似，发病急来病情重；传变多快为要领，燥热湿热两分清。
情志内伤人常性，过激必反病丛生；问诊了解人发病，性格心理缺陷明；
精神失常症体征，症状复杂多样性；情绪波动病发生，心肝脾脏首当冲。
劳倦致病有多种，过劳过逸经历明；起病缓慢症渐显，不同劳伤症不同；
劳力劳神房劳过，过逸少动虚瘀成。食积造成胃肠病，脘腹胀满或疼痛；
嗳气吞酸纳食呆，暴饮暴食引发病；过食肥甘厚味重，成人酗酒儿疳成；
厌食舌苔垢腻形，脉滑有力积滞成。虫积多发生儿童，腹痛时作时减轻；
吐虫便虫触成团，面黄肌瘦镜见虫。外伤皆有外伤史，伤后立即很快病；
受伤之处多疼痛，活动受限有压痛；或见青紫又肿胀，或见伤口流血脓；
脱臼骨折内出血，脏腑内伤仪器用。

气血辨证

气虚神疲多乏力，气短息弱声音低；懒言动则症加重，四大特征要牢记。
气陷腰腹气坠感，久泻久痢不间断；诸多脏器可下垂，加上气虚证表现。
气虚不固津血精，三者之一过耗动；二便失摄出汗多，慢性出血滑胎精。
气脱多发在危症，疾病晚期常发生；呼吸脉搏极微弱，二便失禁脉绝形。
气滞胀满或胀痛，痞闷窜痛触无形；时发时止时轻重，部位不定无形征。
情志不畅诱发重，太息嗳气矢气轻。气逆之证病不同，脏腑经脉气逆行；
呼吸消化口鼻冲，头面瘀滞气血盈。气闭之证突发病，突然昏仆四肢冷；
窒息绞痛便不通，病短病重危急情。血虚证见面萎黄，面唇淡白眼花样；
头晕心悸伴失眠，舌淡脉细贫血状。血瘀证起病程长，起病缓慢局痛强；
刺痛拒按肿块硬，面唇舌色紫黯状。血热证见出血状，势急量多色红样；
红肿热痛见疮疡，脉数有力舌红绛。血寒证局部冷痛，剧痛肿胀色紫青；
得温则减舌淡紫，苔滑脉象沉迟形。

津液辨证

津液亏虚肌肤干，官窍干枯涩燥见；肌肤干瘪体消瘦，症见尿液大量减。
津液内停有形痰，有物有声可听看；无形之痰症情多，苔腻脉滑是特点。
津液内停饮证见，清稀量多咳出痰；胃脘振水音听见，肠鸣呕吐清痰涎；
胸胁积水身见肿，舌淡苔滑脉见弦。津液内停内湿证，脘腹痞胀纳呆成；
呕恶泄泻多清稀，嗜卧身体常困重；分泌排泄物稠浊，苔腻脉滑中焦病。

肝胆辨证

肝血虚证爪甲淡，目睛失养筋脉短；血虚见症要加上，二者合参更全面。
肝阴虚证目干涩，肝络失润短筋脉；五心烦热阴虚见，舌红脉弦细数也。
肝郁气滞情抑郁，易怒肝经胀痛起；胸胁胀闷时窜痛，月经失常是妇女。
肝火炽盛头胀痛，头晕胁肋灼痛并；急躁易怒实火见，舌红苔黄脉弦数。
肝阳上亢头胀痛，头晕头重脚也轻；腰膝酸软下亏见，脉弦有力舌质红。
肝风内动有四证，虚实寒热要分清。肝阳化风实虚热，眩晕欲仆头摇动；
语言謇涩四肢颤，突然昏倒人不省；偏瘫多见病后中，头痛项强履不正；
手足麻木脉弦劲，有力苔黄舌质红。热极生风实热证，四肢抽搐强项颈；
角弓反张目上视，牙关紧闭狂乱动；高热神昏常躁扰，舌苔黄燥舌绛红；
脉象弦数有力形，热极引动肝风证。阴虚风动多虚证，眩晕手足常蠕动；

五心烦热午潮热，口咽干燥消瘦形；舌红少苔脉细数，肝肾阴亏致动风。
血虚生风是虚证，手足震颤肌肉动；肢体麻木甲不荣，关节拘急不利用；
面白无华时眩晕，视物模糊耳中鸣；舌淡苔白脉见细，肝血亏虚致内风。
肝胆湿热胁胀痛，厌食腹胀灼热痛；身目发黄如橘色，阴部痛痒睾丸肿；
口苦泛恶便不调，脉弦数苔黄舌红。胆郁痰热易惊悸，失眠多梦眩晕起；
口苦欲呕胸胁满，脉弦数舌红苔腻。

心小肠辨证

心气虚证常心悸，胸闷气短疲乏力；怔忡自汗面色淡，舌淡苔白脉弱虚。
心阳虚证悸怔忡，心胸憋闷或心痛；唇青舌紫常气短，自汗畏寒肢又冷；
面色㿠白舌淡胖，苔白脉沉迟无力。心阳暴脱突发生，冷汗淋漓四肢冷；
呼吸微弱面苍白，胸痛暴作面唇青；神志模糊或昏迷，脉微欲绝舌紫形。
心脉痹阻有四种，痰瘀气滞寒邪凝；共同见症都一样，心悸怔忡憋闷痛；
痛引肩背或内臂，时作时止常发生。血瘀心脉如刺痛，舌质紫黯瘀斑明；
脉象细涩或结代，此型临床多见症。痰阻心脉胸闷痛，体肥痰多身困重；
舌苔白腻脉沉滑，此型胖人多见症。寒凝心脉突剧痛，得温则减病可轻；
畏寒肢冷舌质淡，苔白脉沉迟紧形。心血虚证悸怔忡，失眠健忘又多梦；
面色淡白头眩晕，唇舌色淡脉细弱。心阴虚证悸怔忡，心烦失眠也多梦；
五心烦热口咽干，潮热盗汗两颧红；舌红少苔脉细数，阴亏阳亢虚热动。
心火亢盛舌生疮，神志狂躁尿色黄；心烦失眠口中渴，小便赤涩灼痛当；
脉象数而多有力，苔黄燥舌尖红绛。痰蒙心神痴呆形，精神失常抑郁情；
举止失常或昏仆，口吐涎沫喉痰鸣；舌苔白腻脉见滑，痰浊内盛病理生。
痰火扰神外感病，高热神昏并痰盛；内伤心烦多失眠，神志狂乱病已成；
舌苔黄腻舌质红，脉象滑数火热明。瘀阻脑络见头痛，刺痛不移并固定；
头晕经久也不愈，舌质紫黯脉细涩。小肠实热小便痛，小便赤涩热灼并；
口舌生疮溃烂痛，脉数苔黄舌见红。

脾胃辨证

脾虚四证有共症，食少纳呆便溏形；食后腹胀肢体倦，食少常常懒言动；
面色萎黄或无华，相同见症脾虚证。脾胃气虚或浮肿，或见消瘦胃脘痛；
舌淡苔白脉缓弱，加上气虚多见症。脾虚气陷脘胀坠，坠胀胃肾直肠垂；
妇女胞宫多下垂，便意频频肛门坠；小便混浊白米泔，久泻久痢病难回；

舌淡苔白脉象弱，脾气虚弱症合归。脾胃阳虚脘腹痛，喜温喜按隐痛轻；
畏寒肢冷痛绵绵，泛吐痰涎多稀清；大便带下多清稀，脉象沉迟无力形；
舌质淡胖苔白滑，加上脾胃气虚症。脾不统血出血症，尿血便血多慢性；
肌衄齿衄出血多，崩漏女子多月经；舌淡苔白脉细弱，脾气虚弱见症同。
寒湿困脾脘胀痛，泛恶欲吐痰涎清；纳呆便溏身困重，小便短少或浮肿；
舌苔白腻质淡胖，脉象濡缓湿内停。湿热蕴脾脘痞胀，口苦厌食小便黄；
身目发黄如橘色，起伏身热多不扬；舌苔黄腻舌质红，脉象濡数湿热详。
寒滞胃脘多冷痛，甚则痛剧呕吐清；得温则减遇寒重，口淡不渴形寒冷；
舌苔白滑舌质淡，脉象沉紧或弦生。胃阴虚证脘隐痛，灼痛嘈杂不舒生；
饥不欲食口咽燥，大便干结溲短形；舌红少津脉细数，阴亏虚热内可成。
寒滞胃脘常冷痛，甚则剧痛吐水清；舌淡苔白脉沉紧，畏寒肢冷得温轻。
胃火炽盛脘灼痛，拒按口臭渴喜冷；牙龈肿痛并溃烂，便秘尿黄吞酸生；
舌苔黄燥舌质红，脉象滑数实热证。食滞胃脘多胀痛，嗳腐吞酸厌食生；
呕吐酸腐反觉轻，便溏不爽矢气鸣；暴饮暴食不干净，舌苔厚腻脉滑形。
胃脘气滞脘胀痛，脘胁窜痛七情动；食少纳呆呕恶生，情绪恶化病加重；
情绪畅快病可轻，舌苔发白脉弦形。胃虚停饮脘胀满，胃脘振水音相伴；
喜温喜按吐清涎，食少纳呆口中淡；眩晕心悸舌淡胖，舌苔白滑脉沉弦。

肺、大肠辨证

肺气虚喘咳无力，少气不足以自息；动则益甚懒神疲，咯痰色白又清稀；
自汗畏风易感冒，舌淡苔白脉见虚。肺阴虚干咳无痰，或者痰少而又黏，
甚则痰中带血见，五心烦热口咽干；潮热消瘦两颧红，舌红少苔脉细数。
肺阳虚久病咳喘，面色㿠白或晦暗；咳喘无力又气短，痰白清稀泡沫见，
畏寒肢冷神疲懒，或是老年体弱伴；舌质淡胖苔白滑，脉虚大迟无力看。
风寒束肺多外感，咳嗽气喘或哮喘；咯痰清稀色也白，发热伴见微恶寒，
鼻塞身痛不出汗，脉象浮紧苔白见。风热犯肺多外感，咳嗽咯出黄稠痰，
发热微微恶风寒，头痛鼻塞肢节酸；口干咽痛涕黄浊，舌红苔黄脉浮数。
燥邪伤肺咳无痰，痰少难咯干咳见；甚则痰中带血红，唇舌鼻咽常燥干；
轻微发热又恶寒，脉浮细舌红苔干。寒饮阻肺常咳喘，咳喘哮鸣咯稀痰，
背心寒冷口中淡，胸中窒闷形肢寒；舌淡胖大苔白滑，脉象沉紧或滑弦。
肺热炽盛急咳喘，甚则气急鼻翼煽；咽喉肿痛口鼻干，发热汗多胸痛烦，
尿黄便秘苔黄燥，舌红脉数有力见。痰热壅肺咳气喘，喉间咯出黄色痰；

痰稠量多脓血臭，甚则胸痛鼻翼煽；便秘溲黄舌质红，苔黄腻脉滑数现。
大肠湿热下痢看，下痢脓血黏液便；暴泻黄褐臭秽便，里急后重腹痛现；
肛门灼热舌质红，苔黄腻脉滑数见。肠热腑实腹满痛，硬痛拒按便不通；
高热汗出口中渴，神昏谵语狂乱动；舌苔黄厚焦干刺，脉象沉迟有力形。
肠燥津亏大便难，大便干结数日天；头晕口臭时嗳气，腹胀口燥咽也干；
舌红少津苔黄燥，脉象细涩津乏源。大肠虚寒泄泻行，大便滑脱失禁中；
甚则脱肛腹隐痛，喜温喜按畏寒冷；神疲乏力舌质淡，苔白滑脉沉弱形。
虫积肠道脐腹痛，时发时止反复性；面黄肌瘦便排虫，突然腹痛肢厥冷；
面睛下唇虫斑见，粪检发现虫卵病。

肾、膀胱辨证

肾精不足小儿看，生长发育多迟缓；五软五迟囟门陷，智低身矮动迟懒；
成年男子性减退，精少不育月经乱；发脱齿摇耳中鸣，成人早衰腰膝软；
健忘痴呆足痿弱，脉象细弱舌质淡。肾气不固腰膝软，耳鸣耳聋神疲懒；
小便频数沥不尽，遗尿夜尿失禁添；男子滑精多早泄，女子带下清稀看；
怀孕胎动易滑脱，脉弱苔白舌质淡。肾阴虚证腰膝酸，酸软而痛头晕眩；
失眠多梦体消瘦，潮热盗汗五心烦；咽干颧红男遗精，女子崩漏月经乱；
舌红少苔或无苔，脉象细数阴亏现。肾阳虚证腰膝酸，酸软冷痛肢畏寒；
下肢尤甚神疲懒，面色㿠白黧黑见；阳痿早泄又滑精，女子不孕宫中寒；
大便稀溏五更泄，尿频清长夜间繁；舌淡苔白脉沉细，无力尺部尤堪见。
肾虚水泛身水肿，腰以下面为甚重；按之没指小便少，或见气短喘痰鸣；
舌质淡胖苔白滑，脉象沉迟无力形。肾不纳气病咳喘，呼多吸少动则喘；
气不接续腰膝软，声低神疲又自汗；甚则喘息突加剧，冷汗淋漓肢厥寒；
甚则颧红心中烦，舌淡苔白脉沉弱；或者脉浮大无根，或舌红脉细数现。
膀胱湿热尿频急，尿道灼痛排不易；小便短黄多混浊，小腹胀痛腰腹起；
尿血砂石脉滑数，舌红苔黄又见腻。

脏腑兼证辨证

心肾不交烦心胸，不寐惊悸又多梦；健忘头晕耳中鸣，腰膝酸软多遗精；
五心烦热口咽燥，潮热盗汗两颧红；脉象细数舌苔少，或者无苔舌质红。
心肾阳虚悸怔忡，小便不利面肢肿；神疲乏力畏寒冷，唇甲青紫睡朦胧；
脉沉微细苔白滑，舌质淡黯或紫青。心肺气虚悸咳喘，胸闷气短动尤堪；

面色淡白清稀痰，头晕神疲低声懒；自汗乏力脉沉弱，舌苔见白舌质淡。
心脾两虚悸怔忡，头目眩晕耳中鸣；食欲不振多便溏，神疲失眠又多梦；
面色萎黄多乏力，月经延长见女性；慢性出血时有无，脉细弱舌淡嫩形。
心肝血虚多失眠，心悸健忘头晕眩；面色无华目涩干，肢体麻木颤拘挛；
爪甲不荣视模糊，女子闭经量少淡；脉弱苔白舌质淡，血亏失养诸表现。
脾肺气虚脘腹胀，食欲不振大便溏；久咳不止气短喘，面色无华咳清痰；
少气乏力声低懒，自汗畏风脉弱缓；舌苔白滑舌质淡，土不生金两病联。
肺肾阴虚咳少痰，干咳痰中带血现；声音嘶哑咽口干，形体消瘦腰膝软；
骨蒸潮热夜盗汗，男子遗精女经乱；舌红少苔脉细数，金不生水肺肾关。
肝火犯肺咳阵作，痰色黄稠咳血红；急躁易怒胸胁痛，头胀头晕目赤红；
烦热口苦脉弦数，舌苔薄黄舌质红。肝胃不和胃脘痛，胁肋胀痛或窜痛；
嗳气呃逆又吞酸，嘈杂食少纳呆情；情志抑郁善太息，急躁易怒舌质红；
舌苔薄黄脉象弦，弦数肝气犯胃证。肝郁脾虚胸胁痛，胀满窜痛常轻重；
情志抑郁善太息，纳呆腹胀便溏形；腹痛欲泻泻后减，便溏不爽矢气鸣；
舌淡苔白脉象弦，弦缓肝郁脾虚证。肝肾亏虚头晕眩，耳鸣健忘多失眠；
眠中多梦腰膝软，胁肋灼痛口咽干；颧红盗汗五心热，男子遗精女经乱；
舌红少苔脉细数，肝肾乙癸病同源。脾肾阳虚形寒冷，面色㿠白腰膝痛；
腹部冷痛久泻痢，五更泄泻粪质清；小便不利面肢肿，甚则腹胀发鼓声；
舌质淡胖苔白滑，脉象沉迟无力形。

六经辨证

太阳病证首恶寒，头项强痛脉浮看。中风发热多恶风，头痛自汗脉浮缓。
伤寒发热伴恶寒，发热无汗而咳喘；头项强痛身体痛，脉象浮紧表实见。
太阳蓄水多出汗，小便不利少腹满；消渴或水入则吐，脉浮或见浮数现。
太阳蓄血小腹满，少腹急结如狂添；小便自利易善忘，大便色黑脉沉涩。
阳明病证不恶寒，身热恶热自出汗。阳明经证出大汗，大热大渴引饮见；
面赤心烦脉洪大，舌苔黄燥热斥满。阳明腑证也出汗，出汗手足却戢然；
日晡潮热不得眠，痞满燥实四证全；舌苔黄厚干起刺，脉象沉迟实滑现。
少阳病证口苦干，寒热往来头目眩；胸胁苦满咽中干，脉象触之总是弦。
太阴病证腹中满，食不得下欲吐添；时腹自痛又自汗，口中不渴舌质淡；
舌苔白滑脉沉缓，脉弱表现多虚寒。少阴病证有两证，寒热转化细分明。
无热恶寒脉微细，欲寐四肢厥寒冷；下利清谷呕不食，甚则食入即吐清；

脉微欲绝面见赤，甚则身热不恶寒。热化心烦不得眠，口燥咽干舌红尖；
舌苔少津脉细数，心肾不交病证添。厥阴病证消渴见，气上冲胸吐蛔现；
饮而不欲食则吐，心中疼热寒热见。

卫气营血辨证

卫分发热恶风寒，头痛鼻塞口中干；微渴咳嗽咽喉痛，脉象浮数舌红尖。
气分发热不恶寒，恶热口渴心中烦；汗出尿赤脉象数，舌红苔黄热里陷。
营分身热多热甚，心烦不寐或神昏；口不甚渴或不渴，谵语隐现肤斑疹；
舌质红绛脉细数，此时邪重病已深。血分身热夜间甚，烦热躁扰甚狂昏；
谵语斑疹已显露，吐便尿血鲜红真；舌质深绛脉细数，病情危重病位深。

三焦辨证

上焦病证恶风寒，发热头痛口中干；鼻塞咳嗽身微汗，脉象浮数舌红尖。
中焦病证身发热，恶热发热日晡重；呼吸气粗面目赤，口干唇裂渴饮冷；
腹满便秘脉沉实，苔黄或见焦黑形。下焦病证多低热，手足心热甚背重；
口干舌燥两颧红，耳聋神倦或瘈疭；或见手足多蠕动，脉虚数苔少舌红。

药性歌诀

【解表类】

麻黄

发汗平喘宜麻黄，利尿消肿功效强；外感风寒身无汗，痹痛咳喘水肿良。

桂枝

桂枝发汗善解肌，温通经脉助阳气；中风表虚调营卫，停饮蓄水经瘀宜。

紫苏

紫苏发表散风寒，理气安胎化痰涎；鱼蟹中毒此可解，苏梗安胎叶发散。

生姜

生姜解表轻发汗，宣肺化痰温胃寒；姜皮和脾消水肿，姜汁急用止呕痰。

香薷

香薷味辛性微温，暑月寒中效如神；化湿和胃治吐泻，利水消肿脚气临。

荆芥

荆芥散风又解表，透疹又把疮毒消；风疹瘙痒寒热用，炒炭止血理血妙。

防风

防风发表又解痉，祛风胜湿有殊功；感冒头痛风疹痒，风湿痹证痛泻灵。

羌活

羌活辛苦性又温，散寒祛风胜湿神；风寒感冒头身痛，风寒湿痹上肢临。

白芷

白芷辛温气芳香，祛风散寒通窍良；善治鼻渊寒湿带，头痛牙痛肿毒疮。

细辛

细辛散寒祛头风，温肺化痰通窍灵；太少两经头身痛，寒饮咳喘痹痛功。

藁本

藁本散寒又祛风，胜湿止痛力非轻；外感风寒巅顶痛，风寒湿痹功用明。

苍耳子（含苍耳草）

苍耳除湿又散风，通窍止痛鼻渊用；风寒外感头痛甚，风湿痹证痛可轻。
苦辛微寒苍耳草，祛风清热解毒功。

辛夷

辛夷发散祛风寒，宣通鼻窍治鼻渊；香臭不闻是要药，风寒外感头目眩。

葱白

葱白发汗又解表，散寒通阳疮毒疗；外医风寒症情轻，内治阴盛格阳妙。

中医启蒙丛书 现代教材歌集

胡荽

胡荽气香善走窜，发表透疹食欲添；专治麻疹透不畅，开胃消食医食源。

柽柳

柽柳透疹又解表，祛风除湿痹症疗；辛散透疹是正药，风疹瘙痒沐浴妙。

鹅不食草

鹅不食草散风寒，宣通鼻窍止咳痰；辛烈升散鼻渊疗，风寒头痛肿毒喘。

薄荷

薄荷辛凉入肺肝，疏散风热又利咽；清利头目能透疹，疏肝解郁功效添。

牛蒡子

牛蒡辛苦性本寒，疏风散热善利咽；风热喉肿疹不透，解毒散结痈腮痊。

蝉蜕

蝉蜕清热善驱风，透疹止痒又止痉；明目退翳消赤肿，惊痫夜啼破伤风。

桑叶

桑叶清宣治肺热，清肺润燥止喘咳；风热头痛目赤肿，平肝明目亦凉血。

菊花

菊花微寒辛甘苦，疏散风热清头目；诸风头眩皆可治，疔疮肿毒目疾除。

蔓荆子

蔓荆辛苦性微寒，疏散风热清利兼；风热外感头晕痛，目赤肿痛痹证蠲。

柴胡

柴胡解郁善疏肝，疏散退热举阳陷；寒热往来疟疾治，肝郁气陷经调安。

升麻

升麻透疹清热毒，升举阳气表证疏；风热口疮咽喉肿，中气下陷皆可服。

葛根（含葛花）

葛根解肌退热良，透发麻疹又升阳；热病口渴津液增，阳明热痢功效强。
葛花味甘性又平，醒脾和胃解酒良。

淡豆豉（含大豆黄卷）

豆豉宣发善解表，外疏内宣烦热疗；感冒头痛风热起，烦闷不眠疗效高。
大豆黄卷味甘平，清热利湿祛暑表。

浮萍

浮萍发汗又解表，透疹止痒水肿消；风热表证身无汗，风疹瘙痒通水道。

木贼

木贼性平味甘苦，疏散风热目赤除；翳障多泪功独擅，痔疮便血止血著。

【清热类】

石膏

石膏辛甘性大寒，清热泻火止渴烦；肺胃有火气分热，煅后疮疡能收敛。

寒水石

寒石气辛性咸寒，清热泻火止渴烦；丹毒烫伤均能治，利窍消肿功效添。

知母

知母清胃又润肺，滋阴润燥骨蒸退；热病烦渴与咳嗽，消渴便秘力能推。

芦根

芦根甘寒滋肺阴，清胃止呕尤生津；热病烦渴邪在卫，肺痈热淋效如神。

天花粉

花粉清热能生津，清肺养胃能滋润；热病口渴肺热燥，解毒消痈功效真。

竹叶

竹叶甘辛性淡寒，清热生津能除烦；口疮尿赤功独擅，通窍清火功效添。

淡竹叶

淡竹味甘性淡寒，清热除烦利小便；热病烦渴尿赤涩，口舌生疮功独擅。

鸭跖草

鸭跖草清热解毒，利水消肿功效著；温病发热邪在卫，喉痹疮疡淋肿除。

栀子

栀子善清三焦火，热病烦闷为要药；湿热黄疸疮肿毒，血热吐衄功可歌。

夏枯草

清肝明目夏枯草，瘰疬瘿瘤皆可消；目赤肿痛头眩晕，清泄肝火降压好。

决明子

决明清肝益肾阴，能医目赤目暗昏；清热润肠疗便秘，又治头痛目眩晕。

谷精草

谷精明目散头风，目赤翳障头晕痛；风火牙痛咽喉肿，煎服当知功效宏。

密蒙花

蒙花味甘性微寒，清热养肝又清肝；擅养肝血治目昏，明目退翳功效添。

青葙子

青葙味苦性微寒，清泄肝火效不凡；目赤翳障视昏暗，肝火亢盛降压添。

中医启蒙丛书　现代教材歌集

黄芩

黄芩泻肺清少阳，安胎通淋实大肠；上焦诸热疮肿毒，黄疸泻痢吐衄良。

黄连

黄连燥湿主泻火，清泻心胃效最卓；胃肠湿热痈肿痢，热盛火炽是主药。

黄柏

黄柏入肾走下焦，退热除蒸有功效；湿热下注皆可治，痈肿疮疡湿疹疗。

龙胆草

胆草泻肝又清胆，肝火头痛目赤炎；带下淋浊阴肿痒，胁痛黄疸与惊痫。

秦皮

秦皮解毒又明目，热毒泻痢功效著；目赤肿痛又生翳，带下赤白亦能除。

苦参

苦参清热又杀虫，湿热泻痢黄疸用；下焦湿热阴肿痒，皮肤瘙痒通淋功。

白鲜皮

白鲜苦寒善解毒，祛风止痒功效著；湿热疮毒黄疸疗，痹痛湿热亦能除。

椿皮

椿皮收敛又止血，湿热泻痢不可缺；赤白带下崩漏多，便血痔血虫杀灭。

金银花（含忍冬藤）

银花甘寒解热毒，疏散风热功效著；疮痈疔肿为要药，热毒血痢炒炭服。
清热疏风忍冬藤，通络止痛热痹除。

连翘

连翘苦寒清热毒，疮痈肿毒瘰核除；疮家圣药美名扬，热入营血功效著。

蒲公英

公英清热又解毒，内外痈肿乳痈除；热淋黄疸皆可治，又能清肝和明目。

紫花地丁

清热解毒用地丁，治疗疔毒有奇功；乳痈肠痈目赤肿，蛇毒咬伤效亦宏。

野菊花

野菊苦辛性微寒，清热解毒功力专；热毒上攻喉疼痛，又治风火目赤眼。

穿心莲

清热解毒穿心莲，能治温病肺热喘；湿热泻痢淋涩痛，蛇毒疮痈皆能痊。

大青叶

青叶清热又解毒，温病营血功效著；喉痹口疮丹毒肿，心胃二经实火除。

板蓝根

清热解毒板蓝根，温病营血功效真；头瘟丹毒痄腮肿，凉血利咽功独存。

青黛

青黛清肝泻火好，温毒发斑功效高；痄腮喉痹火毒疮，惊痫抽搐惊风疗。

贯众

清热解毒用贯众，凉血止血杀诸虫；温病斑疹肿痄腮，崩漏下血炒炭用。

鱼腥草

清热解毒鱼腥草，肺热咳嗽肺痈疗；热毒疮痈内外治，利尿通淋功效高。

金荞麦

荞麦清热又解毒，肺痈咯痰脓臭除；疮疔瘰疬毒蛇咬，肺热喉肿功效著。

中医启蒙丛书

现代教材歌集

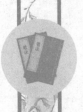

红藤

红藤最擅治肠痈，热毒疮疡有功名；跌打损伤经痛闭，风湿痹痛效亦宏。

败酱草（含墓头回）

清热解毒败酱草，治疗肠痈功效高；痈肿疮毒肺痈医，瘀滞腹痛经闭疗。
止血止带墓头回，崩漏下血带下消。

射干

射干清热又解毒，咽喉肿痛功效著；祛痰利咽为要药，痰盛咳喘亦能除。

山豆根

清热解毒山豆根，热毒咽痛功效神；牙龈肿痛胃火烧，肺热咳嗽黄疸临。

马勃

马勃清热又解毒，肺火咽痛喉肿除；风热咳嗽又失音，吐衄外伤血止住。

白头翁

止痢专药白头翁，清热解毒有奇功；胃肠湿热血分毒，腹痛下坠便血脓。

马齿苋

清热解毒马齿苋，湿热下痢效力专；热毒疮疡内外用，血淋崩漏便血痊。

鸦胆子

鸭胆苦寒有小毒，热毒泻痢久泄除；擅治疟疾又杀虫，鸡眼赘疣可外敷。

地锦草

凉血止血地锦草，热毒泻痢功效高；毒蛇咬伤疮痈肿，多种出血黄疸疗。

蚤休

蚤休清热又解毒，蛇毒咬伤功效著；痈肿疔疮内外用，跌打损伤惊风除。

拳参

拳参清热又解毒，痈肿瘰疬蛇毒除；热病抽搐破伤风，凉血止痢消肿著。

半边莲

清热解毒半边莲，疔疮肿毒皆能痊；蛇毒咬伤与黄疸，利水消肿功独擅。

白花蛇舌草

白花蛇草解热毒，内外痈肿功效著；肠痈腹痛为要药，热淋涩痛皆可除。

山慈菇

清热解毒山慈菇，消痈散结功效著；痈疽发背疔疮肿，瘰疬痰核癥瘕除。

土茯苓

解毒除湿土茯苓，杨梅毒疮功效灵；湿热淋浊与带下，通利关节有功名。

熊胆

熊胆味苦性又寒，惊痫抽搐肝风敛；肝经目赤肿又痛，疮痈瘰疬肿痛痊。

漏芦

清热解毒用漏芦，乳痈肿痛功效著；乳汁不通为主治，痈肿疮毒皆可除。

白蔹

白蔹清热又解毒，疮痈肿毒皆可除；水火烫伤内外用，生肌敛疮功效著。

四季青

水火烫伤四季青，溃疡湿疹热毒肿；凉血止血内外用，风湿淋涩有殊功。

绿豆

药食中毒绿豆煮，暑热烦渴功效著；疮痈肿毒皆可治，药食同源解诸毒。

木蝴蝶

清热利咽木蝴蝶，音哑咽痛功效捷；疏肝和胃又止痛，肝胃气痛清肺热。

土牛膝

清热解毒土牛膝，活血行血又散瘀；风湿痹证经痛闭，利水通淋有功绩。

肿节风

清热解毒肿节风，祛风除湿活血明；外感咽痛又泻痢，跌打损伤内外用。

半枝莲

清热解毒半枝莲，蛇毒咬伤功力专；疮痈肿毒跌打伤，散瘀止血消肿添。

青果

甘酸性平是青果，生津利咽化痰咳；咳嗽烦渴咽肿痛，鱼蟹中毒奏功歌。

翻白草

清热解毒翻白草，湿热泻痢功效高；痈肿疮毒肺热咳，血热出血内外疗。

生地黄

甘苦性寒生地黄，清热凉血性尤良；血热妄行吐衄治，擅治营血阴津伤。

玄参

滋阴降火用玄参，解毒散结功效真；热入营血喉痹肿，瘰疬烦渴火灼津。

牡丹皮

凉血散瘀牡丹皮，血热斑疹吐衄医；肠痈经闭跌打伤，清透阴分伏热奇。

赤芍

赤芍散瘀专清肝，血热斑疹吐衄安；经闭痈肿跌打伤，目赤肿痛翳障痊。

紫草

解毒透疹紫草尝，凉血活血湿疹痒；斑疹紫黑出不透，能疗疮疡水火伤。

水牛角

清心凉血水牛角，解毒定惊称好药；热入营血温病宜，血热吐衄要锉末。

青蒿

清退虚热用青蒿，阴伤骨蒸劳热疗；暑热头痛口中渴，疟疾寒热功效高。

白薇

清热凉血用白薇，热入营血温病退；阴虚产后虚热作，热淋疮毒皆可溃。

地骨皮

擅清肺热地骨皮，虚劳骨蒸功效奇；肺火郁结咳嗽除，血热妄行烦渴济。

银柴胡

清退虚热银柴胡，骨蒸盗汗潮热除；疳积发热小儿多，病人虚劳在必服。

胡黄连

骨蒸潮热胡黄连，小儿疳热病可痊；湿热泻痢痔疮肿，功似黄连慎虚寒。

【泻下类】

大黄

苦寒沉降用大黄，热结积滞功效良；血热瘀滞疮疡毒，黄疸经闭跌打伤。

芒硝

朴硝芒硝玄明粉，三物功效强弱分；润燥软坚消积滞，咽痛口疮外敷匀。

番泻叶

泻叶味甘苦又寒，热结便秘效力专；行水消胀腹水除，诸结肠道新功添。

中医启蒙丛书　现代教材歌集

芦荟

芦荟味苦性又寒，泻下驱虫擅清肝；热结便秘肝经火，疳积虫积疗疮癣。

火麻仁、郁李仁

通秘火麻郁李仁，润便滑肠效如神；津血不足麻仁益，湿困水肿用郁李。

甘遂

甘遂有毒苦又寒，泻下逐饮力顶尖；风痰癫痫有良效，疮痈肿毒外敷痊。

京大戟

苦寒有毒京大戟，泻下逐饮有功绩；水肿膨胀胸胁饮，又除肿毒与瘰疬。

芫花

苦温又辛是芫花，饮停胸胁逐之佳；咳嗽痰喘属寒饮，肿毒顽癣把虫杀。

商陆

商陆性寒苦又毒，泻下利水功效著；水肿膨胀通二便，疮痈肿毒可外敷。

牵牛子

黑白二丑名牵牛，水肿膨胀二便走；实热积滞虫积痛，痰饮喘咳功又奏。

巴豆

巴豆辛热有大毒，寒积便秘水肿除；寒热结胸喉痰痹，外疗疥癣恶疮毒。

千金子

千金子辛温有毒，泻下利尿水肿逐；血瘀经闭癥瘕积，蛇伤顽癣恶疮除。

松子仁

松子甘温气味香，润燥通便滑大肠；肺燥咳嗽是佳品，血燥生风药食良。

【祛风除湿类】

独活

独活辛苦温下行，散寒燥湿又除风；诸痹疼痛方必用，伏风头痛少阴经。

威灵仙

性猛善走威灵仙，祛风通络逐湿痰；痹痛挛麻肢瘫痪，诸骨哽喉功效添。

川乌（含草乌）

二乌辛热苦有毒，祛风除湿功效著；诸寒疼痛跌打伤，局麻止痛可外敷。

蕲蛇（含白花蛇）

蕲蛇走窜搜剔风，内外风痰功力宏；肢麻拘挛湿痹瘫，定惊止痒经络通。
金钱白花是幼蛇，功强量小服末用。

乌梢蛇（含蛇蜕）

主风属水乌梢蛇，风湿痹痛功最捷；麻木不仁肢瘫痪，急慢惊风瘙痒却。
蛇蜕味甘性平咸，祛风定惊同乌蛇。

雷公藤

大毒慎用雷公藤，风湿顽痹功效宏；攻毒杀虫内外用，肾炎狼疮添功名。

木瓜

舒筋活络用木瓜，除湿和胃功效佳；痹证拘挛脚气肿，吐泻转筋助消化。

蚕砂

专祛风湿是蚕砂，和中化湿转筋拿；痹证屈伸不利用，风疹瘙痒诸症罢。

伸筋草

祛风除湿伸筋草，舒筋活血是妙药；痹痛拘挛麻不仁，跌打损伤也可疗。

寻骨风

寻骨风到入肝经，风湿痹痛寒热用；肢体麻木跌打伤，通络止痛关节病。

松节

松节苦燥温肝肾，祛风除湿走骨筋；风湿痹证关节痛，活络止痛跌打斟。

海风藤

辛苦微温海风藤，祛风除湿经络通；风湿痹证筋拘挛，跌打损伤瘀血肿。

老鹳草

老鹳草辛味苦平，风湿痹痛寒热用；活络舒筋有专长，湿热泻痢有功名。

路路通

性平善走路路通，痹痛肢麻遂不灵；跌打损伤水肿消，经闭通乳风疹平。

青风藤

苦辛性平青风藤，祛风除湿经络通；风湿痹证为专药，又治脚气与水肿。

丁公藤

辛温小毒丁公藤，祛风除湿消肿痛；半身不遂风湿痹，跌打损伤内外用。

昆明山海棠

辛温大毒山海棠，风湿痹证功效良；跌打损伤骨折疗，肾炎免疫调节强。

秦艽

秦艽苦辛性微寒，祛风胜湿舒拘挛；痹证寒热肢不遂，骨蒸劳热除黄疸。

防己

防己宣散苦寒降，风湿痹证寒热良；水肿溺少脚气肿，湿疹疮毒功效强。

桑枝

上肢肩背用桑枝，祛风通络关节知；风湿痹痛肢拘挛，脚肢浮肿也可施。

豨莶草

豨莶祛风胜湿热，通经活络利筋脉；痹痛脚弱身不遂，疮疡肿毒瘙痒却。

臭梧桐

辛苦甘凉臭梧桐，祛风除湿经络通；湿疹瘙痒可外洗，头痛眩晕亦可平。

海桐皮

入肝走表海桐皮，风湿痹痛都可祛；四肢拘挛可解除，疥癣湿疹也可医。

络石藤

祛风通络络石藤，风湿热痹有功名；喉痹痈肿可消散，外伤凉血能消肿。

穿山龙

活血通络穿山龙，风湿热痹有功名；痰热咳喘肺中走，疮肿跌伤疗胸痛。

丝瓜络

祛风通络用丝瓜，痹痛筋脉拘挛化；胁痛痰多咳嗽祛，能消疮痛乳汁下。

五加皮

味甘辛温五加皮，强筋健骨壮腰膝；痿痹水肿与脚气，小儿行迟亦能医。

桑寄生

平补肝肾桑寄生，祛风除湿筋骨增；风湿痹痛腰膝软，固冲安胎有功名。

狗脊

甘温又苦金狗脊，擅祛脊背风寒湿；滋补肝肾强腰膝，肾虚不固下元医。

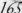

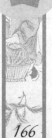

千年健

千年健肾强筋骨，祛风除湿痹痛除；寒湿客体肢麻木，老人宜用药酒服。

雪莲花

甘温助阳雪莲花，风寒湿痹功效佳；补肾壮阳阳痿疗，调经又治崩漏下。

鹿衔草

强筋健骨鹿衔草，风湿痹痛腰膝疗；调经止血治崩漏，肺痨咯血功效高。

【化湿类】

藿香

藿香辛温气芳香，化湿解表效力彰；中焦湿滞易呕吐，暑湿感寒功效良。

佩兰

佩兰芳香醒脾胃，化湿和中除浊秽；湿热困脾口甜腻，外感暑湿湿温退。

苍术

辛苦温燥茅苍术，内化外散湿邪除；湿阻中焦风湿痹，表证夹湿功效殊。

厚朴（含厚朴花）

温中下气用厚朴，虚实胀满均能除；肠胃积滞湿滞痞，痰饮咳喘功效著。
厚朴花辛温芳香，行气宽胸疗湿阻。

砂仁

砂仁化湿又开胃，脾胃气滞功效最；温脾止泻有良效，妊娠恶阻胎动退。

白豆蔻、草豆蔻

温中止呕白草蔻，脾胃气滞湿滞透；白蔻中上二焦走，寒湿久泻用草蔻。

草果

辛烈芳香是草果，燥湿温中功效卓；寒湿中阻吐泻疗，除痰截疟奏功歌。

【利水渗湿类】

茯苓（含茯苓皮、赤苓、茯神）

茯苓甘淡性和平，健脾渗湿小便通；宁心安神化痰饮，脾虚湿盛百病宗。
赤苓化瘀利水道，茯神性中益心灵；苓皮通利消水肿，腹胀肿满有奇功。

薏苡仁

苡仁甘淡性微寒，清热利湿健脾全；湿盛土衰诸肿满，肠痈肺痈瘛拘挛。

猪苓

猪苓渗泄入膀胱，功专利水效力彰；湿热蕴结下焦结，肿瘤服之亦安康。

泽泻

泽泻性寒走下焦，利水通淋功效高；水肿泄泻淋浊带，能保真阴相火疗。

冬瓜皮（含冬瓜仁）

利水消肿冬瓜皮，暑热烦渴也可医；肺热咳喘冬瓜仁，肺肠痈肿建功绩。

玉米须

性味甘平玉米须，水肿淋证有功绩；利水消肿要重用，利湿退黄黄疸医。

葫芦

葫芦味淡气薄平，功专利水能消肿；面腹肿满小便少，淋证黄疸添功用。

香加皮

辛苦温毒香加皮，利水消肿有功绩；祛风除湿强筋骨，水肿痹证皆可医。

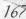

泽漆

苦寒有毒是泽漆，面肢腹水皆可医；肺热咳嗽咳喘证，外治痰核瘰疬病。

蝼蛄

下行走窜用蝼蛄，利水消肿功效著；小便不利面腹肿，石淋癃闭皆可除。

荠菜

荠菜甘淡消水肿，水湿内停祛有功；肝热目赤翳膜生，又治出血热妄行。

车前子（含车前草）

降泄滑利车前子，湿热淋证有功绩；暑湿泄泻目肿痛，热痰咳嗽皆可医。
痈疮肿毒车前草，解毒止血内外奇。

滑石

滑石利窍甘淡寒，湿热淋证效力专；暑热烦渴湿温起，清热收湿疮可敛。

木通

上清下泄用木通，湿热淋痛脚气肿；心烦尿赤口舌疮，下乳通经热痹清。

通草

轻虚色白称通草，清热利湿淋证疗；通气上达行乳汁，药力较缓要记牢。

瞿麦

清心泄热用瞿麦，活血通经疗血热；热淋血淋砂石淋，能导下焦膀胱结。

萹蓄

萹蓄味苦性微寒，膀胱湿热清除专；热淋血淋有良效，杀虫止痒功效添。

地肤子

苦寒降泄地肤子，祛风止痒功可知；膀胱湿热淋证疗，湿疹痛痒皆可使。

海金沙（含海金沙藤）

甘寒质滑海金沙，诸淋涩痛疗效佳；善治尿道有疼痛，膀胱湿热可降下。
海金沙藤同金沙，清热解毒功效夸。

石韦

石韦入肺与膀胱，热石血淋功效良；肺热咳喘衄崩漏，凉血止血效力彰。

冬葵子

冬葵甘寒性滑利，淋证水肿建功绩；乳房胀痛汁不下，又疗肠燥大便秘。

灯心草

灯心甘淡性微寒，治疗热淋药力单；心烦失眠儿夜啼，口舌生疮咽痹痊。

萆薢

萆薢利湿分清浊，膏淋白浊为要药；风湿痹证也可治，妇女带下湿盛疗。

茵陈蒿

苦寒降泄茵陈蒿，湿热黄疸为要药；肝胆脾胃湿热犯，湿温湿疮亦可疗。

金钱草

甘淡微寒金钱草，湿热黄疸功效高；石淋要药有专长，疮痈肿毒蛇伤疗。

虎杖

湿热黄疸用虎杖，能疗肿毒烧蛇伤；血瘀经闭跌打伤，肺热咳嗽通便良。

地耳草

苦平退黄地耳草，湿热黄疸有功效；诸痈肿毒皆可治，跌打损伤内外疗。

垂盆草

甘淡酸凉垂盆草，利湿退黄可增效；疮痈肿毒蛇咬伤，内服外敷皆可疗。

鸡骨草

甘苦性凉鸡骨草，湿热郁蒸黄疸疗；清热解毒治乳痈，疏肝止痛胃脘调。

【温里类】

附子

附子纯阳性温通，回阳救逆有殊功；寒痹止痛功效好，阳虚诸症皆可用。

干姜

干姜温中能回阳，脾胃虚寒功效良；呕吐泄泻腹冷痛，寒饮咳喘也可尝。

肉桂

肉桂纯阳味辛甘，补火助阳命门添；寒凝血滞诸痹痛，引火归元浮阳敛。

吴茱萸

暖肝疏肝吴茱萸，肝寒气滞诸痛祛；降逆止呕胃寒疗，头痛泄泻吞酸宜。

小茴香（含八角茴香）

散寒止痛小茴香，寒疝腹痛睾坠尝；少腹冷痛经痛医，理气和中脘痛良。
八角茴香同茴香，功力较弱药食尝。

高良姜

辛热温通高良姜，胃寒腹痛功效良；善治胃寒易呕吐，腹心痛泻用斯当。

花椒（含椒目）

辛热温中是花椒，中寒腹痛吐泻疗；虫积腹痛湿疹痒，目寒降气喘肿消。

丁香（含母丁香）

辛温气香是丁香，胃寒呕吐呃逆尝；脘腹冷痛肾阳虚，阳萎宫冷功可扬。
丁香成熟母丁香，功同丁香力逊详。

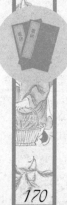

荜茇

荜茇辛热性大温，温中散寒功效真；胃寒冷痛吐泻呃，鼻渊头痛治推尊。

荜澄茄

辛散温通荜澄茄，胃寒腹痛它可截；寒疝腹痛呕吐呃，温暖下元效力确。

胡椒

胡椒药食大热辛，温中止痛脾胃临；下气消痰癫痫疗，开胃进食调味真。

【理气类】

橘皮（含橘核、橘叶、橘络、化橘红）

橘皮又名称陈皮，行气化痰理肺脾；健胃止呕平痰喘，辛行温通疗胸痹。
橘核疗疝是专药，痰滞经络橘络宜；橘叶疏肝又消肿，橘红化痰又健脾。

青皮

青皮破气消痰积，疏肝解郁气滞医；胸胁胀痛与疝气，食积瘀血疗积聚。

枳实（含枳壳）

破气消积枳实功，化痰除痰大便通；气滞胃肠胸痹结，诸脏下垂有升功；
宽中降气消腹胀，枳壳力缓效亦同。

木香

辛苦温通是木香，开胃调中止痛良；行气导滞除胀满，胸痹胁痛疏泄强。

沉香

温通纳肾是沉香，行气止痛呕逆降；寒凝胸腹胃寒胀，温肾纳气虚喘良。

檀香

辛散温通是檀香，行气调中止痛强；寒凝气滞心腹冷，利膈宽胸醒脾良。

香附

香附性平味苦辛，疏肝解郁止痛真；妇科调经气病司，胸胁腹痛效如神。

川楝子

苦寒有毒是川楝，行气止痛善疏肝；肝郁化火肋胁胀，虫积疝痛疗顽癣。

乌药

辛行温通台乌药，寒凝气滞功效卓；胸腹诸痛小肠疝，膀胱冷气小便缩。

荔枝核

辛苦性温荔枝核，理气止痛散结寒；疝气腹痛睾丸肿，产后腹痛经痛安。

佛手

佛手疏肝又解郁，脾胃气滞擅调理；久咳痰多胸胁胀，开胃药食两功绩。

香橼

香橼苦温辛又酸，疏肝解郁把中宽；肝郁肿胀脘胀满，湿痰咳嗽也可安。

玫瑰花

行气解郁玫瑰花，肝胃气痛功可夸；乳房胀痛经不调，跌打伤痛活血佳。

绿萼梅

微酸涩平绿萼梅，疏肝解郁调肝胃；肝胃气滞胁腹痛，理气化痰梅核吹。

薤白

薤白温通又滑利，通阳散结疗胸痹；行气导滞调肠胃，大肠壅滞皆可祛。

青木香

苦辛微寒青木香，行气止痛肝胃良；肝胃气滞暑夏呕，痈疮湿毒蛇咬伤。

大腹皮

温通下行大腹皮，行气消肿功效奇；脘腹痞满肠胃滞，脚气肿满水肿祛。

柿蒂

苦涩性平是柿蒂，专入胃经降逆气；止呃专药功效切，虚实寒热皆可宜。

刀豆

刀豆甘温入胃肾，降逆止呃功效真；虚实呃逆与呕吐，温肾助阳腰痛临。

甘松

开郁醒脾用甘松，行气畅中散寒痛；肝胃不和脘闷胀，脚气有湿牙痛功。

九香虫

味咸性温九香虫，理气止痛肾阳通；肝胃气滞胸胁胀，阳痿腰膝冷痛用。

天仙藤

理气祛湿天仙藤，脘疝产后腹痛灵；风湿痹痛妊娠肿，癥瘕积聚气血通。

【消食类】

山楂

山楂甘酸消肉积，行气活血兼散瘀；泻痢腹痛疝气痛，瘀阻胸腹经闭宜。

麦芽、谷芽

麦芽谷芽消食积，米面停滞尤堪宜；麦芽疏肝又回乳，谷芽消健功略低。

莱菔子

降气化痰莱菔子，消积除胀治痢疾；食积停滞脘腹胀，痰喘胸闷与咳逆。

鸡内金

磨谷消积鸡内金，健脾强胃疳积临；化坚消石祛癥块，固精止遗功效真。

鸡矢藤

甘苦微寒鸡矢藤，消食健胃疳积灵；热痰咳喘毒痢肿，诸般疼痛有功名。

阿魏

苦辛性温是阿魏，肉食积滞善消最；化癥消痞内外用，杀虫疗疟痢疾退。

【驱虫类】

使君子

杀虫消积使君子，助消化积健胃脾；蛔虫蛲虫皆可驱，服用过量晕呃逆。

苦楝皮

苦楝根皮有小毒，虫积腹痛均可除；湿疮肿痒皆可用，疥癣外用功效著。

槟榔

性温沉降是槟榔，绦虫诸虫驱逐良；行气导滞水肿散，脚气肿痛截疟强。

南瓜子

南瓜取子杀绦虫，性味甘平不伤正；研粉调服冷水送，血吸虫病持久功。

鹤草芽

苦涩性凉鹤草芽，驱杀绦虫功效佳；吞服泻下虫排外，阴道滴虫栓剂夸。

雷丸

雷丸苦寒入阳明，善治绦蛲钩虫病；脑囊虫病亦可治，研末吞服效更宏。

榧子

榧子润肠又杀虫，宿食腹胀便秘通；肺燥咳嗽咯吐血，主治虫积脘腹痛。

芜荑、鹤虱

芜荑鹤虱专杀虫，蛔蛲绦虫为至攻；嗜食异物脘腹胀，钩虫服之效亦灵。

【止血类】

大蓟、小蓟

甘苦性凉大小蓟，凉血止血又散瘀；血热妄行为主治，痈疮肿毒亦可医。

地榆

地榆苦酸性寒凉，凉血止血疗烫伤；血热出血疮痈肿，湿疹烫伤外用良。

槐花（含槐角）

槐花苦寒入大肠，肠风血痢功效强；痔血便血肛门裂，肝火目赤头痛尝。
槐角止血功略弱，清降泻热善润肠。

侧柏叶

柏叶苦涩性微寒，凉血止血又化痰；诸热出血能收敛，又治肺热咳痰喘。

白茅根

茅根白洁性甘寒，利尿止血去热烦；咳血吐血与血淋，水肿尿涩重服安。

苎麻根

味甘性寒苎麻根，诸热出血功效真；胎动漏下有良效，热毒痈肿淋消均。

羊蹄

苦寒又涩是羊蹄，诸热出血有功绩；疮痈烫伤疥癣疗，泻火通下治便秘。

三七

化瘀止血首三七，内外出血建功绩；跌打损伤瘀滞痛，胸痹脑病后遗医。

茜草

苦寒凉血茜草根，化瘀止血效如神；血热夹瘀诸血症，活血通经功效真。

蒲黄

寒热出血用蒲黄，心腹瘀滞疼痛良；血淋尿血亦能止，化瘀生用止炒尝。

花蕊石

酸涩性平花蕊石，诸般出血皆可治；瘀结散来重受益，内煎外敷吞末吃。

降香

辛温降散是降香，化瘀止血血证良；胸胁疼痛跌打瘀，呕吐腹痛祛秽强。

白及

肺胃出血用白及，咳吐呕血妙称奇；痈肿疮痛烫火伤，消肿敛疮能生肌。

仙鹤草

苦涩性平仙鹤草，虚实寒热出血疗；腹痛痢疾寒热疟，脱力劳伤疮肿消。

紫珠

苦涩性凉是紫珠，肺胃出血能止住；热毒疮疡烧烫伤，内服外用功效著。

棕榈炭

诸般出血棕榈炭，妇人崩漏功效添；妇人带下久泄痢，出血瘀滞慎用研。

血余炭

血余止血兼化瘀，诸般出血皆用宜；小便不利淋涩通，功兼养阴也称奇。

藕节

藕节味甘涩性平，收敛止血能建功；诸般出血皆可用，药食同源可称颂。

刺猬皮

收敛止血刺猬皮，肠风下血便痔宜；遗精滑泄遗尿医，胃痛日久瘀血祛。

炮姜

干姜炮炙称黑姜，守而不走助脾阳；吐血便血与崩漏，虚寒腹痛泄泻良。

艾叶

艾叶温经止血崩，安胎止漏暖子宫；月经不调宫中寒，虚寒出血脘腹痛。

灶心土

辛温入中灶心土，脾胃虚寒出血住；妊娠恶阻与呕吐，脾虚久泻功效著。

花生衣

花生种皮称为衣，收敛止血建功绩；虚实寒热血证用，力缓为佐别忘记。

【活血化瘀类】

川芎

辛散温通是川芎，颠顶血海四肢通；血中行气瘀滞疗，头风痹痛有功名。

元胡

元胡醋制善止痛，活血行气功效灵；专治一身上下痛，月经不调痢滞通。

郁金

双郁能解郁金功，血瘀气滞胸腹痛；热病神昏癫痫疗，肝胆湿热血止行。

姜黄

姜黄破血又行气，通络止痛疗风痹；胸胁刺痛跌打伤，经闭腹痛及肢臂。

乳香、没药

止痛乳香与没药，活血消肿生肌疗；诸般疼痛皆可用，痈肿瘰疬外可消。

五灵脂

活血止痛五灵脂，瘀血阻滞诸痛施；崩漏血瘀少腹痛，炒用化瘀血能止。

丹参

丹参一味同四物，活血调经妇科著；心脘腹痛癥瘕祛，清心安神痈肿除。

红花（含番红花）

辛散温通是红花，活血调经功效佳；癥瘕积聚跌打伤，心腹瘀阻疼痛罢。

味甘微寒番红花，解毒活血瘀血下。

桃仁

桃仁苦泄破瘀血，润燥滑肠咳喘捷；产后瘀阻跌打伤，经闭癥瘕与蓄血。

益母草

祛瘀生新益母草，胎产诸证经不调；利尿消肿水瘀祛，热毒疮肿痒疹疗。

泽兰

辛苦温通是泽兰，行血利水又舒肝；经产瘀阻与癥瘕，腹痛水肿皆可安。

牛膝

牛膝下行怀与川，生用破血通络专；制用强筋补肝肾，上部火热痹痿安。

鸡血藤

祛瘀生新鸡血藤，月经不调经闭痛；风湿痹痛肢麻木，补血舒筋疗中风。

王不留行

王不留行善通利，惯走血脉疗经闭；催生下乳乳痈消，热血石淋建功绩。

月季花

甘温芳香月季花，疏肝解郁功可夸；月经不调痛经闭，痈肿瘰疬疗跌打。

凌霄花

辛寒散清凌霄花，破血通经疗癥瘕；月经不调经闭疗，凉血祛风痒疹罢。

䗪虫（土鳖虫）

走窜逐瘀土鳖虫，筋骨折伤伤科用；续筋接骨疗肿痛，癥瘕瘀滞经闭通。

自然铜

散瘀止痛自然铜，接骨续筋要药名；促进骨折早愈合，内服外用两分功。

苏木

骨折筋伤用苏木，散瘀消肿止痛著；心腹瘀滞痛经闭，痈肿疮毒也能除。

骨碎补

补肾强骨骨碎补，骨折伤筋皆可服；跌打损伤瘀肿痛，肾虚痿弱耳聋除。

马钱子

马钱苦寒有大毒，疗伤止痛络通除；痈疽疮毒咽喉肿，风湿顽痹瘫麻木。

血竭

活血疗伤用血竭，散瘀止痛效力确；跌打损伤心腹痛，外用敛疮又止血。

儿茶

儿茶活血又疗伤，外伤瘀肿止血良；生肌敛疮多外用，内服肺热咳嗽荡。

刘寄奴

破血通经刘寄奴，伤科出血痛止住；产后腹痛经闭疗，消食化积胀满除。

三棱、莪术

削坚莪术与三棱，破血行气又止痛；癥瘕积聚与经闭，宿食积滞脘胀通。

水蛭

水蛭咸苦除蓄血，肝经血分峻效捷；癥瘕积聚跌打伤，血瘀经闭功效切。

虻虫

苦寒有毒是虻虫，破血通经药力猛；癥瘕痞块蓄血狂，跌打损伤经闭通。

斑蝥

斑蝥辛寒有大毒，癥瘕经闭血瘀逐；痈疽瘰疬犬咬伤，内服外用遵医嘱。

穿山甲

内通外透穿山甲，经闭血瘀疗癥瘕；风湿顽痹中风瘫，疮疡肿痛乳汁下。

夏天无

苦温微辛夏天无，活血行筋通络著；中风偏瘫跌打伤，祛风除湿痹痛除。

【化痰止咳平喘类】

半夏

半夏辛温燥湿痰，降逆止呕喘嗽安；外用散结消痈肿，内治痰厥头晕眩。

天南星（含胆南星）

辛苦性温天南星，燥湿化痰祛痉风；中风眩晕风痰致，癫痫抽搐破伤风。
牛胆拌制胆南星，清热化痰息风惊。

禹白附

白附善治头面风，燥湿化痰止痉痛；中风面瘫惊风癫，偏正头痛破伤风。

白芥子

白芥散结又利气，皮里膜外痰可祛；寒痰喘咳悬饮停，阴疽痰核皆可治。

皂荚（含皂角刺）

皂荚味咸性走窜，通利气逆祛顽痰；通窍开闭疗痰壅，又治痰阻肺咳喘。
皂刺托毒又排脓，痈疽疮毒方起安。

旋覆花（含金沸草）

能降由升旋覆花，降气化痰功效佳；痰饮壅肺胸膈满，善治胃气呕逆下。
性善疏散金沸草，外感咳嗽痰多罢。

白前

辛开苦降温白前，降气祛痰肺经专；肺家咳嗽为要药，外感内伤寒热安。

前胡

前胡清肺又解表，辛寒入肺主上焦；下气消痰风热散，止嗽定喘风痰消。

桔梗

桔梗辛苦善上行，开宣肺气咳痰平；祛痰排脓肺痈疗，失音利咽喉肿痛。

川贝母、浙贝母

贝母性寒味苦甘，清热润肺化燥痰；痰稠咽干咳吐难，诸痈瘰疬能消散。
肺燥虚劳川贝母，风热痰热浙贝痊。

瓜蒌（含瓜蒌仁、瓜蒌皮）

甘寒滑润是瓜蒌，善祛肺热咳痰稠；利气宽胸胸痹疗，诸痛便秘功效奏。
蒌仁润肺滑大肠，蒌皮利气宽胸优。

竹茹

竹茹味甘性微寒，清热化痰除热烦；胃热呕吐有良效，吐衄崩漏也可安。

竹沥、天竺黄

甘寒竹沥天竺黄，清热豁痰定惊良；热病神昏中风痰，惊风癫痫服之康。

海藻、昆布

海藻昆布性咸寒，清热软坚主化痰；瘿瘤瘰疬睾丸肿，脚气水肿皆可安。

黄药子

苦寒有毒黄药子，软坚散结瘿瘤治；疮疡肿毒蛇咬伤，血热出血自可止。

海蛤壳

苦寒味咸海蛤壳，清热化痰咳喘疗；瘿瘤瘰疬痰核治，水气浮肿也能消。

瓦楞子

清痰软坚用瓦楞，顽痰积结瘰疬清；化瘀散结消癥瘕，煅用制酸又止痛。

礞石

礞石坠痰又下气，老痰胶结顽痰祛；气逆咳喘证情实，癫狂惊风镇惊宜。

胖大海

味甘性寒胖大海，清热利咽把音开；肺热咳嗽咽喉痛，头痛目赤便秘来。

苦杏仁（含甜杏仁）

苦温有毒苦杏仁，咳嗽气喘功效真；下气润肠便秘治，味甜虚劳咳嗽润。

苏子

苏子辛温又润降，痰壅气逆咳喘良；肠燥便秘是良品，降泄肺气助大肠。

百部

百部甘苦性微温，润肺止咳功效真；新久咳嗽内外伤，杀虫灭虱外用存。

葶苈子

苦辛大寒葶苈子，泻肺平喘建功绩；痰涎壅盛咳喘良，利水消肿悬饮积。

白果（含银杏叶）

白果甘苦涩性平，哮喘痰嗽皆可宁；收敛止带有良效，固精缩尿遗泄停。
银杏叶子苦涩平，心脑疾患建功名。

矮地茶

辛平味苦矮地茶，寒热咳喘痰多罢；淋证水肿黄疸疗，痛经痹证伤跌打。

洋金花

辛温有毒洋金花，咳喘无痰顽症罢；诸痛麻醉有良效，惊风癫痫也可拿。

猫爪草

甘辛微温猫爪草，瘰疬痰核均可消；外敷解毒又消肿，头风牙痛可发泡。

罗汉果

味甘性凉罗汉果，清肺利咽祛痰咳；润肠通下治便秘，泡茶服用功可歌。

【安神类】

朱砂

甘寒有毒是朱砂，镇惊清心安神佳；惊风癫痫不眠治，口舌生疮肿毒罢。

磁石

磁石镇惊又安神，心神不宁惊痫存；下虚眩晕耳鸣聋，肾虚喘促功效真。

龙骨（含龙齿）

龙骨甘涩平沉降，镇惊安神功效强；肝阳上亢头眩晕，滑脱诸症敛湿疮。
龙齿甘涩性又凉，善治不眠惊痫狂。

琥珀

琥珀甘平质重降，惊悸失眠安神良；惊风抽搐与癫痫，利尿通淋活血强。

酸枣仁

甘酸性平酸枣仁，养心益肝宁心神；虚烦不寐阴血虚，收敛止汗体虚临。

柏子仁

甘平滋润柏子仁，养心安神功效存；心悸失眠阴血亏，体虚肠燥便秘临。

远志

远志苦辛性微温，交通心肾宁心神；咳嗽痰多心窍阻，癫狂痈疽疮毒临。

合欢皮（含合欢花）

性味甘平合欢皮，悦心安神舒肝郁；忿怒忧郁烦不眠，活血化瘀肿痛祛。
安神解郁合欢花，虚烦不眠治抑郁。

中医启蒙丛书　现代教材歌集

夜交藤（首乌藤）

养心安神夜交藤，阴血虚少神不宁；血虚身痛风湿痹，祛风止痒外洗用。

灵芝

补虚安神灵芝功，心悸失眠忘多梦；痰多咳嗽喘促用，虚劳体衰强壮功。

【平肝息风类】

石决明

咸寒质重石决明，凉肝镇肝有功名；头晕目眩阳热扰，目赤昏花翳障清。

珍珠母

平肝清肝珍珠母，阳亢头晕目眩除；目赤肿痛视昏花，惊悸失眠心宁住。

牡蛎

咸涩微寒是牡蛎，阳亢头晕目眩祛；痰核瘰疬癥瘕治，滑脱诸证皆可医。

紫贝齿

咸平沉降紫贝齿，阳亢头晕目眩治；惊悸失眠心神安，目赤翳障肝火祛。

代赭石

苦寒纯降代赭石，平肝潜阳晕眩治；诸逆冲上皆可降，血热吐衄崩漏医。

刺蒺藜

苦泄辛散刺蒺藜，平肝疏肝眩晕祛；肝经风热胁胀痛，风疹痛痒也可医。

罗布麻

甘苦性凉罗布麻，平抑肝阳眩晕拿；清热利尿水肿疗，泡茶服用降血压。

羚羊角（含山羊角）

羚羊角咸寒入肝，惊痫抽搐肝风安；肝阳肝火热生风，壮热神昏毒发斑。

山羊角用也入肝，平肝镇惊效力缓。

钩藤

味甘微寒是钩藤，息风止痉有功名；惊痫抽搐肝风动，肝亢头痛眩晕停。

天麻

天麻甘平入肝经，虚实寒热眩晕用；惊痫抽搐肝风动，祛风通络肢痹通。

地龙

清热走窜是地龙，高热抽搐惊狂平；肺热哮喘痹证疗，通络利尿也有功。

全蝎

辛平搜剔是全虫，痉挛抽搐皆可平；偏正头风顽痹痛，攻毒散结建奇功。

蜈蚣

辛温有毒是蜈蚣，息风止痉抽搐平；搜风通络善止痛，疮疡肿毒瘰核清。

僵蚕（含僵蛹、雄蚕蛾）

僵蚕味咸辛性平，惊痫抽搐皆可平；内风外风皆可祛，痰核瘰疬也可清。
人工制成为僵蛹，功似僵蚕缓而轻。蚕蛾咸温入肝肾，温补壮阳又涩精。

生铁落

平肝镇惊生铁落，癫痫失眠皆不作；易惊善怒神不安，肿毒扭伤外敷和。

【开窍类】

麝香

辛温走窜是麝香，开窍醒神功效强；活血通经决壅遏，消肿止痛外用良。

冰片

冰片微寒味辛苦，热闭神昏功效著；喉痒口疮目赤肿，防腐生肌疮疡除。

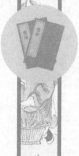

苏合香

温通气香苏合香，辟秽化浊有专长；寒闭神昏有良效，肠腹冷痛满闷荡。

石菖蒲

辛苦温通石菖蒲，开窍宁神湿痰除；芳香走窜辟秽浊，化湿醒脾开胃著。

蟾酥（含蟾皮）

辛温有毒是蟾酥，开窍醒神辟秽著；恶疮瘰疬牙喉痛，诸多癌肿也可除。
蟾皮辛凉有小毒，疮毒瘰疬肿瘤服。

樟脑

樟脑辛热又有毒，开窍辟秽可内服；外用除湿又杀虫，牙痛跌伤可外敷。

【补虚类】

人参

大补元气用人参，虚劳内伤为至尊；气血津液亏皆用，生晒红白参须分。

西洋参

补气养阴西洋参，清火生津功效真；气津两伤阴火旺，症轻可用太子参。

党参

补中益气是党参，甘平脾肺二经临；诸气不足最常用，生津养血功效真。

黄芪

甘温升阳是黄芪，补气之长美名奇；升发外达可固表，诸病气虚皆用宜；
托毒生肌为圣药，气虚水肿津生液。

白术

甘温苦燥是白术，补脾益气湿邪除；健脾固表自汗止，胎动不安自能住。

山药

薯蓣甘平名山药，平补气阴是良药；补脾止泻内热消，肺肾虚弱固精妙。

白扁豆（含扁豆衣、扁豆花）

味甘微温白扁豆，健脾化湿功效奏；和中消暑吐泻疗，食物中毒用之瘥。
扁豆用衣力逊色，偏于消暑化湿走。味甘淡平扁豆花，消暑化湿泄泻瘥。

甘草

生用甘平炙甘温，甘草调和为至尊；补脾润肺又解毒，缓急和药国老存。

大枣

大枣甘温脾胃临，补中益气又安神；养血缓和药性好，矫味护正功效真。

饴糖

甘温质润是饴糖，补中益气功效良；缓急止痛腹痛疗，润肺止咳药食方。

蜂蜜

甘平滋润是蜂蜜，补中润燥又缓急；中虚腹痛肺燥咳，乌毒可解疗便秘。

刺五加

甘温微苦刺五加，益气健脾功可夸；脾肺气虚肾中亏，养心安神健忘拿。

绞股蓝

甘苦性寒绞股蓝，益气健脾又化痰；肺虚咳嗽脾胃虚，清热解毒肿瘤痊。

鹿茸（含鹿角、鹿角胶、鹿角霜）

鹿茸甘咸温肾阳，血肉有情首相当；强筋健骨益精血，善疗冲任督脉强。
鹿角力缓也补阳，活血散瘀消肿良。鹿角熬胶补肝肾，益精止血功相当。
咸涩性温鹿角霜，收敛止血助肾阳。

巴戟天

甘辛微温巴戟天，补益精血肾阳添；阳痿不孕少腹冷，筋肌痿软步履艰。

淫羊藿

辛甘性温淫羊藿，益精起痿壮阳歌；阳痿不孕尿频多，筋骨痹痛拘麻夺。

仙茅

辛热有毒是仙茅，温肾壮阳兴阳道；强筋健骨祛寒湿，温脾止泻有功劳。

补骨脂

辛苦性温补骨脂，补火壮阳强腰膝；固精缩尿泄泻疗，纳气平喘建功绩。

益智仁

辛温气香益智仁，暖肾固精缩尿临；温脾止泄有良效，开胃摄唾功效真。

海狗肾（含黄狗肾）

咸热入下海狗肾，血肉有情是佳品；阳痿精冷男不育，益精补髓壮阳真。
味咸性温是狗肾，力弱常用易找寻。

海马

甘咸性温是海马，肾虚阳痿喘作罢；活血散结又消肿，阳虚癥瘕积聚拿。

肉苁蓉

甘咸温润肉苁蓉，壮阳益精肠道通；阳痿不孕筋骨软，补力和缓便秘行。

锁阳

甘温质润是锁阳，壮阳益精润大肠；阳痿不孕筋骨软，津液亏耗便秘良。

菟丝子

甘温平补菟丝用，补肾固精肝目明；缩尿止泻又安胎，既补肾阳益阴精。

沙苑子

甘温不燥是沙苑，补肾固精涩性添；阳痿遗精又腰痛，养肝明目昏花痊。

杜仲

杜仲甘温入肝肾，滋补肝肾强骨筋；腰脊疼痛筋骨软，调补冲任安胎临。

续断

续断苦甘辛微温，善补肝肾强骨筋；疗伤续断消肿痛，崩漏胎动功效真。

韭子

韭子辛甘温肝肾，壮阳固精功效真；阳痿遗精带下多，善暖腰膝冷痛临。

阳起石

咸温入肾阳起石，温肾壮阳积冷治；阳痿宫冷寒痹疗，煎服丸散皆用宜。

葫芦巴

苦温性燥葫芦巴，助阳散寒止痛佳；阳痿滑泄寒湿脚，寒疝腹胁胀痛罢。

核桃仁

甘温质润核桃仁，肺肾虚喘纳气匀；补肾壮阳强腰膝，润肠通便疗石淋。

蛤蚧

蛤蚧咸平归肺肾，肺肾虚喘咳嗽临；补肾助阳益精血，阳痿久嗽纳气真。

冬虫夏草

冬虫夏草入肺肾，肺肾两虚喘嗽临；阳痿遗精腰痛用，补虚扶正是佳品。

紫河车（含脐带）

甘咸性温紫河车，温肾补精益气血；气血不足肾精亏，血肉有情功力切。
脐带药煮甘温咸，补肾纳气平喘捷。

中医启蒙丛书　现代教材歌集

当归

当归甘补辛温通，补血活血善调经；月经不调诸血虚，痹痛疮疡润肠通。

熟地黄

甘厚微温熟地黄，补血滋阴益精良；血虚肾阴亏不足，填髓补精肝肾强。

白芍

白芍苦酸甘微寒，养血敛阴善柔肝；肝脾失调拘挛痛，调经止痛又平肝。

何首乌

甘涩微温制首乌，补益精血固精著；须发早白老衰治，滋肾良药先天补。
甘苦性平生首乌，截疟通便又解毒。

阿胶

甘平滋润是阿胶，补血止血又润燥；阴亏血虚诸症多，多种出血有良效。

龙眼肉

甘温质润龙眼肉，补益心脾功效奏；养血安神性柔和，药食两用滋补够。

楮实子

楮实甘寒入肝肾，滋肾清肝明目临；虚劳骨蒸头目昏，水肿胀满气化匀。

北沙参

甘苦微寒北沙参，养阴清肺益胃津；肺热燥咳阴津亏，口渴咽干伤胃阴。

南沙参

味甘微寒南沙参，养阴清肺祛痰临；燥热咳嗽肺阴亏，善补气津功效真。

百合

百合质润甘微寒，养阴润肺止咳添；劳嗽久咳肺阴亏，余热未清烦失眠。

麦冬

麦冬味甘微苦寒，养阴生津又除烦；阴虚有热心肺胃，质地滋润通肠便。

天冬

天冬味甘苦又寒，清热养阴生津添；润肺滋肾润肠道，肺肾阴虚热祛完。

石斛

石斛味甘性微寒，益胃生津滋阴添；热病伤津胃阴亏，虚热可退肾阴填。

枸杞子

枸杞甘平质滋润，养血补精益肝肾；肝肾不足视力减，虚劳咳嗽肺肾临。

桑椹子

甘寒质润是桑椹，滋阴补血又生津；阴血亏虚须发白，津伤消渴便秘临。

玉竹

味甘微寒是玉竹，养阴润燥生津著；烦热口渴燥咳用，阴虚外感两不误。

黄精

甘平滋润是黄精，滋阴润燥肾肺功；善补脾阴益脾气，平和缓慢滋补用。

墨旱莲

甘酸性寒墨旱莲，滋阴益肾又养肝；阴虚血热皆可治，肝肾阴虚头目眩。

女贞子

女贞甘苦性又凉，肝肾阴虚滋补强；阴虚发热目不明，乌须黑发功效良。

黑芝麻

甘平脂润黑芝麻，滋补肝肾益精佳；养血润燥通肠便，药食同源功可夸。

中医启蒙丛书　现代教材歌集

龟甲

甘咸寒重是龟甲，滋阴益肾功效佳；养血补心固冲任，阴虚血热阳亢下。

鳖甲

咸寒质重是鳖甲，滋阴清热潜阳佳；阴虚发热风阳动，软坚散结疗癥瘕。

【收敛类】

麻黄根

甘平入肺麻黄根，止汗专药功效真；敛肺固表把汗止，自汗盗汗内外均。

浮小麦（含小麦）

甘凉入心浮小麦，益气养阴又除热；自汗盗汗皆可治，骨蒸劳热也可却。
养心除烦是小麦，脏躁失眠病安切。

糯稻根须

糯稻根须味甘平，敛汗退热又生津；自汗盗汗皆可治，善疗虚热退骨蒸。

五味子

五味具备酸甘温，收敛固涩益气阴；肺肾两虚喘遗精，津伤久泻宁心神。

乌梅

酸涩性平是乌梅，敛肺涩肠又安蛔；阴虚燥咳久泻痢，生津止渴蛔厥退。

五倍子

酸涩性寒五倍子，收敛固涩功效起；久咳久泻精遗滑，自汗盗汗出血宜。

罂粟壳

酸涩性平罂粟壳，敛肺涩肠有良效；久咳久泻脘腹痛，久服有毒要记牢。

诃子

诃子苦酸涩性平，敛肺涩肠功效灵；肺虚久咳泻痢久，利咽开音有功名。

石榴皮

酸涩性温石榴皮，涩肠止泻建功绩；泻痢日久脱肛治，诸虫腹痛也可医。

肉豆蔻

辛香温燥肉豆蔻，涩肠温中功效奏；泻痢日久脾肾虚，胃寒气滞腹胀瘳。

赤石脂

甘酸涩温赤石脂，专固下焦涩肠使；泻痢脱肛崩漏下，敛疮生肌外用治。

禹余粮

甘涩质重禹余粮，固涩下焦功效强；泻痢日久有良效，崩漏带下治用良。

山茱萸

酸涩性温山萸肉，滋补肝肾阴阳奏；固肾涩精为佳品，肾虚遗滑汗崩漏。

覆盆子

覆盆甘酸性微温，滋补肝肾固涩临；遗精滑泄尿频多，肝肾不足目暗昏。

金樱子

金樱酸涩性味平，功专固精功效宏；肾虚遗滑尿频多，泻痢日久也建功。

桑螵蛸

甘咸入肾桑螵蛸，补肾助阳固涩妙；遗精滑泻尿频多，肾虚阳痿有功劳。

莲子（含莲须、莲房、莲子心、荷叶、荷梗）

莲子味甘性涩平，补虚固涩备兼功；善补脾肾心三经，涩肠固精止带用。
平燥雄蕊莲须用，善治带下滑遗精。莲房味苦涩性温，止血化瘀有功名。
味苦性寒莲子心，清心安神涩止功。荷叶味苦涩性平，升阳除湿止血用。

中医启蒙丛书　现代教材歌集

荷梗味苦性又平，和胃安胎又宽胸。

芡实

芡实味甘涩性平，补脾益肾又固精；涩肠止泻带下疗，药食佳品可两用。

海螵蛸

咸涩微温海螵蛸，止血止带崩漏疗；胃痛吐酸是专药，收湿敛疮外用好。

【涌吐类】

常山

常山有毒苦辛寒，胸中痰饮积聚痊；辛开苦泄涌吐痰，疟邪内伏良效添。

瓜蒂

瓜蒂有毒苦又寒，痰热宿食涌吐完；癫痫发狂喉痹喘，湿热黄疸头痛拈。

胆矾

酸涩辛寒毒胆矾，涌吐之力功非凡；风痰毒物喉痹癫，祛腐蚀疮风赤眼。

【其它类】

雄黄

辛温有毒是雄黄，疥癣湿疹外用良；补火壮阳又通便，寒喘阳痿冷积尝。

白矾

白矾味酸涩性寒，外用湿疮虫疥癣；吐衄下血久泻痢，中风痰厥癫狂痫。

蛇床子

辛苦性温是蛇床，燥湿杀虫祛风痒；湿痹腰痛寒带下，阳痿宫冷壮肾阳。

大风子

辛热有毒大风子，善治麻风要药知；攻毒杀虫祛风湿，梅毒疥癣也可治。

土荆皮

辛温有毒土荆皮，杀虫止痒功可知；诸多癣证皆可治，此多外用涂擦施。

蜂房

甘平有毒是蜂房，攻毒杀虫祛风痒；痈疽瘰疬及癣疮，痹证牙痛阳痿尝。

大蒜

大蒜辛散又温通，解毒杀虫内外用；疮疡疥癣肺痨咳，泻痢肠虫药食功。

木鳖子

苦凉有毒甘木鳖，攻毒疗疮消肿结；恶疮肿毒乳痈治，筋脉拘挛外治贴。

升药

辛热有毒数升药，拔毒化腐功可歌；仙丹美称外科用，排脓去腐伤口合。

轻粉

轻粉辛寒有大毒，杀虫敛疮又攻毒；疥癣梅毒疮疡烂，通利二便肿胀除。

砒石

砒石辛热有大毒，外用蚀疮大去腐；瘰疬疥癣恶疮治，寒痰哮喘疟疾除。

铅丹

铅丹有毒辛微寒，拔毒生肌把疮敛；吸湿杀虫又止痒，疮疡溃烂皆可痊。

炉甘石

味甘性平炉甘石，解毒明目退翳使；生肌敛疮又止痒，眼科外用功可知。

中医启蒙丛书　现代教材歌集

硼砂

硼砂甘咸性寒凉，善治咽痛口舌疮；目赤肿痛去翳障，清热化痰功效良。

汤头歌诀

【解表剂】

麻黄汤

麻黄汤中用桂枝，杏仁甘草四般施；发热恶寒头项痛，喘而无汗服之宜。
三拗汤中麻杏草，宣肺平喘效不低。麻黄汤中加白术，湿困身痛总能医。
还有麻杏苡甘剂，风湿发热亦可祛。

华盖散

华盖麻杏紫苏子，茯苓陈草桑白皮；风寒束肺痰不爽，急煎宜服莫迟疑。

大青龙汤

大青龙汤桂麻黄，杏草石膏姜枣藏；太阳无汗兼烦燥，解表清热此为良。

桂枝汤

桂枝汤治太阳风，芍药甘草姜枣同；解肌发表调营卫，表虚自汗正宜用。
加入葛根治项强，又兼汗出与恶风。桂枝汤加厚朴杏，降逆平喘有殊功。
桂枝汤中加桂枝，善治奔豚气上冲。桂枝汤中加芍药，善治太阴腹满痛。
桂枝汤中加龙牡，潜阳涩精阴阳病。

九味羌活汤

九味羌活用防风，细辛苍芷与川芎；黄芩生地加甘草，发汗祛风力量雄。
九味羌活去白芷，再加独活防己知；还把黄连白术入，大羌活汤散热湿。

加味香苏散

加味香苏陈草风，荆芥姜蔓与川芎；恶风身热头项痛，胸脘满闷服之松。

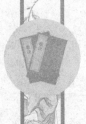

香苏散

香苏散内草陈皮，外感风寒气滞宜；寒热头痛胸脘闷，解表又能疏气机。

小青龙汤

小青龙汤桂芍麻，干姜辛夏草味加；外束风寒内停饮，散寒蠲饮效堪夸。
小青龙把石膏配，咳喘而烦效更佳。

射干麻黄汤

射干麻黄亦治水，不在发表在宣肺；姜枣细辛款冬花，紫菀半夏加五味。

正柴胡饮

正柴胡饮平散方，芍药防风陈草姜；轻疏风邪解热痛，表寒轻证服之康。

桑菊饮

桑菊饮中桔杏翘，芦根甘草薄荷饶；清疏肺卫轻宣剂，风温咳嗽服之消。

银翘散

银翘散主上焦疴，竹叶荆蒡豉薄荷；甘桔芦根凉解法，发热咽痛服之瘥。

银翘汤

鞠通更有银翘汤，竹草麦冬生地黄；阳明温病寒下后，脉浮无汗服之康。

麻杏石甘汤

麻杏甘草石膏汤，四药组合有专长；肺热壅盛气喘急，辛凉疏泄此法良。

越婢汤

越婢汤中有石膏，麻黄生姜加枣草；风水恶风一身肿，水道通调肿自消。
越婢汤中加白术，健脾利湿功更高。

升麻葛根汤

阎氏升麻葛根汤，芍药甘草合成方；麻疹初期出不透，解肌透疹此方良。

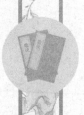

宣毒发表汤

宣毒发表升葛翘，杏桔荆防枳薄草；前胡木通牛蒡竹，催疹现点此方饶。

竹叶柳蒡汤

竹叶柳蒡葛根知，蝉衣荆芥薄荷施；石膏粳米参甘麦，风疹急投莫延迟。

柴葛解肌汤

陶氏柴葛解肌汤，邪在三阳热势张；芩芍桔草姜枣芷，羌膏解表清热良。
程氏也有同名方，柴葛草芍芩地黄；丹皮二母一并入，发热口渴宜煎尝。

葱豉桔梗汤

葱豉桔梗薄荷翘，山栀竹叶加甘草；热邪束肺嗽咽痛，风温初起此方疗。

葱豉汤

葱豉汤是《肘后方》，解表发汗又通阳；恶寒发热头闷痛，服后邪散津不伤。

《活人》葱豉汤

《类证活人》葱豉汤，更加葛根与麻黄；恶寒腰背头项痛，得汗表解保安康。

败毒散

人参败毒草苓芎，羌独柴前枳桔同；生姜薄荷煎汤服，祛寒除湿功效宏。
若须消散疮毒肿，加入荆芥与防风。原方配入陈仓米，噤口痢疾此为宗。

参苏饮

参苏饮内陈皮草，枳壳前胡半夏从；葛根木香桔梗茯，气虚感寒最宜用。

再造散

再造散用参附芪，桂甘羌防芎芍齐；再加细辛姜枣煮，阳虚寒闭最相宜。

麻黄附子细辛汤

麻黄附子细辛汤，温经解表法优良；少阴脉沉反发热，寒邪外解不伤阳。

前方去辛加炙草，无汗微热宜煎尝。

葱白七味饮

葱白七味《外台》方，新豉葛根与生姜；麦冬生地千扬水，血虚外感最相当。

加减葳蕤汤

加减葳蕤用白薇，豆豉生葱桔梗随；草枣薄荷共八味，滋阴发汗此方魁。

《千金》葳蕤汤

《千金》葳蕤麻杏膏，芎独白薇木香草；外感热伤津不足，生津清热又解表。

【泻下剂】

大承气汤

大承气汤用硝黄，配以枳朴泻力强；阳明腑实真阴灼，急下存阴第一方。
去硝名曰小承气，便硬痞满泻热良。调胃承气硝黄草，便秘口渴急煎尝。

复方大承气汤

更有复方大承气，大承气加桃芍服；能泻腑实消胀满，可治急性肠梗阻。

大陷胸汤

大陷胸汤用硝黄，甘遂为末共成方；专治热实结胸证，泻热逐水效非常。
再把葶苈杏仁入，和丸更治项背强。

大黄附子汤

大黄附子细辛汤，胁下寒凝疝痛方；冷积内结成实证，温下寒实可复康。

温脾汤

温脾附子与干姜，甘草人参及大黄；寒热并进补兼泻，温通寒积振脾阳。
当归芒硝也配入，温下寒积效更良。

三物备急丸

三物备急巴豆研，干姜大黄不需煎；猝然腹痛因寒积，速投此方急救先。

三物白散

三物白散桔梗贝，再把巴豆一齐配；寒实结胸痰涎壅，祛痰泻积功力倍。

麻子仁丸

麻子仁丸治脾约，枳朴大黄麻杏芍；土燥津枯便难解，肠润热泻诸症却。

润肠丸

润肠丸用归羌活，大黄桃麻两仁合；劳倦纳呆便秘涩，蜜丸嚼服功效确。

五仁丸

五仁柏子加松米，桃杏两仁陈郁李；血虚津枯肠中燥，理气润肠通便秘。

济川煎

济川归膝肉苁蓉，泽泻升麻枳壳从；阴虚血弱肠中燥，滋阴养血便自通。

十枣汤

十枣逐水效力佳，大戟甘遂与芫花。控涎丹用遂戟芥，攻涤痰涎力不差。

舟车丸

舟车牵牛与大黄，遂戟芫花槟木香；青皮橘皮轻粉入，泻水消胀力量强。

疏凿饮子

疏凿饮子泻水方，木通泽泻与槟榔；羌艽苓腹椒商陆，赤豆姜皮退肿良。

禹功散

儒门事亲禹功散，牵牛茴香一齐研；行气逐水又通便，姜汁调下阳水痊。
导水丸中去茴香，滑石大黄黄芩添。

黄龙汤

黄龙汤枳朴硝黄，参归姜桔枣生姜；阳明腑实气血弱，通便不把气血伤。

新加黄龙草硝黄，参归麦地玄海姜，滋阴养液补气血，正虚便秘此方良。

导赤承气汤

导赤承气大黄硝，地芍连柏共煎熬；大便秘结小便赤，泻热通便诸症消。

增液承气汤

增液承气玄地冬，更加硝黄力量雄；温病阴亏实热结，养阴泻热肠道通。

承气养营汤

承气养营归芍知，生地大黄与朴枳；数下阴伤热结在，正是此方效显时。

【和解剂】

小柴胡汤

小柴胡汤和解功，半夏人参甘草从；更用黄芩生姜枣，少阳为病此为宗。

柴胡枳桔汤

柴胡枳桔陈皮茶，黄芩生姜与半夏；邪郁腠理胸满痛，辛开苦泄此方佳。

蒿芩清胆汤

蒿芩清胆枳竹茹，陈夏茯苓碧玉服；热重寒轻痰挟湿，胸痞呕恶总能除。

柴胡达原饮

柴胡达原槟朴果，更加芩草枳壳和；青皮桔梗荷叶柄，豁痰宽胸截疟疴。

达原饮

达原饮用朴槟芩，白芍甘知草果并；邪伏膜原寒热作，透邪逐秽此方行。

清脾饮

清脾饮用柴夏芩，草果青皮甘术苓；厚朴生姜同煎煮，热多寒少温疟平。

四逆散

四逆散里用柴胡，芍药枳实甘草辅；此是阳郁成厥逆，疏和抑郁厥自除。

柴胡疏肝散

四逆散中加芎香，枳实易壳行气良；方名柴胡疏肝散，气闷胁痛皆可畅。

逍遥散

逍遥散用当归芍，柴苓术草加姜薄。更有丹栀逍遥散，调经解郁清热着。
黑逍遥散有生地，血虚痛经功效卓。

痛泻要方

痛泻要方用陈皮，术芍防风共成剂；肠鸣泄泻腹又痛，治在泻肝与实脾。

半夏泻心汤

半夏泻心配连芩，干姜草枣与人参；辛苦甘温消虚痞，治在调阳与和阴。
干姜减量生姜配，水热互结消痞灵。半夏泻心加重草，主治气痞腹中鸣。

黄连汤

黄连汤证上焦热，中寒腹痛欲呕哕；半夏泻心加桂枝，减去黄芩散寒邪。

【清热剂】

白虎汤

白虎汤清气分热，石膏知母草米协。热渴汗出兼气虚，白虎加参最相宜。
身热欲呕骨节痛，加入桂枝疏经脉。湿温身重汗出多，方加苍术湿热灭。

竹叶石膏汤

竹叶石膏汤人参，麦冬半夏甘草承；再加粳米同煎服，清热益气津自生。

清营汤

清营汤治热传营，身热燥渴眠不宁；犀地银翘玄连竹，丹麦清热护阴功。
减去丹参银连地，清宫更加莲心同。

犀角地黄汤

犀角地黄芍药丹，血升胃热火邪干；斑黄阳毒皆可治，热入营血服之安。

黄连解毒汤

黄连解毒柏栀芩，三焦火盛是主因；烦狂大热兼谵妄，吐衄发斑皆可平。
栀子金花加大黄，润肠泻热功更宏。泻心大黄与连芩，主治黄疸血妄行。

凉膈散

凉膈硝黄栀子翘，黄芩甘草薄荷饶；再加竹叶调蜂蜜，中焦燥实服之消。

普济消毒饮

普济消毒蒡芩连，甘桔蓝根勃翘玄；升柴陈薄僵蚕入，大头瘟毒服之痊。

青盂汤

青盂汤用荷叶边，石膏知母草僵蚕；蝉退重楼羚羊角，头面肿毒阳毒斑。

清瘟败毒饮

清瘟败毒地芩连，丹膏栀草竹叶并；犀角玄翘知芍桔，清热解毒亦滋阴。
化斑玄犀和白虎，凉血解毒燔热清。

神犀丹

神犀丹中犀玄参，芩蒲地银板蓝根；翘豉金汁天花粉，紫草合治热毒深。

导赤散

导赤生地与木通，草梢竹叶四味同；口糜淋痛小肠火，引热渗入小便中。

中医启蒙丛书　现代教材歌集

清心莲子饮

清心莲子参芪苓，地骨车前甘草芩；再加柴胡麦门冬，主治淋浊与遗精。

龙胆泻肝汤

龙胆泻肝栀芩柴，生地车前泽泻偕；木通甘草当归合，肝经湿热力能排。

当归龙荟丸

当归龙荟用四黄，栀子木香与麝香；和蜜为丸加青黛，肝胆实火悉能攘。

泻青丸

泻青丸用龙胆栀，泻火下行大黄施；羌防升散芎归养，泻火养肝不宜迟。

左金丸

左金黄连与吴萸，胁痛吞酸悉能医。再加芍药名戊己，专治泄痢痛在脐。
香连相合治热痢，症见腹痛又里急。

泻白散

泻白甘草地骨皮，桑皮再加粳米宜；泻肺清热平咳喘，又可和中与健脾。
葶苈大枣亦泻肺，行水祛痰喘自息。

清胃散

清胃散中当归连，生地丹皮升麻全；或加石膏泻胃火，能消牙痛及牙宣。

泻黄散

泻黄甘草与防风，石膏栀子藿香充；炒香蜜酒调和服，胃热口疮并见功。

玉女煎

玉女煎用熟地黄，膏知牛膝麦冬襄；肾虚胃火相为病，牙痛齿衄宜煎尝。

芍药汤

初痢多宗芍药汤，芩连归桂槟草香；重在调气与行血，里急便脓自然康。

黄芩汤用芍枣草，清热和中止痢方。

白头翁汤

白头翁汤治热痢，黄连黄柏备秦皮。上方加草与阿胶，产后虚痢称良剂。

青蒿鳖甲汤

青蒿鳖甲知地丹，热自阴来仔细看；夜热早凉无汗出，养阴透热服之安。

秦艽鳖甲散

秦艽鳖甲治风劳，地骨柴胡及青蒿；当归知母乌梅合，止嗽除蒸敛汗超。

清骨散

清骨散用银柴胡，胡连秦艽鳖甲辅；地骨青蒿知母草，骨蒸劳热一并除。

当归六黄汤

火炎汗出六黄汤，归柏芩连二地黄；倍用黄芪为固表，滋阴清热敛汗强；

【祛暑剂】

新加香薷饮

新加香薷朴银翘，扁豆鲜花一齐熬；暑温口渴汗不出，清热化湿又透表。
香薷散用朴扁豆，祛暑和中湿邪消。

清络饮

清络饮用荷叶边，竹丝银扁翠衣添；鲜用辛凉轻清剂，暑伤肺络服之痊。

六一散

六一散用滑石草，清暑利湿此方饶。加入辰砂名益元，兼能镇心亦有效。
或加青黛名碧玉，目赤咽痛俱可消。滑草薄荷鸡苏散，暑湿风热俱能疗。

桂苓甘露饮

桂苓甘露猪苓膏，术泻寒水滑石草；清暑泄热又利湿，发热烦渴一并消。

清暑益气汤

清暑益气西洋参，竹叶知草与荷梗；麦冬米斛连瓜翠，暑热伤津此方能。

李东垣清暑益气汤

东垣清暑益气汤，参芪归术柏草苍；升葛泽曲麦味合，健脾祛湿此方强。

【温里剂】

理中丸

理中丸主温中阳，人参甘草术干姜。呕利腹痛阴寒盛，再加附子更扶阳。
理中化痰加苓夏，擅治停饮大便溏。桂枝加入理中内，温里解表两兼长。

吴茱萸汤

吴茱萸汤参枣姜，肝胃虚寒此方良；阳明寒呕少阴利，厥阴头痛亦堪尝。
若加半夏能降逆，化痰止呕功力强。

小建中汤

小建中汤芍药多，桂枝甘草姜枣和；更加饴糖补中气，虚劳腹冷服之瘥。
黄芪建中补不足，表虚身痛效无过。又有当归建中汤，产后诸虚皆可却。

大建中汤

大建中汤建中阳，蜀椒干姜参饴糖；阴盛阳虚腹冷痛，温补中焦止痛强。

四逆汤

四逆汤中附草姜，四肢厥冷急煎尝；腹痛吐泻脉沉细，急投此方可回阳。
倍加干姜名通脉，温阳守中血脉畅。人参加入四逆内，益气固脱效非常。
四逆加葱去甘草，方名白通擅通阳。白通再把胆尿配，阴盛格阳不二方。
又有参附合为剂，回阳救脱挽危亡。

回阳救急汤

回阳救急用六君，桂附干姜五味群；加麝三厘或胆汁，三阴寒厥见奇勋；
又方名同治稍异，加入麦冬去茯苓。

黑锡丹

黑锡丹中蔻硫黄，桂附楝木沉茴香；芦巴骨脂阳起石，降逆平喘镇浮阳。

《医门》黑锡丹

又有《医门》黑锡丹，硫黄黑锡制成丸；功能温肾又定喘，两方治证各有专。

当归四逆汤

当归四逆桂芍枣，细辛甘草与通草；血虚肝寒四肢厥，煎服此方乐陶陶。
上方再加姜萸配，温经散寒功更超。桂枝汤中去甘草，加入黄芪名五物；
益气温经和营卫，善治血痹肌麻木。

乌附麻辛桂姜汤

乌附麻辛桂姜汤，甘草蜂蜜共煎尝；寒湿痹阻关节痛，温经宣痹庶能康。

【表里双解剂】

大柴胡汤

大柴胡汤用大黄，枳芩夏芍枣生姜；少阳阳明同合病，和解攻里效无双。

厚朴七物汤

厚朴七物《金匮》方，草桂枳实枣黄姜；腹满发热大便滞，速投此方莫彷徨。

防风通圣散

防风通圣大黄硝，荆芥麻黄栀芍翘；甘桔芎归滑石膏，薄荷芩术力偏饶；
表里交攻阳热盛，外疡疮毒总能消。

葛根黄芩黄连汤

葛根黄芩黄连汤，再加甘草共煎尝；邪陷阳明成热痢，清里解表保安康。

三黄石膏汤

石膏汤用芩柏连，麻黄豆豉山栀全；清热发汗兼解毒，姜枣细茶一同煎。

五积散

五积消滞又温中，麻黄苍芷芍归芎；枳桔桂苓甘草朴，两姜陈皮半夏葱；
除桂桔陈余略炒，熟料尤增温散功；理气解表祛寒湿，散痞调经辨证从。

柴胡桂枝干姜汤

柴胡桂枝干姜汤，瓜蒌芩草牡蛎襄；小便不利胸胁满，寒热心烦服之康。

【补益剂】

四君子汤

四君子汤中和义，参术茯苓甘草比。益以夏陈名六君，健脾化痰又理气。
除祛半夏名异功，或加香砂胃寒祛。

保元汤

保元汤方性偏温，桂草参芪四味存；男妇虚劳幼科痘，补肺益脾显奇真。

参苓白术散

参苓白术扁豆陈，莲草山药砂苡仁；桔梗上浮兼保肺，枣汤调服益脾神。

七味白术散

七味白术参苓草，木香藿香葛根饶；发热食少兼口渴，气滞脾弱此方疗。

补中益气汤

补中参草术归陈，芪得升柴用更神；劳倦内伤功独擅，气虚下陷亦堪珍。

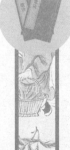

举元煎

举元煎中芪草升，更加白术与人参；气虚下陷亡阳证，血脱血崩力能任。

升陷汤

升陷汤用芪知柴，桔梗升麻相与偕；胸中气陷呼吸弱，速投此方莫徘徊。

生脉散

生脉麦味与人参，保肺生津又提神；气少汗多兼口渴，病危脉绝急煎斟。

人参蛤蚧散

罗氏人参蛤蚧散，专治痰血与喘满；桑皮二母草杏苓，肺痿服之症可缓。
人参胡桃生姜伴，纳气归肾可平喘。

四物汤

四物归地芍与芎，营血虚滞此方宗；妇女经病凭加减，临证之时可变通。
东垣方中有圣愈，四物汤内加参芪；气虚血弱均能补，经期量多总能医。
四物汤内桃红入，活血行血又逐瘀。补肝汤中有四物，木瓜甘草枣仁服。

当归补血汤

当归补血重黄芪，甘温除热法颇奇；芪取十份归二分，阳生阴长理奥秘。

归脾汤

归脾汤用参术芪，归草茯神远志齐；酸枣木香龙眼肉，煎加姜枣益心脾；
怔忡健忘俱可却，肠风崩漏总能医。

炙甘草汤

炙甘草汤参桂姜，麦地胶枣麻仁襄；心动悸兮脉结代，虚劳肺痿俱可尝。
除去参桂与姜枣，加入白芍治阴伤；温邪久恋阳明证，快服加减复脉汤。

八珍汤

四君四物八珍汤，气血双补是名方。再加黄芪与肉桂，十全大补效更强。

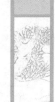

若加志陈味姜枣，去芎养荣有专长。

泰山磐石散

十全大补减桂苓，更加续断砂糯芩；气血双补安胎好，泰山磐石是方名。

六味地黄丸

六味地黄益肾肝，山药丹泽萸苓掺。再加知柏成八味，阴虚火旺可煎餐。
六味再加五味子，丸名都气虚喘安。地黄丸中加麦味，咳喘盗汗皆能挽。
六味再加杞与菊，目视昏花治可痊。

左归丸

左归丸内山药地，萸肉枸杞与牛膝；菟丝龟鹿二胶合，壮水之主方第一。

左归饮

左归饮用地药萸，杞苓炙草一并齐；煎汤养阴滋肾水，既主腰酸又止遗。

大补阴丸

大补阴丸知柏黄，龟板脊髓蜜成方；咳嗽咯血骨蒸热，阴虚火旺制阳亢。

虎潜丸

虎潜足痿是妙方，虎骨陈皮并锁阳；龟板干姜知母芍，再加地柏作丸尝。

二至丸

二至女贞与旱莲，桑椹熬膏和成圆；肝肾阴虚得培补，消除眩晕与失眠。
桑叶芝麻蜜和丸，疏风祛湿益肾肝；头晕眼花皆可治，湿痹肢麻亦能蠲。

一贯煎

一贯煎中生地黄，沙参归杞麦冬藏；少佐川楝泄肝气，阴虚胁痛此方良。

石斛夜光丸

石斛夜光枳膝芎，二地二冬杞丝苁；青葙草决犀羚角，参味连苓蒺草风；

再与杏菊山药配，养阴明目第一功。

补肺阿胶汤

补肺阿胶马兜铃，牛蒡甘草糯米杏；肺虚火盛最宜服，降气生津咳嗽宁。

月华丸

月华丸方擅滋阴，二冬二地沙贝苓；山药百部胶三七，獭肝桑菊保肺金。

龟鹿二仙胶

人参龟板鹿角胶，再加枸杞熬成膏；滋阴益肾填精髓，精极用此治效高。

七宝美髯丹

七宝美髯归首乌，苓膝故纸芝麻菟；筋痿骨软齿动摇，重在滋水与涵木。

肾气丸

肾气丸补肾阳虚，地黄山药及茱萸；苓泽丹皮合桂附，水中生火在温煦。
《济生》加入车牛膝，通调水道肿胀祛。肾气丸中加茸味，填精补阳总相依。

右归丸

右归丸中地附桂，山药茱萸菟丝归；杜仲鹿角枸杞子，益火之源此方魁。
减去鹿胶与归菟，加入甘草作汤服；方名称为右归饮，扶阳更把阴寒逐。

【安神剂】

朱砂安神丸

朱砂安神东垣方，归连甘草和地黄；怔忡不寐心烦乱，养阴清热可复康。

生铁落饮

《医学心悟》铁落饮，二冬二茯胆南星；橘志蒲翘钩玄贝，更加朱丹可镇心。

中医启蒙丛书 现代教材歌集

珍珠母丸

珍珠母丸归地参，犀香龙苓柏子仁；更加酸枣定惊悸，阴血得养可宁神。

磁朱丸

磁朱丸中有神曲，摄纳浮阳明目宜；心悸失眠皆可治，癫狂痫证也可医。

酸枣仁汤

酸枣仁汤治失眠，川芎知草茯苓煎；养血除烦清虚热，安然入睡梦香甜。

定志丸

定志丸中参菖蒲，二茯远志加白术；麦冬朱砂和蜜制，专治心怯神恍惚。

天王补心丹

补心丹用柏枣仁，二冬生地当归身；三参桔梗朱砂味，远志茯苓共养神；或加菖蒲去五味，心气开通肾气升。

柏子养心丸

柏子养心草芪参，二茯当归淮枣仁；夏曲远志加桂味，除却惊悸自安神。

枕中丹

枕中丹是《千金方》，龟板龙骨远志菖；或丸或散黄酒下，开心定志又潜阳。

甘麦大枣汤

甘草小麦大枣汤，妇人脏躁性反常；精神恍惚欲悲哭，和肝滋脾自然康。

交泰丸

心肾不交交泰丸，一份桂心十份连；怔忡不寐心阳亢，心肾交时自可安。朱雀丸中沉茯神，蜜丸交通心肾安。

【开窍剂】

安宫牛黄丸

安宫牛黄开窍方，芩连栀郁朱雄黄；犀角珍珠冰麝箔，热闭心包功效良。

牛黄清心丸

牛黄清心朱芩连，山栀郁金蜜和圆；清热解毒又开窍，中风惊厥急救先。

紫雪丹

紫雪犀羚朱朴硝，硝石金寒滑磁膏；丁沉木麝升玄草，热陷痉厥服之消。

至宝丹

至宝朱珀麝息香，雄玳犀角与牛黄；金银二箔兼龙脑，开窍清热解毒良。

小儿回春丹

回春丹中二连并，礞朱牛蒲夏胆星；贝藤薄砂天竺麝，小儿惊搐赖此平。

行军散

诸葛行军痧瘴方，珍珠牛麝冰雄黄；硼硝金箔共研末，窍闭神昏服之康。

苏合香丸

苏合香丸麝息香，木丁熏陆荜檀香；犀冰术沉诃香附，中恶急救莫彷徨。

冠心苏合香

冠心苏合治心痛，朱檀冰木乳香并；芳香开窍疏气机，现代医家经常用。

玉枢丹

玉枢丹有山慈菇，五倍千金一并入；大戟麝香共为末，霍乱痧胀米汤服。

中医启蒙丛书

现代教材歌集

【固涩剂】

玉屏风散

玉屏风散少而精，芪术防风鼎足形；表虚汗多易感冒，固卫敛汗效特灵。

牡蛎散

牡蛎散内用黄芪，浮麦麻根合用宜；卫虚自汗或盗汗，固表收敛见效奇。

九仙散

九仙散用乌梅参，桔梗桑皮贝母承；粟壳阿胶冬花味，敛肺止咳气自生。

真人养脏汤

真人养脏木香诃，当归肉蔻与粟壳；术芍参桂甘草共，脱肛久痢服之疴。

四神丸

四神骨脂与茱萸，肉蔻五味四般齐；大枣生姜同煎合，五更肾泻最相宜。

桃花汤

桃花汤用赤石脂，粳米干姜共用之；固涩虚寒少阴痢，热邪滞下切难施。
石脂又与余粮合，久痢脱肛正宜治。

金锁固精丸

金锁固精芡莲须，龙骨牡蛎与蒺藜；莲粉糊丸盐汤下，能止无梦夜滑遗。
水陆二仙金樱芡，精遗带下都能祛。

桑螵蛸散

桑螵散治小便数，参茯龟壳与龙骨；远志当归石菖蒲，补肾宁心健忘除。

缩泉丸

缩泉丸治儿尿频，脬气虚寒约失灵；山药乌药益智仁，糊丸多服效显明。

固经丸

固经丸内龟板君，黄柏椿皮香附芩；更加芍药糊丸服，漏下崩中均可宁。

固冲汤

固冲汤内白术芪，龙牡芍茜与山萸；倍子海蛸棕炭合，崩中漏下总能医。

完带汤

完带汤中二术陈，人参甘草车前仁；柴芍淮山黑芥穗，化湿止带此方存。

易黄汤

易黄芡实与山药，车前黄柏加白果；健脾清热又除湿，能消带下黏稠多。

清带汤

清带汤中海螵蛸，龙牡山药加茜草；带下清稀色赤白，益脾固肾自然好。

震灵丹

震灵丹用禹余粮，石脂石英没乳香；代赭灵脂朱砂合，固崩止带有效方。

【理气剂】

越鞠丸

越鞠丸治六郁侵，气血痰火湿食因；芎苍香附加栀曲，气畅郁舒痛闷伸。

金铃子散

金铃延胡等分研，黄酒调服或水煎；心腹诸痛由热郁，降热开郁痛自蠲。

延胡索散

延胡散治七情伤，血气刺痛服之良；归芍乳没草姜桂，木香蒲黄与姜黄。

半夏厚朴汤

半夏厚朴与紫苏，茯苓生姜共煎服；痰凝气聚成梅核，降逆开郁气自舒。

中医启蒙丛书　现代教材歌集

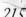

枳实薤白桂枝汤

枳实薤白桂枝汤，厚朴瓜蒌合成方；通阳理气又散结，胸痹心痛皆可尝。
栝蒌薤白加白酒，胸痛彻背厥疾瘳。再加半夏化痰结，功力又更胜一筹。

橘核丸

橘核丸中楝桂存，枳朴延胡藻带昆；桃仁木通木香合，外肾顽痛盐酒吞。

天台乌药散

天台乌药楝茴香，良姜巴豆与槟榔；青皮木香共研末，寒滞疝痛酒调尝。

三层茴香丸

三层茴香制成丸，沙参川楝木香攒；再加槟茇成二料，三料更把苓附搬；
寒疝阴囊见肿胀，气行寒消胀肿散。

导气汤

导气汤有吴茱萸，木香小茴川楝齐；寒凝气滞连煎服，小肠疝痛自可愈。

暖肝煎

暖肝煎中用当归，杞苓乌药与小茴；行气逐寒桂沉配，小腹疝痛一并摧。

加味乌药汤

加味乌药汤砂仁，香附木香甘草伦；配入玄胡共六味，经前腹痛效堪珍。

厚朴温中汤

厚朴温中姜陈草，苓蔻木香一起熬；温中行气兼燥湿，脘腹胀痛服之消。

良附丸

良姜香附等分研，米汤姜汁加食盐；合制为丸空腹服，胸闷脘痛一齐蠲。

苏子降气汤

苏子降气橘半归，前胡桂朴草姜随；或加沉香去肉桂，化痰平喘此方推。

定喘汤

定喘白果与麻黄，款冬半夏白皮桑；苏子黄芩甘草杏，宣肺平喘效力彰。

小半夏汤

小半夏汤有生姜，化痰降逆基础方；主治痰饮呕吐证，若加茯苓效力彰。
大半夏汤有人参，白蜜三味胃反恙。

四磨饮

四磨饮治七情侵，人参乌药沉香槟；四味浓磨煎温服，破气降逆喘自平。
去参加入木香枳，五磨饮子白酒斟。五磨饮子加大黄，六磨汤方功更神。

旋覆代赭汤

仲景旋覆代赭汤，半夏参草大枣姜；噫气不降心下痞，健脾祛痰治相当。
干姜人参加半夏，妊娠恶阻服之康。

橘皮竹茹汤

橘皮竹茹治逆呃，参草姜枣效最捷。《济生》同方加苓半，再添麦冬枇杷叶；
主治呕哕不能食，总因痰滞胃虚热。原方减去参枣草，又加柿蒂亦相得；
此乃鞠通新制方，胃气不虚即可啜。

丁香柿蒂汤

丁香柿蒂人参姜，呃逆因寒中气伤。《济生》去参仅三味，胸满呃逆宜煎尝。

【理血剂】

桃核承气汤

桃核承气用硝黄，桂枝甘草合成方；下焦蓄血急煎服，解除夜热烦如狂。
下瘀血汤䗪桃黄，产后腹痛逐瘀良。

血府逐瘀汤

血府逐瘀归地桃，红花赤芍枳壳草；柴胡芎桔牛膝等，血化下行不作劳。

通窍活血汤

通窍全凭好麝香，桃红大枣老葱姜；川芎黄酒赤芍药，表里通经第一方。

膈下逐瘀汤

膈下逐瘀桃牡丹，赤芍乌药玄胡甘；归芎灵脂红花壳，香附开郁血亦安。

少腹逐瘀汤

少腹逐瘀小茴香，玄胡没药芎归姜；官桂赤芍蒲黄脂，经黯腹痛快煎尝。

身痛逐瘀汤

身痛逐瘀桃归芎，脂艽附羌与地龙；牛膝红花没药草，通络止痛力量雄。

复元活血汤

复元活血汤柴胡，蒌根归草与甲珠；桃仁红花大黄配，跌打损伤正宜服。

补阳还五汤

补阳还五芪归芎，桃红赤芍加地龙；半身不遂中风证，益气活血经络通。

解毒活血汤

解毒活血连翘桃，红花归壳葛赤芍；柴胡甘草同生地，吐泻良方用水熬。

会厌逐瘀汤

会厌逐瘀是病源，桃红甘桔地归玄；柴胡枳壳赤芍药，水呛血凝立可痊。

癫狂梦醒汤

癫狂梦醒桃仁功，香附青柴半木通；陈腹赤桑苏子炒，倍加甘草缓其中。

温经汤

温经汤用萸桂芎，归芍丹皮姜夏冬；参草益脾胶养血，调经重在暖胞宫。

艾附暖宫汤

艾附暖宫用四物，吴萸官桂加芪续；米醋糊丸醋汤下，专治带多痛在腹。

生化汤

生化汤宜产后尝，归芎桃草加炮姜；恶露不行少腹痛，温经活血最见长。

失笑散

失笑灵脂共蒲黄，等分作散醋煎尝；血瘀少腹时作痛，祛瘀止痛效非常。

手拈散

手拈散用延胡索，灵脂没药加草果；温寒理气热酒服，肝脾作痛可调和。

丹参饮

心腹诸痛有妙方，丹参砂仁加檀香；气滞血瘀两相结，瘀散气顺保安康。

活络效灵丹

活络效灵主丹参，当归乳香没药存；癥瘕积聚腹中痛，煎服此方可回春。

宫外孕方

宫外孕方赤芍桃，丹参棱莪一齐熬；破血逐瘀消肿块，异位妊娠急治疗。

七厘散

七厘散治跌打伤，血竭红花冰麝香；乳没儿茶朱共末，外敷内服均见长。

桂枝茯苓丸

《金匮》桂枝茯苓丸，芍药桃仁共牡丹；等分为末蜜丸服，活血化瘀癥块散。

大黄䗪虫丸

大黄䗪虫芩芍桃，地黄杏草漆蛴螬；虻虫水蛭和丸服，去瘀生新功独超。

中医启蒙丛书　现代教材歌集

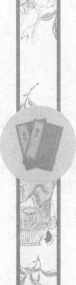

十灰散

十灰散用十般灰，柏茜茅荷丹棕随；二蓟栀黄皆炒黑，凉降止血此方推。

小蓟饮子

小蓟饮子藕蒲黄，木通滑石生地黄；归草黑栀淡竹叶，血淋热结服之康。

槐花散

槐花散治肠风血，芥穗枳壳侧柏叶；等分为末米汤下，凉血疏风又清热。

槐角丸

槐角丸有地榆防，当归黄芩枳壳匡；血热得凉自可止，擅治肠风又脱肛。

黄土汤

黄土汤中术附芩，阿胶甘草地黄并；便后下血功独擅，吐衄崩中效亦灵。

胶艾汤

胶艾汤中四物先，更加炙草一同煎；暖宫养血血行缓，胎动崩中自可痊。

四生丸

四生丸用三种叶，鲜荷鲜艾侧柏叶；生地共捣如泥煎，吐衄妄行因血热。

柏叶汤

柏叶汤治吐血方，马通艾叶与干姜；中焦虚寒血失统，寓寒于温效力彰。

补络补管汤

补络补管止血剂，龙骨牡蛎山茱萸；收敛固涩兼开通，祛瘀生新有三七。

咳血方

咳血方中诃子收，海石栀子共瓜蒌；青黛泻肝又凉血，咳嗽痰血服之瘳。

[治风剂]

大秦艽汤

大秦艽汤羌独防，芎芷辛芩二地黄；石膏归芍苓术草，养血祛风通治方。

小续命汤

小续命汤桂附芎，麻黄参芍杏防风；黄芩防已兼甘草，六经风中此方通。

消风散

消风散中有荆防，蝉蜕胡麻苦参苍；知膏蒡通归地草，风疹湿疹服之康。

当归饮子

当归饮子赤芍芎，生地黄芪草防风；首乌荆芥刺蒺藜，益气养血风疹停。

川芎茶调散

川芎茶调散荆防，辛芷薄荷甘草羌；目昏鼻塞风攻上，正偏头痛悉能康。
方内再加僵蚕菊，菊花茶调力更强。

苍耳子散

苍耳子散辛荑芷，薄荷葱茶并煎汤；鼻塞涕浊风热扰，清热疏风又通阳。

牵正散

牵正散治口眼斜，白附僵蚕加全蝎；混合研细酒调服，风中络脉效力切。

止痉散

止痉全蝎与蜈蚣，祛风止痛功力宏；惊风抽搐可缓解，又治脑炎破伤风。

玉真散

玉真散治破伤风，牙关紧闭体张弓；星麻白附羌防芷，外敷内服一方通。

五虎追风散

五虎追风亦解痉，蝉蜕天麻加南星；全蝎僵蚕一并入，风痰祛散抽搐平。

小活络丹

小活络丹用胆星，二乌乳没地龙并；中风手足皆麻木，风痰瘀血闭在经。

大活络丹

大活络丹药味丰，四君四物减川芎；白乌两蛇蚕蝎蔻，麻辛附葛羌防风；
乳没灵仙芩连贯，草乌首乌丁地龙；南星青皮骨碎补，木香沉香官桂同；
天麻台乌息香藿，虎龟犀麝玄牛从；两头尖外又松脂，大黄香附竭冰共；
瘫痪痿痹悉可疗，蜜丸箔衣陈酒送。

羚羊钩藤汤

羚羊钩藤茯菊桑，贝草竹茹芍地黄；阳邪亢盛成痉厥，肝风内动急煎尝。

钩藤饮

钩藤饮用羚羊角，全蝎麻参炙草合；小儿急惊牙关紧，手足抽搐急煎酌。

镇肝息风汤

镇肝息风芍天冬，玄参龟板赭茵从；龙牡麦芽膝草楝，肝阳上亢能奏功。

建瓴汤

建瓴汤中有牛膝，赭石龙牡并生地；芍药柏仁加淮山，阳亢眩晕效无比。

天麻钩藤饮

天麻钩藤石决明，黄芩牛膝栀寄生；杜苓益母夜交藤，主治眩晕与耳鸣。

阿胶鸡子黄汤

阿胶鸡子黄汤好，地芍钩藤牡蛎草；决明茯神络石藤，阴虚风动此方保。

大定风珠

大定风珠鸡子黄，再合加减复脉汤；三甲并同五味子，滋阴息风是妙方。

小定风珠鸡子黄，阿胶龟板淡菜匡；引药下行加童便，温邪灼阴可补偿。

三甲复脉汤

三甲复脉蛎龟鳖，地芍麻仁胶草麦；温邪伤阴肢瘈疭，息风潜阳又养血。

地黄饮子

地黄饮子山茱斛，麦味菖蒲远志茯；苁蓉桂附巴戟天，少入薄荷姜枣服；
喑厥风痱能治之，火归水中水生木。

【治燥剂】

杏苏散

杏苏散内夏陈前，枳桔苓草姜枣研；轻宣温润治凉燥，咳止痰化病自痊。

桑杏汤

桑杏汤中浙贝宜，沙参栀豉与梨皮；干咳鼻涸又身热，清宣凉润燥能祛。

翘荷汤

翘荷汤有绿豆皮，甘草桔梗栀皮俱；燥气化火咽不利，咳痰难出总相宜。

清燥救肺汤

清燥救肺参草杷，石膏胶杏麦胡麻；经霜收下冬桑叶，清燥润肺效可嘉。

沙参麦冬饮

沙参麦冬扁豆桑，玉竹花粉甘草襄；秋燥耗津伤肺胃，咽涸干咳最堪尝。

养阴清肺汤

养阴清肺是妙方，玄参草芍冬地黄；薄荷贝母丹皮入，时疫白喉急煎尝。

百合固金汤

百合固金二地黄，玄参贝母桔草藏；麦冬芍药当归配，喘咳痰血肺家伤。

麦门冬汤

麦门冬汤用人参，枣草粳米半夏存；肺痿咳逆因虚火，益胃生津宜煎匀。

玉液汤

玉液汤中芪葛根，鸡金知味药花粉；饮一溲一消渴证，益气生津功效真。

增液汤

增液汤中玄地冬，滋阴润燥有殊功；热病津枯肠燥结，增水行船便自通。

琼玉膏

琼玉膏中生地黄，人参茯苓白蜜糖；合成膏剂缓缓服，干咳咯血肺阴伤。

【祛湿剂】

平胃散

平胃散用朴陈皮，苍术甘草四味齐；燥湿宽胸消胀满，调胃和中此方宜。
再加藿香与半夏，不换金来治时疫。小柴胡汤合平胃，寒多热少湿疟祛。

藿香正气散

藿香正气腹皮苏，甘桔陈苓术厚朴；夏曲白芷加姜枣，风寒暑湿并能除。

六和汤

六和汤用参半砂，杏术草藿与木瓜；赤苓厚朴加扁豆，湿伤脾胃效尤佳。
或益香薷或苏叶，伤寒伤暑用须加。

茵陈蒿汤

茵陈蒿汤大黄栀，瘀热阳黄此方施；便难尿赤腹胀满，清热利湿总相宜。
栀子柏皮加甘草，热疸治疗要及时；四逆汤内茵陈入，黄疸阴证法在兹。

三仁汤

三仁杏蔻薏苡仁，朴夏通草竹叶存；加入滑石渗湿热，身重胸闷属湿温。

藿朴夏苓汤

藿朴夏苓有三仁，猪泽豆豉亦与伦；湿温身热肢体倦，胸闷舌腻宜煎匀。

黄芩滑石汤

黄芩滑石蔻通草，苓皮腹皮猪苓饶；暑温湿温热势重，湿热肾炎亦可疗。

甘露消毒丹

甘露消毒蔻藿香，茵陈滑石木通菖；芩翘贝母射干薄，湿热留恋正治方。

连朴饮

连朴饮内用豆豉，菖蒲半夏芦根栀；胸脘痞闷兼吐泻，湿热为病皆可医。

当归拈痛汤

当归拈痛猪苓泽，二术茵芩苦羌葛；升麻防风知参草，湿重热轻兼风邪。

宣痹汤

宣痹汤方薏苡仁，防己滑石栀杏仁；连翘蚕砂夏赤豆，湿痹化热功效真。

蚕矢汤

蚕矢汤用苡木瓜，芩连栀通吴萸夏；加入豆卷清湿热，霍乱转筋甚相恰。

八正散

八正木通与车前，萹蓄大黄栀滑研；草梢瞿麦灯心草，湿热诸淋宜服煎。

五淋散

五淋散治血热淋，归草栀芍赤茯苓；脐腹急痛小便涩，研末煎服水道清。

中医启蒙丛书　现代教材歌集

二妙散

二妙散中苍柏兼，若云三妙牛膝添；痿痹足疾堪多服，湿热得消病自蠲。
再加苡仁名四妙，渗湿健脾功更全。

五苓散

五苓散治太阳腑，白术泽泻猪苓茯；桂枝化气兼解表，小便通利水饮逐。
除却桂枝名四苓，溲赤便溏皆可服。茵陈配入五苓散，湿热黄疸亦可除。
平胃五苓合方用，消积渗湿效突出。

猪苓汤

猪苓汤中有茯苓，泽泻阿胶滑石并；小便不利兼烦渴，溢阴利水症自平。

防己黄芪汤

防己黄芪《金匮》方，白术甘草枣生姜；汗出恶风兼身肿，表虚湿盛服之康。
防己茯苓加芪桂，肢肿在皮宜煎尝。

五皮散（饮）

五皮散用五般皮，陈苓姜桑大腹齐；或用五加去桑白，脾虚肤胀颇相宜。

苓桂术甘汤

苓桂术甘化饮剂，健脾又温膀胱气；饮邪上逆气冲胸，水饮下行眩晕去。
甘姜苓术主肾着，身痛腰冷又何虑。

真武汤

真武汤壮肾中阳，苓芍术附加生姜；少阴腹痛寒水聚，悸眩瞤惕急煎尝。

附子汤

少阴阳虚附子汤，人参白术苓芍藏；体痛背寒肢逆冷，温阳益气自复康。

实脾散

实脾苓术与木瓜，甘草木香大腹加；草果姜附兼厚朴，虚寒阴水效堪夸。

萆薢分清饮

萆薢分清石菖蒲，草梢乌药益智服；或加茯苓共煎煮，淋浊留连自可除。
程氏萆薢分清饮，黄柏茯苓术菖蒲；莲子丹参及车前，湿热淋浊宜早图。

羌活胜湿汤

羌活胜湿草独芎，蔓荆藁本加防风；湿邪在表头腰痛，发汗升阳经络通；

蠲痹汤

蠲痹汤治风湿痹，羌防归芍并黄芪；姜黄甘草姜煎服，体痛筋挛一并祛。

独活寄生汤

独活寄生艽防辛，归芎地芍桂苓均；杜仲牛膝人参草，冷风顽痹屈能伸。
若去寄生加芪续，汤名三痹古方珍。

乌头汤

乌头汤中有麻黄，黄芪芍药炙草尝；煎时加蜜用小量，寒湿历节服之康。

鸡鸣散

鸡鸣散是《准绳》方，苏叶吴萸桔梗姜；瓜橘槟榔晨冷服，脚气浮肿效非常。

【祛痰剂】

二陈汤

二陈汤用半夏陈，苓草梅姜一并存；利气祛痰兼燥湿，湿痰为患此方珍。
前方去梅加枳星，方名导痰消积饮；胸膈痞塞胁胀满，坐卧不安服之宁。

涤痰汤

涤痰汤有夏橘草，参苓竹茹枳姜枣；胆星菖蒲齐配入，主治风痰迷心窍。

金水六君煎

金水六君用二陈，再加熟地与归身；别称神术丸苍术，大枣芝麻停饮珍。

温胆汤

温胆汤中苓半草，枳竹陈皮加姜枣；虚烦不眠证多端，此系胆虚痰上扰。

十味温胆汤

十味温胆苓枳参，橘皮草味地枣仁；益气化痰姜半枣，远志宁心可安神。

茯苓丸

《指迷》茯苓丸半夏，风硝枳壳姜汤下；中脘停痰肩臂疼，气行痰消诸症罢。

贝母瓜蒌散

贝母瓜蒌花粉研，陈皮桔梗茯苓添；呛咳咽干痰难咯，清肺润燥化痰涎。

清气化痰丸

清气化痰杏瓜蒌，茯苓枳芩胆星投；陈夏姜汁为糊丸，专治肺热咳痰稠。

清金降火汤

清金降火汤桔梗，陈夏贝草赤苓杏；前胡枳壳瓜蒌仁，石膏黄芩生姜用。

小陷胸汤

小陷胸汤连半蒌，宽胸开结涤痰优；膈上热痰痞满痛，舌苔黄腻脉滑浮。

柴胡陷胸汤

柴胡陷胸小柴胡，更把参草枣剔除；加入枳桔连瓜蒌，寒热消退胸闷舒。

滚痰丸

滚痰丸是逐痰方，礞石黄芩及大黄；少佐沉香为引导，实热顽痰一扫光。

苓甘五味姜辛汤

苓甘五味姜辛汤，痰饮咳嗽常用方；气降仍咳胸犹满，速化寒饮保安康。

冷哮丸

冷哮冬花麻草辛，川乌牙皂胆南星；椒矾夏曲紫菀杏，温化寒痰效特灵。

三子养亲汤

三子养亲祛痰方，芥苏莱菔共煎汤；大便实硬加熟蜜，冬寒更可加生姜。

半夏白术天麻汤

半夏白术天麻汤，苓草橘红枣生姜；眩晕头痛风痰盛，痰化风息复正常。

半夏白术天麻汤（李东垣）

半夏白术天麻汤，参芪橘柏及干姜；苓泻麦芽苍术曲，太阴痰厥头痛良。

定痫丸

定痫二茯贝天麻，丹麦陈远菖姜夏；胆星蝎蚕珀竹沥，姜汁甘草和朱砂；镇心祛痰又开窍，平肝息风控痫发。

止嗽散

止嗽桔梗草白前，紫菀荆陈百部研；镇咳化痰兼解表，姜汤调服不必煎。

金沸草散

金沸草散前胡辛，半夏荆甘赤茯因；煎加姜枣除痰嗽，肺感风寒头目瞋。局方不用细辛茯，加入麻黄赤芍均。

【消导剂】

保和丸

保和神曲与山楂，陈翘莱菔苓半夏；消食化滞和胃气，煎服亦可加麦芽。保和加术名大安，健脾消滞效甚夸。

枳实导滞丸

枳实导滞曲连芩，大黄术泽与茯苓；食湿两滞生郁热，胸痞便秘此方寻。

木香槟榔丸

木香槟榔青陈皮，枳柏黄连莪术齐；大黄牵牛加香附，热滞泻痢皆相宜。

枳术丸

枳术丸是消补方，荷叶烧饭作丸尝。若加麦芽与神曲，消食化滞力更强。
枳术丸加橘半夏，健脾祛痰两兼长。香砂枳术理气滞，消食开胃气芳香。

健脾丸

健脾参术苓草陈，肉蔻香连和砂仁；楂肉山药曲麦炒，消补兼施不伤正。

资生丸

资生丸内主四君，扁莲苡桔山药行；连泽芡楂麦砂蔻，藿橘益气安胎灵。

枳实消痞丸

枳实消痞四君先，麦芽夏曲朴姜连；脾虚痞满结心下，痞消脾健乐天年。

葛花解酲汤

葛花解酲泽二苓，砂蔻青陈木香并；姜曲参术温健脾，分消寒化酒湿灵。

鳖甲煎丸

鳖甲煎丸疟母方，䗪虫鼠妇及蜣螂；蜂窠石韦人参射，桂朴紫葳丹芍姜；
瞿麦柴芩胶半夏，桃仁葶苈和硝黄；疟缠日久胁下硬，癥消积化保安康。

化癥回生丹

化癥回生丹方良，桃红四物参桂姜；五漆杏棱元吴魏，二苏艾母鳖蛭虻；
两头尖尖行气血，五香乳没椒三黄。

【驱虫剂】

乌梅丸

乌梅丸用细辛桂，黄连黄柏及当归；人参椒姜加附子，温肠泻热又安蛔。

理中安蛔汤

理中加减可安蛔，参术苓姜和椒梅；腹痛便溏因虫扰，辛酸伏蛔蛔自摧。

连梅安蛔丸

连梅安蛔蜀椒柏，更有槟榔雷丸协；蛔扰烦躁兼厥逆，总因肝胃蕴实热。

肥儿丸

肥儿丸内有使君，豆蔻香连曲麦槟；猪胆为丸热汤下，疳虫食积一扫清。

布袋丸

布袋丸内有四君，芜荑芦荟共调匀；夜明砂与使君子，消疳去虫法可循。

化虫丸

化虫使君与鹤虱，楝槟芜荑一并列；白矾铅粉和丸服，肠中诸虫皆可灭。

伐木丸

伐木方中有绿矾，苍术酒曲醋糊丸；泻肝益脾消黄肿，钩虫为患效可观。

驱绦汤

驱绦汤方是偏方，南瓜子肉花槟榔；还可加入元明粉，促虫排出体复康。

〖涌吐剂〗

瓜蒂散

瓜蒂散用赤豆研，散和豉汁不需煎；逐邪催吐效更速，宿食痰涎一并蠲。

三圣散

三圣散中有藜芦，瓜蒂防风薤汁入；胸中浊痰尽可祛，食物中毒能吐出。

急救稀涎散

稀涎皂角与白矾，急救可祛膈上痰；中风昏迷属闭证，功能开窍又通关。

盐汤探吐方

盐汤探吐《千金》方，干霍乱证宜急尝；宿食停脘气机阻，用之及时功效良。

【痈疡剂】

仙方活命饮

仙方活命金银花，防芷归陈穿山甲；贝母花粉兼乳没，草芍皂刺酒煎嘉；一切痈疽能溃败，溃后忌服用毋差；

连翘败毒散

连翘败毒山栀羌，柴桔归芎芩芍防；红花牛蒡升玄薄，清热解毒活血良；痈疽初起能消散，腮腺炎肿又何殃。

五味消毒饮

五味消毒疗诸疗，银花野菊蒲公英；紫花地丁天葵子，煎加酒服效非轻。

银花解毒汤

银花解毒地丁翘，犀角丹皮夏枯草；再把黄连赤苓入，痈疽疗毒一齐消。

四妙勇安汤

四妙勇安用当归，玄参银花甘草随；清热解毒兼活血，脉管炎证此方魁。

五神汤

五神汤用紫地丁，牛膝车前白茯苓；再加银花水煎服，湿热痈疽自可平。

神效托里散

神效托里有忍冬，芪归甘草一并从；补气养血又解毒，善消肠痈或奶痈。

犀黄丸

犀黄丸内用麝香，乳香没药与牛黄；乳岩横痃或瘰疬，正气未虚均可尝。

蟾酥丸

蟾酥丸用寒水石，麝胆朱枯与乳没；轻粉铜绿雄蜗牛，疔毒外敷内服适。

醒消丸

醒消丸内用麝香，没药乳香加雄黄；米饭和丸酒送服，痈毒消散保安康。

六神丸

六神丸用冰牛黄，珠粉蟾酥雄麝香；喉蛾喉痛均有效，亦治肿毒诸疮疡。

牛蒡解肌汤

牛蒡解肌丹栀翘，荆薄斛玄夏枯草；疏风清热又散肿，牙痛颈毒俱可消。

海藻玉壶汤

海藻玉壶带昆布，青陈二皮翘贝母；独活甘草夏归芎，消瘿散结效可睹。

透脓散

透脓散治毒成脓，芪归山甲皂刺芎。程氏又加银蒡芷，更能速奏溃破功。

托里透脓汤

托里透脓参芪芷，归术山甲与皂刺；青皮甘草加升麻，痈疽脓陷宜服之。

阳和汤

阳和汤方主阴疽，鹿胶桂麻姜炭地；白芥甘草同煎服，温补通滞疮自愈。

中和汤

中和汤有参苓芪，术归芎芷加陈皮；乳没银花皂刺草，擅治疮疡气血虚。

小金丹

小金丹内麝草乌，灵脂胶香与乳没；木鳖地龙归墨炭，诸疮肿毒最宜服。

中医启蒙丛书　现代教材歌集

内补黄芪汤

内补黄芪地芍冬，参苓远志加川芎；当归甘草官桂并，力补痈疽善后功。

保元大成汤

保元大成用四君，芪枣归芍山萸沉；姜附木香味砂仁，补虚敛疮溃疡神。

苇茎汤

苇茎汤方《千金》存，桃仁薏苡冬瓜仁；瘀热在肺成痈毒，热泻脓消新自生。

大黄牡丹汤

《金匮》大黄牡丹桃，冬瓜仁又加芒硝；肠痈初起腹按痛，尚未成脓服之消。

清肠饮

清肠饮内用玄参，银花地榆薏苡仁；芩麦归草煎服后，肠痈痛止足能伸。

薏苡附子败酱散

薏苡附子败酱散，解毒散肿力不缓；肠痈成脓宜急投，脓泻肿消腹自软。

薏苡仁汤

薏苡仁汤瓜蒌仁，丹皮桃仁一并存；湿滞血瘀腹胀痛，肠痈初起急煎斟。

内科歌诀

感冒

感冒俗话称伤风，一年四季都流行；外感风邪是主因，时行疫毒病情重。
风邪疫毒肺卫伤，正虚邪侵易发病。解表达邪为治则，寒热暑湿兼挟明。
风寒外束风寒证，恶寒重来发热轻；鼻塞喷嚏流清涕，无汗咽痒身酸痛；
痰清色白易于吐，苔白脉浮紧中明。辛温解表散肺寒，荆防败毒散可用；
葱豉汤来加减服，若有兼症要分清。风热犯表风热证，身热较著微恶风；
咳嗽痰稠流稠涕，汗出口干咽喉痛；舌苔薄黄脉浮数。辛凉解表肺可清，银翘散可加味用，随症加药分轻重。夏日季节暑湿证，发热汗出热不清；
心烦口渴欲呕吐，头昏倦怠身体重；鼻塞涕浊尿短赤，脉濡苔腻舌质红。
清暑祛湿要解表，新加香薷饮用灵。表寒里热寒火证，外寒入里化热成；
发热恶寒身无汗，口渴咳嗽咽喉痛；痰黄黏稠大便秘，尿赤气急鼻声重。
舌苔黄白脉浮数。解表清里疏肺风。双解汤方实在妙，寒热比例选慎重。
气虚感冒虚弱残，恶寒发热气短懒；头痛鼻塞身倦怠，恶风乏力易出汗；
稍有不慎反复发，脉浮无力舌质淡。益气解表扶正气，参苏饮方来加减；
补中益气汤可用，玉屏风散再造散。太少合病二感证，麻黄附子细辛煎。
阴虚感冒体质现，体弱病后也常见；头痛身热微恶风，口干无汗或微汗；
干咳少痰或盗汗，五心烦热常失眠；舌红无苔脉细数。滋阴解表把功建；
加减葳蕤汤化裁，葱白七味饮加减。

咳嗽

咳嗽本是金钟鸣，外感内伤皆可攻；有声无痰谓之咳，有痰无声为嗽名；
外邪袭肺内邪干，痰火病理细分明。外感咳嗽新病实，治宜宣肺散邪用；
内伤咳嗽宿久病，祛邪扶正两建功。咳嗽治肺是常理，脾肾肝脏匪可轻。
风寒袭肺咳嗽重，气急咽痒痰稀清；恶寒发热肢酸楚，咳痰色白是特征；
舌苔薄白脉浮紧，鼻塞无汗头身痛。治宜疏风又散寒，宣肺止咳自有功；
三拗汤合止嗽散，二方加减自当明；外寒内饮亦常见，经方选用小青龙。
风热犯肺咳嗽剧，咳声音哑气粗厉；喉燥咽痛痰不爽，痰黏稠黄吐不易；
恶风身热口中渴，咳时汗出流鼻涕；舌苔薄黄舌质红，脉浮数来或滑急。
治宜疏风又清热，宣肺止咳建功绩；桑菊饮方来加减，夏令夹暑合六一。
风燥伤肺咳连声，干咳作呛无痰症；少量黏痰不易咯，喉燥咽干咳胸痛；
身热微寒咽喉痒，或有痰中带血红；脉浮数来或小数，苔薄少津舌质红。
治宜疏风又清热，润燥止咳可建功；桑杏汤方来加减，随证加味方才灵；
凉燥多与风寒见，杏苏散方温润用。痰湿蕴肺咳有声，咳嗽痰多晨间凶；
痰多色白又黏腻，稠厚稀薄痰出轻；胸闷脘痞易呕恶，食少便溏气憋胸；
舌苔白腻脉濡滑。燥湿化痰理气用；二陈三子养亲汤，止咳还看辨证功。
久病多虚重在脾，六君子汤巩固用。痰热郁肺气息促，痰多稠黄吐不出；
咳嗽气粗喉有痰，或吐血痰热腥腐；胸胁胀满咳引痛，面赤口干热显著；
苔薄黄腻舌质红，此时诊脉可滑数。清热化痰又肃肺，止咳要据病情服；
清热化痰汤加减，清气化痰丸汤煮。肝气犯肺咳阵作，面红目赤气逆多；

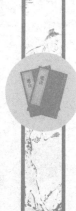

中医启蒙丛书　现代教材歌集

咳引胸痛七情动，烦热咽干胁胀作；痰滞咽喉咯不出，痰少黏如絮条落；
口干口苦脉弦数，舌红苔黄津不多。治要清肝又泻肺，化痰止咳两兼可；
黄芩泻白散力单，合黛蛤散功可歌。肺阴亏耗是干咳，咳声短促痰不多；
痰少黏白或夹血，声音嘶哑逐渐作；手足心热咽干燥，颧红热潮午后多，
病起缓慢日消瘦，舌红苔少脉细数。养阴清热又润肺，止咳扶正两兼可；
沙参麦冬汤来用，加减之时细斟酌。

肺痈

肺叶生疮成痈脓，感受外邪痰热攻；病位在肺属实热，热壅血瘀病理成；
病情经过分四期，溃脓转折顺逆情；祛邪贯穿一个清，解毒化瘀要排脓。
初期发热微恶寒，咳嗽胸痛咳时见；痰量由少渐增多，咯吐色白黏液痰。
舌质淡红苔薄黄，脉象浮数多常见。治要疏散风热去，清肺散邪把功建；
银翘散方可加减，内热转甚重药添。成痈期时热入里，热毒内盛邪正战；
身热转甚时恶寒，继则壮热又可见；胸满作痛转不利，咳嗽吐出黄稠痰，
自觉喉间有腥味，或时有黄绿色痰；咳嗽气急口咽燥，汗出身热并不散。
舌质红来苔黄腻，脉象滑数有力现。治用清肺又解毒，化瘀消痈一线穿，
苇茎汤方千金存，合用如金解毒散；如果热毒痰结重，也可合用犀黄丸。
溃脓期时脓溃外，血败肉腐在里边；咳吐大量脓血痰，或如米粥很难看；
腥臭异常时咯血，气喘难卧胸中烦；身热面赤渴喜饮，舌苔黄腻质红现，
脉滑数来或数实。排脓解毒最当先；加味桔梗汤增减，桔梗白散也可选。
恢复期时正气亏，时时注意脓外溃；咯吐脓血渐渐少，咳嗽减轻身热退；
痰液转清臭不甚，不耐久卧气短懒；自汗盗汗又低热，精神萎靡咽燥干，
精神渐振食欲增，千万防止病迁延；舌红苔薄脉又细，细数无力正虚见。
益气养阴又清肺，扶助正气是关键；沙参清肺汤要用，合上桔梗杏仁煎；
或合竹叶石膏汤，贵在扶正把邪赶。

哮证

哮证是个发作病，发时喉中有痰鸣；宿痰内伏藏于肺，气候突变引病生；
饮食不当体质病，病后体虚更易成；外感内伤皆引发，伏痰随引痰上升；
痰阻气闭邪实情，发作治标当其冲；平时不发要治本，体健病情才减轻。
寒哮发作喉中鸣，呼吸急促面色青；恶寒无汗身上痛，胸膈满闷形寒冷；
痰少咯吐又不爽，或呈泡沫色稀清；咳不甚也口不渴，舌淡苔白滑分明；

脉象弦紧或浮紧。治用温肺散寒功；化痰平喘缓病情，射干麻黄汤方用；
外寒里饮小青龙，紫金丹服用重症；下虚上实标本治，苏子降气汤有名。
热哮痰鸣如吼声，喉中气粗如息涌；胸高胁胀呛阵作，咳痰色黄黏浊稠；
咯吐不利烦不安，汗出面赤不恶寒；口渴口苦又喜饮，脉象滑数或带弦。
急治清热又宣肺，同时化痰又定喘；定喘汤方可加减，下虚之时肾精填。
平素不发肺气虚，气短懒言声音低；喉中常有哮鸣音，咯痰色白又清稀；
自汗怕风易感冒，每遇气候诱发起；舌质淡来苔薄白，脉细弱或虚大记。
补肺固卫强正气，玉屏风散加味宜；气阴两虚若可见，生脉散方加味济。
脾虚平素脘多痰，食少便溏气少懒；倦怠无力脘多痞，面色不华气息短；
或食油腻多腹泻，饮食不当病重转；畏寒肢冷吐清水，或有脱肛腹坠感。
舌苔薄腻或白滑，舌质淡来脉细软；治当健脾又化痰，六君子汤把功建；
阳虚合用理中丸，补中益气汤更验。肾虚腰酸腿又软，脑转耳鸣肢冷寒；
面色苍白气息短，劳累后时病易犯；动则为甚吸不利，颧红烦热汗出黏；
舌淡苔白质胖嫩，阳虚脉象沉细现；舌红苔少脉细数，肾阴亏损虚一边。
治宜补肾来摄纳，重把先天精气添；阳亏金匮肾气丸，阴损七味都气丸；
血肉有情之品入，肾复摄纳病不犯。

喘证

呼吸困难可致喘，甚至张口又抬肩；鼻翼煽动难平卧，严重喘脱更危险。
病理性质有虚实，外感内伤皆诱犯；病位主要在肺肾，肝脾心脏也相联。
虚实辨分很重要，关键在看呼吸间；呼出为快多属实，深吸为快虚象现。
治喘要看虚与实，治标在肺把邪赶；虚喘治在肺与肾，培补摄纳肾为先。
风寒闭肺致喘息，呼吸气促咳气急；胸部胀闷多咳嗽，痰多色白见清稀；
无汗恶寒或发热，头痛鼻塞流清涕；苔薄白滑脉浮紧。宣肺散寒治法宜
麻黄汤方可加味，小青龙汤表兼里。表寒里热致喘证，喘逆上气胸胀痛；
咯痰黏稠咳不爽，气息粗来鼻煽动；身热烦闷形体寒，有汗无汗身上痛；
口渴便干小便黄，苔腻或黄舌质淡；脉象浮数或有滑。宣肺泄热是正宗；
麻杏石甘汤名方，便秘通腑不可轻。痰热郁肺致喘证，喘咳气涌胸胀痛；
痰多黏稠色又黄，或有痰中带血红；身热面红胸中烦，汗出咽干喜饮冷；
舌苔黄腻舌质红，脉象滑数里热明。治宜清泄肺痰热，桑白皮汤加味用。
痰浊阻肺致喘证，胸满闷窒仰息盈；咳嗽痰多又黏腻，色白咯吐不利行；
口黏不渴纳呆呕，脉滑舌淡苔厚腻。化痰降逆二陈汤，三子养亲汤可用。

肝气乘肺可致喘，情志刺激可诱犯；　息粗气憋胸闷痛，突然呼吸气促短；
平素情志多抑郁，咽中如窒喉有痰；　不思饮食或失眠，面红目赤或心烦；
舌淡苔白或薄黄，脉弦或数一定弦。　开郁降气又平喘，五磨饮子是首选；
平素常服逍遥散，调节心情功效添。　水凌心肺可致喘，咳逆倚息平卧难；
咯痰稀白心中悸，面肢浮肿怯冷寒；　小便量少面色暗，唇舌甲爪青紫绀；
脉沉细涩苔白滑，舌淡胖黯瘀斑点。　治用温阳又利水，祛实泻壅可平喘；
真武汤方为首选，葶苈大枣汤合联。　肺气虚弱可致喘，气怯声低喘促短；
咳声低弱吐稀痰，自汗畏风易外感；　或咳呛吐少黏痰，面色潮红烦热见；
食少便溏腹胀满，肌肉瘦削或多痰；　脉来软弱或细数，舌红苔剥舌质淡。
补肺益气扶正气，补肺汤玉屏风散。　培土生金六君子，补中益气汤举陷。
肾气虚弱也作喘，呼多吸少动尤堪；　喘促日久形神惫，气不得续息促短；
小便因咳而失禁，或是尿后余沥连；　汗出肢冷面青紫，面红烦躁口咽干；
颧红唇赤或干咳，汗出如油是冷寒；　苔薄或润或少津，舌质淡来或红现；
脉象微细或沉弱，或有细数仔细辨。　补肾纳气固根本，肾气丸合参蛤散；
若见上实下虚候，苏子降气汤加减；　若见肾阴亏损时，生脉散合都气丸。
喘脱一证最危险，喘剧张口又抬肩；　鼻翼煽动难平卧，稍动欲绝命归天。
面青唇紫肢厥冷，惊慌动悸烦不安；　汗出如珠豆般大，舌淡无华或瘦干；
脉象浮大无根出，或见歇止摸触难。　急宜扶阳固脱治，镇摄肾气把本返；
参附汤合紫磁沉，或用成药黑锡丹。

肺痨

肺痨原是痨虫染，正气虚弱是关键；　咳嗽咯血午潮热，盗汗四大主症见；
病位在肺属阴虚，杀虫补虚重培元。　肺阴亏损咳干声，咳声短促咽燥红；
痰中有时或带血，如丝如点色鲜红；　手足心热在午后，皮肤干灼胸隐痛；
夜间或有出盗汗，苔薄少津舌质红；　脉细或数虚兼热。滋阴润肺来扶正；
清热杀虫也有功，月华丸用加减灵。　阴虚火旺咳气呛，反复咯血红鲜亮；
痰少质黏黄稠多，五心烦热颧红相；　心烦口渴易躁怒，骨蒸潮热盗汗详；
月经不调男梦遗，失眠多梦消瘦状；　脉细苔薄黄或剥，舌质干来红而绛。
补益肺肾是固本，滋阴降火把邪降。　百合固金汤可用，秦艽鳖甲散合良。
气阴耗伤神倦疲，咳嗽无力短声低；　痰中偶有血淡红，午后潮热不很剧；
身体消瘦食欲差，面色㿠白盗汗起；　舌质嫩红边齿印，苔薄脉细弱数遇。
养阴润肺重在上，治中要健脾益气；　保真汤方来加减，随症加药更相宜。

阴阳两虚见晚期，咳逆喘息又少气；痰中或见血暗淡，劳热骨蒸羸弱体；
面肢浮肿形寒冷，自汗盗汗潮热起；心慌唇紫五更泄，男子阳痿女经闭；
声嘶失音口舌糜，舌质光红津少稀；舌见淡胖有齿痕，脉微细数虚无力。
温补脾肾先后天，滋养精血三脏虚；补天大造丸加减，随症用药更有益。

肺胀

肺胀原是肺久病，反复感邪病渐重；风寒冬春易复发，肺脾肾心依次病；
痰浊水饮与血瘀，兼挟为患并非轻；病性本虚标又实，发作标实素本虚；
平素治本急治标，扶正祛邪分明细。外寒里饮一派寒，气急咳逆又喘满；
胸部膨满不得卧，周身酸楚面青黯；咯痰稀白量又多，痰呈泡沫时常现；
口干渴而不欲饮，头痛恶寒身无汗；脉象浮紧苔白滑，舌体胖大质暗淡。
温肺散寒表里治，涤痰降逆把功建；小青龙汤为首选，郁热石膏也可添。
痰浊阻肺胸中满，咳嗽痰多色白黏；短气喘息劳即著，乏力怕风易自汗；
脘腹痞胀易呕恶，纳少便溏面紫黯；舌质淡胖或紫黯，舌下青筋易露显；
舌苔浊腻脉细滑。化痰降逆治在先；二陈汤方为主方，三子养亲汤可添。
痰热郁肺喘息粗，咳逆胸满痰黄吐；咯痰黏稠难吐出，身热烦躁目睛突；
溲黄便干渴欲饮，发热恶寒身酸楚；咽痒疼痛易出汗，舌红苔黄腻可睹；
脉象滑数或兼浮。清肺化痰病因除；降逆平喘病可舒，越婢汤加半夏服。
痰蒙神窍表情淡，意识朦胧又躁烦；嗜睡昏迷或谵忘，重时撮空又理线；
肢体瞤动或抽搐，或伴痰鸣在喉间；舌质暗红或紫绛，舌苔白腻或黄现；
脉象细数夹热痰。开窍熄风重涤痰；涤痰汤合牛黄丸，或是合用至宝丹。
肺肾气虚正虚见，呼吸浅短难续全；张口抬肩难平卧，咳嗽咯吐白色痰；
胸满闷塞面色暗，声低心怯心慌见；腰膝酸软小便长，或有余沥自遗现；
脉沉细数虚无力，或是脉见结代看；舌苔白润舌淡暗。补肺纳气要平喘；
同时降气归肾源，补虚汤合参蛤散。阳虚水泛全身寒，喘咳平卧有点难；
胸满气憋畏寒冷，咯痰清稀色白见；一身悉肿小便少，腹部胀满水中间；
面唇青紫脘中痞，舌苔白滑舌胖暗；脉沉细滑或结代。温肾健脾治当先；
化饮利水祛邪气，真武汤合五苓散。

痰饮

痰饮水湿出一源，阳虚阴盛是关键；肺脾肾脏与三焦，气化失调痰饮现；
饮留胃肠是痰饮，悬饮饮留胸胁间；饮停胸肺为支饮，饮溢四肢全身看。

中医启蒙丛书 现代教材歌集

温阳化饮为治则，温药和之圣人言。痰饮停胃心下坚，有振水声在胃脘；
渴不欲饮口不渴，呕吐清水有痰涎；或饮入口即吐完，背冷如掌头目眩；
小便不利纳食少，身体消瘦逐渐见；舌苔白滑脉沉弦。和中蠲饮祛痰源；
小半夏加茯苓汤，随症加味功可添。痰饮化热脘腹坚，或满灼痛又躁烦；
口干口苦舌上燥，小便赤涩便秘见；舌红苔黄腻或燥，脉弦滑数里热看。
清热逐饮力要猛，甘遂半夏汤来选。痰饮留于走肠间，沥沥有声腹坚满，
脘腹发冷或腹痛，小便不利头目眩；纳呆或下利清水，利后少腹续坚满；
苔白滑腻舌质淡，脉象沉弦或伏现。攻逐水饮两分消，经方己椒苈黄丸。
邪犯胸肺悬饮现，寒热往来少阳见；身热起伏咳嗽急，呼吸疼痛转侧难；
胸胁疼痛身少汗，或发热来不恶寒；心下痞硬或少痰，干呕口苦咽又干；
苔薄或黄脉弦数。和解少阳表里兼；宣利枢机疏气机，柴枳半夏汤可选。
悬饮停在胸胁间，病侧肋间胀饱满；胸胁胀满又疼痛，甚则病侧隆起见；
气短息促难平卧，或者卧停有饮边；转侧时候胸痛重，咳嗽呼吸又困难；
脉象沉弦或滑弦，苔白滑腻舌质淡。攻逐水饮十枣汤，葶苈大枣汤同选。
气滞络痹悬饮间，胸胁疼痛久迁延；胸部灼痛或刺痛，呼吸不畅或咳痰；
病情日久胸中闷，入夜天阴更明显；舌淡苔白脉象弦。理气和络要祛痰；
香附旋覆花汤选，重者活血药也添。悬饮阴虚内热见，胸胁灼痛口咽干；
咳痰时作痰黏少，午后潮热心中烦；手足心热两颧红，形体消瘦时盗汗；
舌红苔少脉细数。滋阴清热把正敛；泻白散方为主方，沙参麦冬汤可选。
支饮咳喘胸中满，白沫量多清稀痰；面肢浮肿不得卧，平素不发怕遇寒；
发则寒热身背痛，或久难愈病缠绵；舌淡体胖有齿痕，苔白滑腻脉紧弦。
温肺化饮表里治，小青龙汤为首选。痰饮已去正气虚，疾病进入恢复期；
积极扶正防饮邪，阳盛阴祛病不起。脾肾阳虚治中焦，温通选用理中丸；
阳虚附子肉桂加，苓桂术甘汤可添。肾阳亏损治下焦，主方金匮肾气丸；
人参胡桃汤可伴，有饮可配五苓散。

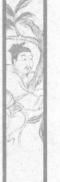

湿阻

湿阻中焦停胃脘，闷重呆腻濡特专；虽属外感内湿合，夏令梅雨季节见。
祛湿运脾是治则，化燥利湿仔细拈。湿困脾胃肢困重，头重如裹象湿蒙；
胸闷腹胀纳不香，口中黏淡无味充；时有便溏或形寒，舌苔白腻脉濡滑。
芳香化湿三分消，藿香正气散可用。湿热中阻肢困重，脘痞闷来又似痛；
口中苦而又黏腻，渴不欲饮纳呆形；大便不爽尿黄短，发热汗出热不清；

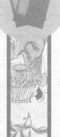

舌苔黄腻脉濡数。清热化湿分两功；王氏连朴饮首选，随症加味功更宏。
脾胃湿滞肢困乏，脘腹痞闷揉按压；厌食油腻便溏薄，神疲乏力脉濡缓；
舌苔薄腻质淡胖。健脾又把湿来化；六君子汤加香砂，梅雨季节防病发。

肺痿

肺部久病患肺痿，肺叶痿弱虚损亏；肺燥津伤气虚冷，补肺生津把正培。
肺痿虚热正气亏，咳吐浊唾涎沫飞；其质较黏稠难吐，咳声不扬音嗄累；
气急喘促口咽燥，咳痰带血偶一回；午后潮热形消瘦，皮毛干枯体憔悴；
舌红而干脉虚数。滋阴清热来润肺；生津麦门冬汤用，清燥救肺汤来配。
虚寒肺痿吐涎沫，其质清稀量又多；短气不足以气息，食少形寒口不渴；
神疲乏力头目眩，有时遗尿小便多；舌质淡来脉虚弱。温肺益气细斟酌；
甘草干姜汤服用，生姜甘草汤配合。

心悸

心悸自感慌不安，心跳剧烈快或慢；体质虚弱饮劳伤，七情药毒外邪干；
心神失养或不宁，脾肾肺肝四脏连；气血阴阳本不足，瘀浊饮毒邪来犯；
补益气血调阴阳，养心安神把功建。心虚胆怯悸不宁，稍惊即发易惊恐；
胸闷气短劳则重，自汗坐卧不安宁；恶闻声响心中怕，少寐多梦易惊醒；
舌红苔白脉动数。治宜定志又镇惊；养心安神定志丸，琥珀滋石朱砂用。
心脾两虚悸气短，眩晕多梦又失眠；思虑劳心病则甚，神疲乏力口唇淡；
面色无华易健忘，纳少腹胀便溏现；脉象细弱舌质淡。补血养血把功建；
益气安神功更添，归脾汤用病可痊。肝肾阴亏悸失眠，眩晕耳鸣五心烦；
形体消瘦午潮热，腰膝酸软夜盗汗；两目干涩口咽燥，筋脉拘急目昏见；
急躁易怒肢麻木，舌红少津苔少见；脉象细数虚热看。养血安神补肾肝；
酸枣仁汤一贯煎，山萸肉加功更添。阴虚火旺悸易惊，思虑劳心则加重；
五心烦热伴失眠，腰酸眩晕伴耳鸣；口干盗汗夜晚重，舌苔津少舌质红
脉象细数虚热明。滋阴清火减病情；养心安神把悸定，黄连阿胶汤有名；
天王补心丹可用，朱砂安神丸也灵。心阳不振悸不安，动则尤甚肢冷寒；
胸闷气短面㿠白，畏寒喜温易自汗；舌淡苔白脉虚弱，或有沉细无力见。
治用温补心阳法，桂草龙牡汤可选。水饮凌心悸晕眩，面肢浮肿下尤堪；
甚则咳喘难平卧，纳食呆少脘痞满；渴不欲饮溲不利，恶心呕吐肢冷寒；
舌质淡胖苔白滑，脉弦滑或沉细见。振奋心阳又化气，利水可把邪逐赶；

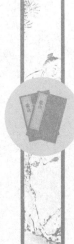

苓桂术甘汤首用，重则真武汤可选。血瘀气滞心中悸，心胸憋闷善太息；
心痛时作胁胀满，面唇紫黯肢冷寒；舌质紫黯瘀斑点，脉涩或结或代现。
活血化瘀要理气，通络桃仁红花煎。轻症丹参饮可用，血府逐瘀汤可选。
痰浊阻滞悸气短，食少胸腹闷胀满；恶心呕吐并纳呆，口干口苦烦失眠；
大便秘结溲黄短，苔白腻黄脉滑弦。宁心安神又化痰，理气导痰汤来煎。
邪毒犯心悸气短，胸闷左胸隐痛见；发热恶寒又咳嗽，神疲乏力口渴干；
舌红少津苔薄黄，脉细数或结代现。清热解毒益气阴，银翘散合生脉散。
痰火扰心悸时发，胸闷烦躁易惊怕；失眠多梦口中苦，便秘小溲短赤下；
舌红苔黄又见腻，脉象触及有弦滑。清热化痰宁心神，黄连温胆汤效佳。

胸痹心痛

胸痹心痛起膻中，或发憋闷在左胸；年老体弱易发病，饮食七情寒邪攻；
心脉痹阻病在心，肝脾肾脏关病情；气血阴阳本质亏，痰瘀气滞加寒凝；
七情气候食劳犯，病重预防真心痛。补其不足泻有余，治本治标宜权衡。
寒凝心脉心绞痛，手足不温形寒冷；心悸气短冷汗出，或见心背相彻痛；
气候骤冷风寒发，苔白脉沉或促成。祛寒活血要通阳，宣痹可把心脉通；
当归四逆汤首选，重则乌头赤丸用。气滞心胸隐阵痛，心胸满闷痛无定；
时欲太息嗳气舒，七情不遂诱发重；胸脘满胀矢气缓，苔薄脉细弦分明。
疏调气机和血脉，柴胡疏肝散用灵；逍遥散合丹参饮，失笑散可加味用。
痰浊闭阻胸闷重，肥胖体质心痛轻；痰多气短倦怠乏，阴雨天气或发重；
纳呆便溏口中黏，恶心咯吐痰涎涌；苔白腻滑脉亦滑。治宜通阳泄浊用；
豁痰开结祛邪明，栝蒌薤白半夏汤；加味而用效更宏，活血四物汤桃红。
瘀血痹阻如绞痛，心胸剧烈疼痛重；痛有定处如刺绞，甚则心背相彻痛；
胸闷日久却难愈，可因暴怒而加重；苔薄舌下瘀筋出，舌质紫黯瘀斑明；
脉弦涩或结代促。活血化瘀痹阻通；通脉止痛病减轻，血府逐瘀汤用灵。
心气不足阵隐痛，胸闷气短动则重；心中动悸阵阵作，倦怠乏力懒言动；
面色㿠白易汗出，舌苔薄白质淡红；舌体胖大边齿痕，脉虚细缓或结代。
补养心气把正扶，心脉畅通病可轻；保元汤方助阳气，甘麦大枣汤缓功。
心阴亏损时作痛，或灼或闷在心胸；心悸怔忡夜盗汗，五心烦热面潮红；
脉象细来或结代，苔薄剥舌红少津。滋阴清热又活血，养心补心丹可用。
心阳不振悸而痛，胸闷气短自汗呈；神倦怯寒面㿠白，四肢欠温或胀肿；
苔白或腻舌淡胖，脉沉细迟指下清。补益阳气药宜辛，温振心阳病可轻；

参附汤方力量弱，桂枝甘草汤合用。

不寐（健忘、多寐）

不寐一般谓失眠，阳不入阴病根源；气血阴阳有不足，痰热火扰把神干；
七情饮食大病后，年迈体差胆怯缘；病位在心神不安，肝胆脾胃肾相连。
治宜补虚又泻实，调整阴阳把神安。心脾两虚头晕眩，多梦易醒神疲倦；
心悸健忘面少华，或是脘闷纳呆见；脉细弱来或濡滑，苔薄滑腻舌质淡。
补养心脾生气血，归脾汤把功来建。阴虚火旺心中烦，不寐心悸伴不安；
头晕耳鸣易健忘，五心烦热腰膝酸；口干津少又梦遗，舌红少苔脉细数。
滋阴降火要养心，安神病症才能减；黄连阿胶汤可用，或用朱砂安神丸。
心胆气虚易惊醒，不寐多梦遇事惊；胆怯恐惧身倦怠，心悸气短小便清；
形体消瘦或虚烦，面色㿠白疲劳形；头目眩晕咽口燥，心悸虚烦不安宁；
脉弦细来或弦弱，舌淡苔白或舌红。安神定志要镇惊，益气来把正气宏；
安神定志丸首选，酸枣仁汤也可用。痰热内扰头目重，不寐痰多闷在胸；
口苦目眩心中烦，大便秘结实难通；呕恶嗳气夜不眠，舌苔黄腻舌质红；
脉象滑数痰有热。化痰清热要和中；安神选用温胆汤，黄连瓜蒌可加用。
肝郁化火伤七情，不寐急躁易怒形；严重彻夜都不寐，口渴喜饮胸胁痛；
不思饮食口苦干，溲黄目赤耳中鸣；头痛欲裂便秘结，头晕目眩坐船中；
脉象弦数或兼滑，苔黄或燥舌质红。清肝泻火佐安神，龙胆泻肝汤选用。

（健忘）

健忘心脾不足证，失眠精神疲倦形；纳呆食少心中悸，脉沉细数舌淡白。
治用补养心脾脏，归脾汤方加减灵。健忘肾精亏耗证，腰酸乏力滑遗精；
阳亏舌淡脉细缓；阴亏脉细数舌红。滋阴补肾或填精，六味地黄加味用。

（多寐）

多寐雨季夏湿胜，体质丰肥人多生；胸闷纳少身体重，嗜睡随时到家中；
脉多濡缓苔白腻，燥湿健脾平胃用。多寐脾虚中气亏，食后困重倦多寐；
治用益气又健脾，六君子汤要加味。多寐阳虚年高人，或是病后肾伤真；
神疲食少多懒言，畏寒肢冷易汗淋；脉弱嗜睡阳气亏，补扶中阳理中用；
气虚下陷要升提，补中益气汤用神。

中医启蒙丛书

零起点学中医歌诀

汗证

汗证原是五液生，汗液外泄失常形；自汗盗汗和脱汗，战汗黄汗共五种。
自汗汗出动益甚，盗汗出在夜眠中；脱汗危重病中见，战汗热病邪正争；
黄汗染衣着色上，阴阳虚实要分清。虚补脱固实泄之，热清寒温治则明。
肺卫不固易恶风，汗出稍劳尤甚增；体倦乏力易感冒，面色少华神疲形；
脉象细弱苔薄白，益气固表玉屏风。营卫不和易恶风，周身酸楚汗出形；
时寒时热头身痛，心悸失眠并多梦；半身局部或汗出，脉缓苔薄白也清。
调和营卫桂枝汤，随症加味效更明。心血不足易自汗，心悸少寐或盗汗；
面色不华神疲懒，气短脉细舌质淡。补血养心归脾汤，汗多加药要收敛。
阴虚火旺夜盗汗，五心烦热或自汗；两颧泛红午潮热，形体消瘦口渴干；
月经不调男梦遗，舌红少苔脉细数。治宜滋阴要降火，当归六黄汤来选。
邪热郁蒸蒸出汗，汗液衣服可黄染；面赤烘热心烦躁，口苦小便色黄见；
脉象细数苔薄黄。泄热化湿可清肝；龙胆泻肝汤首用，可选茵陈五苓散。

血证

血液不循经脉行，上溢下泻诸窍中；六淫七情酒食伤，过劳病后诱发生。
火热熏灼血妄行，气虚不摄脉外充；离经之血蓄为瘀，瘀血又碍新血生。
诸窍出血名称多，治火治气治血同；初期治标先止血，宁血补虚三法行。

（鼻衄）

热邪犯肺鼻衄生，鼻燥流血色鲜红；身热不适口咽燥，咳嗽痰黄舌质红；
苔薄黄燥脉象数。清肺泻热凉药用；凉血止血桑菊饮，加药止血功更宏。
肝火上炎鼻衄生，烦躁易怒目赤红；头痛目眩耳中鸣，脉象弦数舌质红。
清肝泻火凉止血，龙胆泻肝汤选用。胃热炽盛鼻衄生，出血血色成鲜红；
口渴欲饮口鼻干，臭秽烦躁便不通；脉数苔黄舌质红。清胃泻火把热攻；
凉血止血把血宁，玉女煎方加味用。气血亏虚鼻衄生，出血血色见淡红；
面色㿠白气声短，头晕心悸耳中鸣；神疲乏力寐难成，脉细无力舌质红。
补气摄血归脾汤，局部止血立见功。

（齿衄）

胃火炽盛齿衄生，牙衄牙宣血鲜红；头痛口臭便不通，齿龈红肿又疼痛；

舌红苔黄脉数洪。清胃泻火凉止血；加味清胃散药轻，泻心汤方要合用。
阴虚火旺齿衄生，病变出血色淡红；受热烦劳易诱发，齿摇龈浮微微痛；
头晕目眩耳中鸣，脉细数苔少舌红。滋阴降火把本固，凉血止血病才轻；
知柏地黄丸首选，茜根散方要合用。

（咯血）

燥热伤肺咯血生，喉痒咳嗽痰血红；口干鼻燥或身热，舌质红来又少津；
舌苔薄黄脉见数。清热润肺把络宁；止血可用桑杏汤，加味止血功更宏。
肝火犯肺咯血生，咳嗽阵作痰血红；烦躁易怒胸胁痛，口苦便秘目赤红；
脉象弦数苔薄黄，再看舌头舌质红。清肝泻肺凉止血，泻白黛蛤二散用。
阴虚肺热咳血生，痰中带血色鲜红；经久不愈口咽燥，潮热盗汗两颧红；
脉象细数舌质红。滋阴润肺把络宁；止血百合固金汤，桔梗升提不宜用。

（吐血）

胃热壅盛吐血成，脘腹胀闷甚作痛；吐血色红或紫黯，口臭灼热便难通；
大便色黑柏油样，舌苔黄腻舌质红；脉象滑数有热明。清胃泻火把邪攻；
化瘀止血十灰散，泻心汤方合效宏。肝火犯胃吐血成，吐血色红胸胁痛；
心烦易怒口中苦，目赤寐少又多梦；脉象弦数舌绛红。泻肝清胃凉止血；
龙胆泻肝汤首用，加味止血药也用。气虚血溢吐血成，缠绵不止时轻重；
血色暗淡气声低，心悸气短疲懒动；面色苍白神乏力，舌质淡脉细弱形。
健脾养心又益气，摄血归脾汤方用；气虚阳亏柏叶汤，温经摄血大法明。

（便血）

肠道湿热便血红，大便稀溏或腹痛；大便秽腻又不畅，纳呆口黏苦中生；
舌苔黄腻舌质红，脉滑数或濡数形。清化湿热凉止血，地榆散方首选用。
气虚不摄便血红，色或紫黯食少用；面色萎黄体倦乏，心悸少寐伴多梦；
脉象细弱舌质淡。益气摄血归脾行。脾胃虚寒便血成，便色紫黯或黑明；
喜温喜按腹隐痛，神倦懒言肢寒冷；纳差便溏面不华，脉细舌质淡色形。
健脾温胃又养血，止血黄土汤方用。

（尿血）

下焦热盛尿血成，小便黄赤灼热形；脉象细数舌质红。清热泻火又凉血；

止血小蓟饮子用，热盛加味功更宏。肾虚火旺尿血成，小便短赤带血红；
神疲头晕耳中鸣，腰膝酸软颧潮红；脉象细数舌质红。滋阴降火把本固；
凉血止血治标行，知柏地黄丸可用。脾不统血尿血成，久病尿血实难轻；
体倦乏力纳食少，气短声低面不荣；脉象细弱舌质淡。补脾摄血归脾用。
肾气不固尿血成，久病尿血色淡红；精神困惫时头晕，腰脊酸软耳中鸣，
脉象沉弱舌质淡。补益肾气固摄用；止血无比山药丸，加味止血药也用。

（紫斑）

血热妄行紫斑成，皮肤青紫点块生；或伴诸窍多出血，发热口渴便不通
脉弦数苔黄舌红。清热解毒把火清；凉血止血十灰散，加减而用效更明。
阴虚火旺紫斑成，皮肤青紫点块生；月经过多鼻齿衄，时发时止两颧红；
手足心热口中渴，潮热盗汗不安宁；脉细数苔少舌红。滋阴降火把络宁。
止血方用茜根散，加味用药疗效增。气不摄血肌衄生，久病不愈反复性；
补疲乏力头晕眩，面色苍白萎黄形；食欲不振胃脘胀，脉细数舌质淡形。
补气摄血归脾汤，酌加止血药也用。

痴呆

神机失用痴呆病，虚实夹杂老年生；呆傻愚笨病在脑，心肝脾肾关病情；
髓减脑消虚痰瘀，年迈体虚情伤成。解郁散邪是治法，补虚益损可去病。
髓海不足晕耳鸣，记忆计算都失灵；懒惰思卧步行难，精神呆滞耳也聋，
发枯齿脱反应迟，骨痿无力举不动；静默寡言腰脊痛，脉象沉细舌瘦红。
少苔无苔多裂纹。补肾益髓固本用；填精养神七福饮，加味血肉之有情。
气血亏虚失认算，呆滞善忘倦怠懒；神思恍惚又嗜卧，神疲乏力气少言；
口齿含糊难达意，多梦易惊好失眠；面唇无华心中悸，纳呆食少便次添，
爪甲苍白脉细弱，舌质淡胖齿痕边。益气养血安神志，宁志归脾汤可痊。
痰浊蒙窍口多涎，终日无语智衰见；表情呆纯头如裹，纳呆呕恶又痞满；
哭笑无常脘腹胀，呆若木鸡语喃喃；舌质胖大有齿痕，苔腻脉象滑中现。
健脾化浊又豁痰，开窍洗心汤来煎。瘀血内阻易善忘，言语不利惊恐慌；
肌肤甲错面黧黑，行为古怪思异常；唇甲紫黯目暗晦，不欲饮水口中干；
脉象细涩舌质黯，或有瘀点或瘀斑。活血化瘀通络窍，通窍活血汤来煎。
心肝火旺急躁怒，善忘判断常错误；言行颠倒面目红，心烦不寐头晕痛，
心悸不安口咽燥，口臭尿赤便难通；多疑善忘口长疮，舌苔黄来舌质红；

脉象弦数热象明。清热泻火可去病；安神定志病可轻，黄连解毒汤服用。

厥证

厥证阴阳失调起，气机逆乱是病机；突然昏倒四肢冷，不省人事无后遗；
七情痰瘀亡失津，饮食劳倦外邪袭；厥证发作乃危急，醒神回厥把病医；
病因虚实要辨清，据证施治功效奇。气厥实证突昏倒，人事不省牙紧咬；
呼吸急促手握拳，或见四肢冷末梢；发作之前七情激，平素情志常抑郁；
脉象见伏或沉弦，舌苔薄白无异见。顺气开郁把肝舒，五磨饮子可加减。
气厥虚证素体差，头晕目眩昏仆下；心慌气短呼吸弱，汗出肢冷四肢下；
面色苍白过劳重，舌淡苔白脉细微。益气回阳要急治，四味回阳饮服下。
血厥实证突昏倒，不省人事牙紧咬；面赤唇紫头昏痛，口苦面赤易怒躁；
头晕胀痛舌质红，舌苔薄黄脉弦瞧。理气活血病因祛，通瘀煎用功不小。
血厥虚证常头晕，心悸眼前常发昏；昏厥无知面苍白，口唇不华目陷沉；
张口自汗肤中冷，气息低微四肢振；舌淡苔白脉象芤，脉或细数无力认。
独参汤方急煎服，人参养营汤治本。痰厥昏倒喉痰鸣，眩晕咳喘危急生；
胸闷纳呆吐涎沫，呼吸气粗突发病；舌苔白腻脉沉滑。行气豁痰导痰汤。
暴饮暴食食厥生，突然昏厥人不省；脘腹胀满时头晕，恶心呕吐酸腐成；
舌苔厚腻脉象滑。治宜消食又和中；急用盐汤吐食积，神术保和丸服用。
暑厥病发暑季中，突然昏厥人不省；身热汗出四肢抽，口渴面赤谵妄动；
胸闷乏力头晕痛，苔薄白舌干质红；脉象洪数或细数。开窍醒神把暑清；
益气生津正气宏，急时牛黄清心丸；或用紫雪丹水冲，继服白虎人参用。

痫病

痫病原是发作病，又称癫痫羊痫风；先天遗传后天伤，关键痰邪在作祟；
神机受损病为本，脏腑失调标也明；风火气痰瘀在脑，心肝脾肾关病情；
蒙蔽心窍阻经络，气机逆乱神失控。发作开窍醒神治，祛邪补虚平时功。
阳痫发前多眩晕，头痛面胀胸中闷；乏力伸欠先兆临，旋即仆倒不省人；
面色潮红又紫红，继之青紫苍白临；牙关紧闭目上视，项背强急抽振振；
喉中痰鸣或怪叫，甚则二便自失禁；移时苏醒如常人，头痛疲乏身上困；
舌红苔腻白或黄，脉象弦数或滑弦。急以开窍把神醒，人中十宣先用针；
泻热涤痰又熄风，黄连解毒汤效神；此汤送服定痫丸，随症加减功更真。
阴痫发作面晦暗，青灰面黄手足寒；昏愦僵卧肢拘急，双眼开合各一半；

抽搐时作吐涎沫，口不啼叫或微言；也有呆木无知者，不动不语不闻见；
或有手中物体落，动作突然也中断；或有突然头前倾，迅速抬起又可看；
或有二目向上吊，数秒数分恢复全；病后上述多无知，时发时止难计算；
醒后周身乏困懒，或如常人舌质淡；舌苔白腻脉沉细，或是脉象沉迟见。
急以开窍把神醒，针刺人中和十宣；继以温化去痰涎，五生饮合二陈见。
痰火扰神休止期，心烦失眠始躁急；口苦咽干痰不爽，小便发黄大便秘；
病发之后症情重，甚则彻夜难眠倚；舌苔黄腻舌质红，脉沉弦滑而数起。
清肝泻火又化痰，宁神当归龙荟宜。风痰闭阻休止期，病前眩晕多乏力；
胸闷痰多情不悦，舌质见红苔白腻；脉象弦滑多有力。涤痰熄风镇痫宜；
定痫丸服多效启，常服才能防病起。心脾两虚休止期，反复发痫又不愈；
神疲乏力面苍白，体瘦纳呆大便稀；脉象沉弦舌质淡，再看舌苔多白腻。
补益心脾六君子，温胆汤合更有益。肝肾阴虚休止期，痫病频作反复起；
神思恍惚面晦暗，两目干涩头晕眩；耳轮焦枯又不泽，腰酸膝软又失眠；
时常健忘大便干，脉象沉细数热现；舌苔薄黄舌质红。治宜滋养肾与肝；
大补元煎可首选，加味而治功效添。

癫狂

癫狂都是神失常，重阴则癫重阳狂；阴阳失调为主因，七情痰瘀病里藏；
心神受损病在脑，关乎肝脾肾三脏；气痰火瘀心神扰，神机逆乱发癫狂；
癫病多虚狂多实，虚实夹杂细思量。以平为期调阴阳，防预护理心理商。
痰气郁结发癫病，精神抑郁淡表情；沉默呆滞淡漠生，喃喃自语无伦声；
心烦不寐多疑虑，不思饮食懒散生；大便溏软食纳呆，舌苔白腻或浊黄；
脉弦滑或滑数濡。疏肝解郁并化痰；开窍顺气导痰汤，加味而用效更良。
气虚痰结发癫病，不动不语淡感情；傻笨自语如愚人，呆若木鸡双目瞪；
被动行事灵机乱，耳目多有妄闻听；自责自罪面萎黄，食少便溏尿长清；
舌淡体胖苔白腻，脉细滑或细弱形。益气健脾六君子，涤痰汤可宣窍灵。
心脾两虚发癫病，魂梦颠倒善悲情；神思恍惚悲欲哭，面色苍白心悸惊；
肢体困乏纳食少，舌淡体胖齿痕形；苔白脉细弱无力。治宜益气健脾功；
养血安神病可减，养心汤方加减用。痰火扰心发狂病，起病急骤目怒瞪；
突然狂暴无知发，言语杂乱面目红；不避亲疏骂詈叫，毁物打人躁性情；
哭笑无常易头痛，失眠渴喜好饮冷；大便秘结小便赤，苔多黄腻舌绛红；
脉象弦滑数热明。镇心涤痰病因攻；泻肝清心热可轻，生铁落饮加减用。

阴虚火旺发狂病，情绪焦虑紧张性；时而独躁多不眠，五心烦热面颧红；
精神疲惫形体瘦，心悸健忘舌质红；少苔无苔脉细数。滋阴降火二阴煎；
安神定志病情控，定志丸煮布包用。气血凝滞发狂病，情绪躁扰不安宁；
恼怒多言胸胁痛，面色晦滞头中痛；呆滞少语心中悸，忘想离奇多端生；
经期腹痛舌紫黯，舌质紫黯瘀斑成；舌苔薄白或薄黄，脉细弦数或迟形。
活血化瘀又理气，癫狂梦醒汤服用。

胃痛（吐酸、嘈杂）

胃脘三部见疼痛，名之胃痛胃脘痛；病位在胃涉肝脾，外感内伤皆发病；
不通则痛仔细看，通则不痛要分明；理气和胃把痛止，审因审症论治清。
寒邪客胃痛暴作，遇寒加重口不渴；恶寒喜暖得温减，或喜热饮口中淡；
舌苔薄白脉弦紧。治宜温胃又散寒；理气止痛病可减，方药选用良附丸。
饮食停滞胃脘痛，胀满拒按嗳腐生；吞酸呕吐便不爽，矢气便后稍轻松；
不思饮食食不消，腐臭吐后痛减轻；舌苔腻厚脉象滑。治用消食导滞行；
和胃止痛病可减，保和丸可加减用。肝气犯胃脘胀满，攻撑作痛把胁连；
胸闷嗳气喜长叹，大便不爽矢气缓；烦躁郁怒痛作甚，舌苔薄白脉象弦。
疏肝理气又和胃，止痛柴胡疏肝散。肝胃郁热脘灼痛，痛势急迫烦怒生；
泛酸嘈杂口干苦，脉弦数苔黄舌红。疏肝理气把热泄，和胃丹栀逍遥散。
瘀血停滞胃脘痛，针刺刀割痛处定；按之痛甚痛持久，食后加剧痛尤增；
或见吐血便黑形，脉涩舌黯有瘀形。活血化瘀失笑散，丹参饮和胃止痛。
湿热中阻胃脘痛，头重如裹身倦重；嘈杂灼热口干苦，纳呆恶心渴不饮；
溲黄大便不畅行，脉滑数苔黄腻形。清热化湿又理气，和胃清中汤选用。
胃阴亏虚隐灼痛，似饥不欲进食形；五心烦热口咽燥，消瘦乏力渴饮冷；
大便干结小便黄，脉细数舌红少津。滋阴益胃一贯煎，和中止痛芍草用。
脾胃虚寒隐隐痛，绵绵不休温按为；空腹痛甚得食减，劳累受凉后加重；
神疲纳呆吐清水，手足不温倦怠形；大便溏薄面不华，舌淡苔白脉虚弱。
温中健脾把痛止，和胃黄芪建中灵。

（吐酸）

吐酸寒热分二型，肝胃相干细分明；热证肝郁多化热，横逆犯胃病发成；
治宜泻肝又和胃，左金丸方加味用。寒证脾胃虚寒致，治用健脾又温中；
抑肝和胃吴萸汤，香砂六君子汤行。

（嘈杂）

嘈杂胃中不可名，胸膈懊恼饥嘈形；虚实寒热均可致，辨证论治病可轻。
胃热黄连温胆汤，胃虚香砂六君用；血虚归脾汤化裁，随证用药效更宏。

痞满

痞满心下在胃脘，自觉满闷不舒感；闷塞不痛为主症，触之无形按柔软；
压之无痛望胀大，反复发作病缠绵。关键脾胃病在胃，中焦气机升降乱；
外邪入里七情伤，脾胃虚弱痰湿干。调理脾胃要理气，消痞实泻虚补看。
邪热内陷到胃脘，痞满灼热急迫感；按之满甚心中烦，渴喜饮冷口咽干；
身热汗出大便干，小便短赤有热感；舌红苔黄脉滑数。泻热消痞和胃全；
大黄黄连泻心汤，开结加味功效添。饮食停滞脘腹满，痞塞不舒按尤堪；
大便不调呕恶多，厌食嗳腐又吞酸；舌苔厚腻脉滑弦。消食和胃行气用；
消痞方用保和丸，随症加味痞可痊。痰湿内阻脘腹满，痞闷不舒有塞感；
胸膈满闷头目眩，头重如裹身重倦；恶心呕吐不思食，口淡不渴咳多痰；
小便不利脉沉滑，苔白厚腻齿痕见。理气宽中把湿除，化痰二陈汤方选。
肝郁气滞痞脘腹，痞塞满闷不舒服；胸胁胀满心烦怒，恶心嗳气长叹出；
大便不爽时太息，七情因素病情著；舌苔薄白脉象弦。疏肝解郁七情除；
理气消痞气机舒，越鞠丸方自当服。脾胃虚弱痞脘胀，痞闷时缓时急著；
喜温喜按不知饥，身倦乏力食难服；四肢不温气懒言，大便溏薄胃脘堵；
舌淡苔白脉沉弱。补气健脾分清浊；中焦清升浊自降，补中益气汤可服。

呕吐

呕吐是胃失和降，胃气上逆冲于上；外感六淫脏腑虚，饮食不节七情伤；
病位在胃关肝脾，虚实辨识最相当。和胃降逆治为本，虚实辨治第一档。
外邪犯胃起病急，突然呕吐病发起；发热恶寒头身痛，胸脘满闷不思食；
舌苔白来脉濡缓。解表疏邪病因驱；和胃降逆把病治，藿香正气散服宜。
饮食停滞呕腐酸，嗳气脘腹又胀满；厌食得食病愈甚，吐后反有大快感；
大便或溏或见滞，气味臭秽可熏天；舌苔厚腻脉滑实。消食化滞来降逆；
和胃服用保和丸，随症加味功效添。痰饮内停吐痰涎，呕吐清水痞胸脘；
呕而肠鸣时有声，不思饮食头目眩；舌苔白腻脉象滑。和胃降逆温化痰；
小半夏汤力量弱，苓桂术甘汤更添。肝气犯胃吐吞酸，嗳气频作胁胀满；
烦闷不舒胸部胀，情志不遂吞酸繁；舌红苔薄腻脉弦。和胃止呕可疏肝；

理气可用四逆散，半夏厚朴汤合选。脾胃虚弱易呕吐，饮食不慎易反复；
时作时止胃纳差，食入难化痞脘腹；口淡不渴面少华，倦怠乏力便溏著；
舌淡苔白脉濡弱。和胃降逆脾气健；香砂六君子汤服，重则附子理中服。
胃阴不足现呕吐，反复发作病难除；呕量不多唾涎沫，干呕口燥咽干著；
胃中嘈杂饥不食，舌红少津脉细数。降逆止呕养胃阴，麦门冬汤快煎煮。

呃逆

呃逆喉间呃连声，声短而频难自控；胃气上逆动膈成，七情饮食正亏生；
病位在膈关键胃，肺肾肝脾关病情。理气和胃把本治，降逆平呃病标轻；
虚实寒热辨识准，虚补实泻寒热用。胃中寒冷呃逆声，沉缓有力动膈胸；
胃脘不舒得热轻，进食减少遇寒重；口淡不渴面肢冷，喜饮热汤恶凉冷；
受凉感寒病发生，舌淡苔白脉迟缓。温中散寒把逆降，止呃丁香散方用。
胃火上逆呃声重，洪亮有力逆上冲；脘腹满闷便秘结，口臭烦渴喜饮冷；
小便短赤脉滑数，舌苔黄燥舌质红。降逆止呃把胃和，清热竹叶石膏汤。
气机郁滞呃连声，情志不畅诱发重；胸胁满闷脘腹胀，嗳气纳减肠矢鸣；
舌苔薄黄脉象弦。顺气解郁把呃止；降逆五磨饮子用，随症加味效更明。
脾胃阳虚呃声低，体倦身乏气难续；脘腹不舒吐清水，喜温喜按多无力；
面色㿠白手足凉，食少大便溏薄稀；舌淡苔白脉细弱。温补脾胃来降逆；
和中选用理中汤，随症加味更相宜。胃阴不足呃短促，声不得续烦躁著；
口干咽燥不安宁，不思饮食烦渴突；食后饱胀大便干，舌红苔少脉细数。
益气养阴把呃止，和胃益胃汤方煮。

噎膈（反胃）

噎膈食物难下行，甚则难以到胃中；痰气血瘀结食道，渐致狭窄而不通；
七情饮食内外伤，年老肾虚渐病成；病在食管胃气主，肝脾肾脏关病情。
病性本虚标象实，不同阶段各不同；初起标实重治标，理气化痰消瘀病；
后期正虚重扶正，益养阴血阳气充；开郁理气把阴滋，润燥治则大方行。
痰气交阻噎膈成，吞咽梗阻甚疼痛；胸膈满闷呕痰涎，情志舒畅可减轻；
嗳气呃逆口咽燥，精神抑郁病加重；大便艰涩脉弦滑，舌苔薄腻舌质红。
润燥降气把痰化，开郁启膈散方用。津亏热结噎膈成，吞咽梗阻又疼痛；
水饮可下食难进，食后复出物原形；体瘦胸背灼热痛，口咽干燥渴饮冷；
五心烦热肤枯燥，大便干结舌干红；脉象弦细数热看。滋养津液来扶正；

泻热散结把邪攻，沙参麦冬汤可用。瘀血内结噎膈成，吞咽梗阻胸膈痛；
食不得下水难进，食入即吐物原形；面色黯黑肤枯燥，形体消瘦便难通；
脉象细涩舌紫黯，或见舌红又少津。破结行瘀把血养，滋阴通幽汤方用。
气虚阳微噎膈成，长期吞咽受阻形；饮食不下面㿠白，精神疲惫面足肿；
形寒气短吐涎清，腹胀便溏不成形；舌淡苔白脉细弱。温补脾肾把阳充，
益气补气运脾汤，温肾右归丸方用。

（反胃）

反胃宿谷不化形，由胃反出现病症；食后脘腹常胀满，朝食暮吐暮朝吐；
宿谷不化吐后轻，面色少华手足冷；神疲乏力便溏少，舌淡苔白滑象形；
脉象细缓无力情。温中健脾和胃行；降气丁香透膈散，随症加味效更宏。

腹痛

腹痛分为四大部，脐腹胁腹小少腹；隐胀冷灼绞刺痛，外无胀大柔软触；
压之痛剧无反跳，时缓时重常反复；病位在腹及肝胆，脾肾膀胱大小肠；
不通则痛为病机，通则不痛把病除；虚实寒热滞瘀审，通降为和病可逐。
寒邪内阻腹痛急，剧烈拘急得温宜；恶寒身倦遇寒甚，口淡手足常不温；
小便清长口不渴，舌苔白腻脉紧沉。温里散寒良附丸，理气止痛天香散。
湿热壅滞胀痛腹，痞满拒按不舒服；大便秘结或不爽，烦渴引饮自汗出；
身热小便短赤涩，苔黄燥腻脉滑数。通腑泄热顺肠腑，大承气汤用效著。
中虚脏寒绵绵痛，时痛时止遇热轻；饥饿劳累后加重，喜温喜按常恶冷；
得食休息后减轻，神疲乏力形寒冷；气短懒言面不华，胃纳不佳便溏形；
舌淡苔白脉沉细。温中缓急来止痛；补虚小建中汤用，病重可用大建中。
饮食停滞痛拒按，脘腹胀满常吞酸；嗳腐厌食痛欲泻，粪便奇臭泻痛减，
或有大便秘结见，舌苔厚腻脉滑现。消食导滞通为用，选用枳实导滞丸。
气机郁滞痛腹脘，胀满不舒两胁窜；痛引少腹时聚散，矢气嗳气病则缓；
忧思恼怒病可添，舌淡薄白脉象弦。疏肝理气把痛止，解郁柴胡疏肝散。
瘀血阻滞痛少腹，痛如针刺势较著；甚则尿血夹有块，经久治疗难祛除；
舌质紫黯脉细涩。活血化瘀把邪逐；少腹逐瘀汤可用，桃核承气汤可服。

泄泻

泄泻大便质清稀，湿盛脾胃功能低；外感饮食七情伤，脾胃虚弱命门虚。

病位在肠关脾胃，肝肾密切有联系；脾虚湿盛是关键，运脾化湿把病医。
寒湿泄泻便清稀，甚如水样肠鸣起；腹痛脘闷食纳少，发热肢体酸痛遇；
或兼恶寒头身痛，脉象濡缓苔白腻；舌苔薄白或脉浮，芳香化湿把湿祛；
解表散寒内外治，藿香正气散方宜。湿热泄泻下迫急，泄泻之时腹痛起；
或泻不爽粪黄褐，气味臭秽鼻刺激；肛门灼热口中渴，小便黄赤烦热起；
脉象滑数或濡数，舌质见红苔黄腻。清热利湿把邪祛，葛根芩连汤方宜。
伤食泄泻肠鸣痛，泻下粪臭败卵形；泻后痛减脘腹胀，嗳腐酸臭食不行；
脉滑苔垢浊厚腻。消食导滞保和丸。脾虚泄泻溏泻起，迁延反复病难愈；
完谷不化饮食少，食后脘闷不舒起；稍进油腻便次增，面色萎黄神倦疲；
健脾益气把正扶，参苓白术散方宜。肾虚泄泻在黎明，肠鸣即泻脐腹痛；
泻下完谷食不化，泻后则安形寒冷；腰膝酸软喜温按，舌淡苔白脉沉细。
温补脾肾要固涩，止泻四神丸方宜。肝郁泄泻胸胁胀，嗳气食少纳不良；
抑郁恼怒或紧张，腹痛泄泻雷鸣响；攻窜作痛矢气频，脉弦舌淡质红绛。
抑肝扶脾把病祛，痛泻要方是良方。

痢疾

痢疾痛泻急后重，排下赤白见血脓；外感时邪疫毒染，内伤饮食不洁净；
夏秋之季暑湿热，邪滞肠腑病发生；初治宜通久宜涩，热清寒温补益成。
湿热痢见腹阵痛，痛而拒按便血脓；甚臭黏稠如胶冻，便后痛解暂缓停；
肛门灼热溲短赤，脉滑数苔黄舌红。清肠化湿把毒解，调气行血可止痛；
芍药汤方为首选，加味而用效更灵。疫毒痢见起病急，高热呕吐便频起；
痢下脓血致失禁，里急后重腹痛剧；甚者津耗四肢厥，呕吐频繁惊厥遇；
神志昏蒙或不清，舌质红绛苔黄燥；脉滑数或微细绝。清热解毒又凉血；
白头翁汤为首选，芍药汤合功更捷。寒湿痢疾腹痛急，痢下赤白黏冻液；
白多赤少纯白冻，痢时后重又里急；脘腹胀满头身困，脉象濡缓苔白腻；
温中燥湿调血气，不换金正气散宜。虚寒痢疾腹隐痛，喜温喜按绵绵形；
痢下赤白且清稀，或有白冻无臭腥；滑脱不禁肛门坠，便后更甚形寒冷；
四肢不温纳食少，腰膝酸软神疲情；舌淡苔薄色见白，脉象沉细而弱形。
温补脾胃把本固，附子理中汤可用；收敛固脱桃花汤，真人养脏汤也行。
休息痢是时发止，长期迁延病难愈；腹胀食少身倦怠，受凉劳累痢又起；
发时大便次量多，大便赤白黏冻液；脉象濡软或虚数，舌质淡来苔白腻。
温中清肠调气滞，连理汤用寒温济；脾胃阳虚温脾汤，驻车丸治阴虚痢。

便秘

便秘大便时间长，排出困难粪硬棒；外感寒热加内伤，情志正亏虚人当；
病位出以大肠上，脾胃肺肝肾关脏；虚实寒热四种因，虚实辨证为大纲；
实者驱邪病因除，虚者养正便通畅；标本虚实相兼治，传导职司归大肠。
肠胃积热便干结，腹胀胀痛身发热；口干口臭面色红，心烦不安溲赤热；
多汗饮冷脉滑数，舌红苔黄燥之也。泻热导滞把肠润，通便麻子仁丸却。
气机郁滞大便干，欲便不得或不结；肠鸣矢气便不爽，腹中胀痛胸满胁；
食少纳呆嗳气频，舌苔黄腻脉弦也。顺气导滞把郁解，六磨汤用真妙绝。
阴寒积滞便艰涩，腹痛拘急胀满胁；胀满拒按胁下痛，手足不温呕吐呃；
舌苔白腻脉弦紧。温里散寒把痛却；通便大黄附子汤，温脾汤用功也捷。
气虚便秘不干硬，虽有便意厕努挣；身困乏力便难排，汗出气短便后情；
肢倦懒言面神疲，舌淡苔白脉弱形。补气润肠黄芪汤，补中益气汤也行。
血虚便秘大便干，面色不华常气短；失眠多梦易健忘，心悸口唇颜色淡；
脉细苔白舌质淡。养血润燥润肠丸。阴虚便秘大便干，结如羊屎状一团；
头晕耳鸣体消瘦，两颧红赤心中烦；潮热盗汗睡少眠，口干腰膝酸又软；
舌红少苔脉细数。增液汤滋阴通便。阳虚便秘大便干，排出困难或不干；
小便清长面㿠白，四肢不温冷痛现；肢冷得热痛可减，腰膝冷痛身畏寒；
脉象细弱舌质淡。温阳通便济川煎。

胁痛

胁痛一病在胸胁，疼痛一侧或两侧；七情内伤瘀血阻，肝阴亏损湿热结；
病在肝胆布两胁，脾胃肾脏相关些；不通不荣则致病，病有在气或在血；
虚实血气要辨清，通则不痛是治则。肝气郁结胁胀痛，两侧走窜不一定；
甚则连及胸背肩，情志激惹痛剧增；胸闷嗳气善太息，纳呆脘腹胀满形；
舌苔薄白脉象弦。疏肝理气把郁解；柴胡疏肝散首用，加味而治效更灵。
瘀血阻络胁刺痛，拒按痛处且固定；入夜更甚面晦暗，脉沉弦舌紫黯形。
活血化瘀把络通，血府逐瘀汤止痛。湿热蕴结胁胀痛，拒按明显有触痛；
胁痛牵涉肩和背，厌食油腻纳呆形；口苦口干时恶心，腹胀尿少黄色明；
舌苔黄腻脉弦滑。理气通络化湿行；清热龙胆泻肝汤，随证加味效更宏。
肝阴不足胁隐痛，绵绵不休遇劳重；口干咽燥心烦热，头晕目眩眼干涩；
脉弦细数舌质红。柔肝养肝把络通；滋阴一贯煎来用，随证加味效更明。

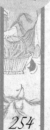

黄疸

黄疸目白睛最黄，目黄身黄小便黄；外感时邪疫毒侵，脾胃虚弱饮食伤；
湿浊阻滞胆液溢，不循常道而发黄；肝胆脾胃功能乱，阴黄阳黄和急黄。
治疗祛邪给出路，祛湿利小便莫忘。湿热兼表多阳黄，初期目白睛微黄；
脘腹满闷小便黄，不思饮食纳呆胀；恶寒发热头身痛，乏力舌苔薄腻象；
脉象滑数或弦数。清热化湿解表当；麻黄连翘赤豆汤，甘露消毒丹合上。
热重于湿多阳黄，初起目白睛发黄；迅速全身都发黄，黄疸较重色明亮；
壮热口渴胸懊恼，恶心呕吐纳呆胀；胁胀而痛又拒按，便秘溲短色赤黄；
舌红苔黄腻或糙，脉弦数或滑数象。清热利湿佐通腑，茵陈蒿汤是名方。
湿重于热发阳黄，身目发黄如橘样；身热不扬或无热，头重身困乏力像；
胸脘痞闷又纳呆，厌食油腻呕恶撞；口黏不渴多嗜寐，小便不利便不爽；
舌苔厚腻并微黄，脉濡缓或弦滑象。除湿化浊兼泄热，除黄茵陈四苓汤；
或用甘露消毒丹，两方视证用更良。肝胆郁热见阳黄，身目发黄鲜明亮；
右胁剧痛攻肩背，壮热或寒热来往；口苦咽干时呕逆，大便秘结小便黄；
舌红苔黄而又干，脉弦浮数有热象。泄热化湿又利胆，退黄用大柴胡汤。
疫毒发黄病急黄，起病急骤来势强；黄疸迅速日加深，身目深黄色明亮；
壮热烦渴呕吐频，尿少便结脘腹胀；疼痛拒按烦躁起，或有神昏谵语样；
衄血尿血皮下斑，继之嗜睡昏迷状；脉象弦数或洪大，舌苔褐干舌红绛。
清热解毒又凉血，开窍千金犀角散；或加五味消毒饮，甚则温病三宝上。
阴黄多见寒湿证，身目俱黄色不明；黄色晦暗多不泽，或如烟熏火燎形；
痞满食少脘腹胀，神疲畏寒便溏清；口淡不渴苔白腻，舌淡脉濡缓沉中。
温中化湿又和胃，健脾茵陈术附汤。脾虚阴黄病程长，黄疸日久身目黄；
黄色较淡不明亮，食欲不振脘腹胀；肢体倦怠多乏力，心悸气短大便溏；
舌淡苔薄脉濡细。补养气血来退黄；健脾用小建中汤，加味而治效更良。

积聚

积聚腹内有结块，或胀或痛为表现；情志饮食邪毒结，它病转归夹杂见；
正气亏虚内因素，气滞血瘀痰结顽；积块固定痛不移，聚证痛时易聚散；
积证病长多在血，聚证病气病程短。聚证治则重调气，理气消聚在疏肝；
积证治则重活血，化瘀散结又软坚。肝气郁滞腹气聚，攻窜胀痛时散聚；
脘胀之间或不适，病情常随情绪起；脉象见弦舌苔薄。疏肝解郁要行气；
消聚木香顺气散，随证加味更相宜。食浊阻滞腹胀痛，腹部条物聚成形；

重按胀痛则更甚，纳呆便秘时难通；　　舌苔见腻脉弦滑。理气化浊把腑通；
导滞六磨汤方用，病缓香砂六君用。　　气滞血瘀积初起，胀痛固定不可移；
积块软而又不坚，舌苔薄白脉弦意。　　理气活血又通络，消积荆蓬煎丸宜。
气结血瘀积渐大，按之较硬疼痛加；　　痛处不移饮食少，面黯消瘦体倦乏；
时有寒热女经乱，脉象细涩或弦滑；　　舌质青紫瘀点斑。祛瘀软坚补脾胃，
膈下逐瘀汤方选，六君子汤合用佳。　　正虚瘀结积坚硬，逐渐加剧倦疼痛；
面色萎黄或黧黑，饮食大减瘦脱形；　　舌淡或紫苔灰糙，脉弦细或细涩形。
补益气血八珍汤，化瘀消积化积丸。

鼓胀

鼓胀所见腹胀大，腹部脉络暴露肚；　　皮色苍黄胀如鼓，气滞水饮瘀结腹；
肝脾肾脏涉及住，七情酒食劳过度；　　脾虚食积吸虫染，黄疸积聚病不除。
本虚标实证错杂，初中晚期病情殊。　　治疗首辨虚与实，攻补兼施两兼顾；
补虚不忘实要泄，泄实不忘虚要补。　　气滞湿阻腹胀大，按之不坚在胁下；
腹下胀满或疼痛，纳呆食少脘不下；　　食后作胀嗳气减，或见浮肿肢在下；
舌苔白腻脉弦细。除湿散满肝疏罢；　　理气柴胡疏肝散，合用胃苓汤方佳。
寒湿困脾腹胀满，按之如水裹中间；　　胸腹胀满得热减，周身困重又怯寒；
小便短少下肢肿，大便溏薄脉迟弦；　　舌苔白腻水滑见。化湿醒脾又散寒；
温阳实脾散方选，加味而用更完善。　　湿热蕴结腹胀满，外坚内胀又拒按；
脘腹绷急口中苦，渴不欲饮心中烦；　　小便赤涩便秘结，或有面目身黄见。
脉象弦数苔黄腻，或见黑润舌红尖。　　清热利湿把水逐，攻下中满分消丸；
茵陈蒿汤舟车丸，三方合用功更添。　　肝脾血瘀腹坚满，按之硬来不下陷；
青筋怒张面晦暗，胁腹刺痛又拒按；　　红点赤缕胸上见，大便色黑唇紫黯；
肌肤甲错似鱼鳞，口干饮水不欲咽；　　脉象细涩虚夹瘀，舌质紫黯边瘀斑。
活血化瘀又利水，行气调营饮方选。　　脾肾阳虚腹胀满，撑胀不甚蛙腹现；
朝宽暮急面苍黄，胸闷肢冷又畏寒；　　纳呆便溏溲不利，浮肿又见舌质淡。
舌体胖大边齿痕，苔腻水滑脉沉弱。　　行气利水温脾肾，方选附子理中丸。
合用利水五苓散，益肾济生肾气丸。　　肝肾阴虚腹坚满，腹部青筋暴露出；
形体消瘦面晦滞，咽干口燥心烦著；　　小便短少又少寐，齿鼻时或衄血出。
舌质红绛又少津，脉象弦细多见数。　　凉血化瘀滋肝肾，六味地黄丸首服。
或用一贯煎来煮，膈下逐瘀汤合服。　　鼓胀出血病情重，轻者齿鼻出血形；
重者病势急突变，大量吐血便血情；　　腹部胀满脘不适，吐血鲜红便黑油；

舌红苔黄脉弦数。清胃泻火泻心汤；化瘀止血十灰散，汗出肢冷独参行。
鼓胀神昏病情危，病在晚期势难回；高热烦躁大便秘，怒目狂叫口臭味；
溲赤尿少语无伦，舌红苔黄脉弦数。清心开窍用三宝，中药针剂急可推。

头痛

自觉头部有疼痛，前额额颞枕颠顶；外感内伤皆可犯，脉络绌急失养成；
病在头及脾肝肾，风火痰瘀虚自明；治则调神以利窍，缓急止痛除疼痛；
外感祛邪活络主，内伤滋阴养血情。外感头痛风寒证，其痛如破连背颈；
起病较急恶风寒，遇风尤剧病情增；口中不渴苔薄白，脉多浮紧表寒明。
疏风散寒把邪祛，川芎茶调散有名；寒犯厥阴痛伴呕，吴茱萸汤用效宏。
外感头痛风热证，头痛而胀如裂形；面红目赤口渴饮，常伴发热或恶风；
大便秘结小便黄，脉浮数苔黄舌红。疏风清热把邪祛，芎芷石膏汤用灵。
外感头痛风湿证，头痛如裹身困重；胸闷纳呆溲不利，大便或时见溏形；
舌苔白腻脉濡数。祛风胜湿把邪攻，羌活胜湿汤首选，加味而治效更明。
内伤头痛肝阳证，头胀痛眩夜不宁；心烦易怒胸胁痛，口苦苔薄黄舌红；
脉象沉弦有力形。平肝潜阳止疼痛；天麻钩藤饮首选，加味而用效更宏。
内伤头痛肾虚证，眩晕头痛兼头空；腰痛酸软神疲乏，遗精少寐耳中鸣；
甚则畏寒又肢冷，舌上少苔舌质红；脉象沉细无力形。补肾养阴把精充，
大补元煎阴来补，阳虚右归丸可用。气血虚证见头痛，痛晕心悸又不宁；
神疲乏力遇劳重，自汗气短又畏风；面色㿠白口唇淡，舌淡苔白脉沉细。
气血双补把正扶，八珍汤可首选用。内伤头痛痰浊证，头痛重坠伴昏蒙；
胸脘满闷头目眩，纳呆呕恶痰涎倾；舌胖齿痕苔白腻，脉象沉弦或滑生。
健脾化痰降止痛，半夏白术天麻汤。内伤头痛瘀血证，头痛难愈痛固定；
其痛如刺外伤史，舌紫瘀点斑片明；苔白脉沉细或涩。通窍活血化瘀用，
通窍活血汤首选，加味而用效更灵。

眩晕

头晕眼花为眩晕，外感内伤皆可侵；病位发出在清窍，肝脾肾脏皆相因；
内伤虚损为主要，痰浊瘀血清窍淫；肝肾阴虚气血亏，风火痰瘀标邪侵。
治宜虚补实要泻，调整阴阳标本根。肝肾阴虚头晕眩，久发不止耳鸣蝉；
胁部隐痛易健忘，视力减退目涩干；少寐多梦神疲软，腰膝酸软咽燥干；
舌红少苔脉细数。滋补肝肾把精填；养阴选用左归丸，随证加味功更添。

风阳上扰眩晕病，眩晕欲仆耳中鸣；肢麻震颤腰膝软，头痛见胀目赤红；
急躁易怒多失眠，心悸健忘眠多梦；遇劳恼怒病加重，舌苔薄黄舌质红；
脉象弦数有力明。平肝潜阳滋肝肾；天麻钩藤饮选用，随证加味效更宏。
气血亏虚发眩晕，动则加剧遇劳甚；唇甲淡白心中悸，多寐舌质见淡嫩；
舌苔薄白脉细弱。补养气血脾胃运；归脾汤方为首选，随证加味仔细斟。
痰浊中阻发晕眩，头重如裹视旋转；脘腹痞满纳食少，作恶呕吐出痰涎；
胸闷神疲肢沉重，舌体胖大齿痕边；舌苔白腻脉弦滑。燥湿祛痰脾胃健；
半夏白术天麻汤，随证加味功更建。瘀血阻窍发眩晕，头痛如刺眩晕阵；
面色黧黑易健忘，肌肤甲错紫口唇；心悸失眠耳中鸣，舌质紫黯瘀斑真；
脉象弦涩或细涩。活络祛瘀可生新；通窍活血汤来用，随证加药功效神。

中风

中风脑髓神机病，气血逆乱上犯成；外感内伤正气衰，气候烦劳七情生；
病位发生在脑中，虚火风痰气血成；心肝脾肾关病情，本虚标实错杂证。
急则治标要祛邪，闭脱二证细分明；恢复后期病夹杂，扶正祛邪兼治清。
络脉空虚风邪中，肌肤不仁肢麻生；口眼㖞斜突然中，语言不利口涎清；
甚则半身不遂成，兼见发热恶寒风；肢体拘急身酸痛，脉浮紧苔薄白形。
养血通络又祛风，大秦艽汤加减用。肝肾阴虚风阳动，平素头晕眩又痛；
少寐多梦耳中鸣，口眼㖞斜突发生；舌强语謇手足重，甚则半身不遂成；
舌苔腻见舌质红，脉弦细数或滑形。滋阴潜阳把络通，镇肝息风汤息风。
阳闭突然昏倒见，不省人事身热现；面赤气粗口中臭，牙关紧闭口噤坚；
两手握固二便闭，烦躁扰动不安宁；脉弦滑数苔黄腻。清肝凉开窍息风；
至宝丹或牛黄丸，羚羊角汤急煎用。阴闭突然人不省，昏仆倒下牙紧绷；
口噤不开手握固，大小便闭痰壅盛；面白唇淡静不动，四肢不温身发冷；
脉沉滑缓苔白腻。温开豁痰又息风；急用苏合香丸服，涤痰汤方煎可用。
脱证突然人不省，昏仆倒下手肢冷；目合口张鼻息微，汗多二便自遗形；
肢体软瘫舌见痿，脉细弱或欲绝情。益气回阳参附汤，救阴固脱生脉用。
半身不遂后遗症，偏身瘫软不能用；肢体麻木全不知，口舌㖞斜自汗形；
少气懒言又纳差，面色萎黄气短声；偏肢屈伸多不利，或见患肢有浮肿；
舌质紫黯有瘀斑，舌苔薄白白腻生；脉弦涩或细无力。益气活血把络通；
化瘀补阳还五汤，随证加药效更宏。针灸推拿皆可用，强化锻炼功促成。

言语不利后遗症，言语謇涩或无声；舌强又见舌歪斜，口角流涎麻木生；
半身不遂患侧痛，舌暗苔腻脉滑形。祛风化痰把络通，宣窍解语丹可用；
地黄饮子也可服，针灸头穴也有功。

郁病

郁病原是七情病，精神抑郁情不宁；胸胁胀满又疼痛，情志内伤促发病；
脏器虚弱病发生，心肝脾脏关病情。理气开郁调气机，调心怡情又易性。
肝气郁结患郁证，精神抑郁情不宁；太息胸胁又胀痛，痛无定处激动生；
腹胀脘闷又嗳气，女子月事也不行；大便失常纳呆呕，舌苔薄腻脉弦形。
疏肝理气又解郁，柴胡疏肝散来用。气郁化火患郁证，急躁易怒烦性情；
胸闷胁胀两目赤，口干而苦耳中鸣；嘈杂吞酸便秘结，有时或见头中痛；
脉象弦滑舌苔黄，再看舌质都是红。清肝泻火把郁解，丹栀逍遥散可用；
和胃选用左金丸，二方合用功效宏。气滞痰郁在喉中，咽中不适如物梗；
咯之不出咽不下，胸中窒闷两胁痛；舌苔白腻脉弦滑。化痰利气解郁功；
半夏厚朴汤选用，随症加味效更宏。忧郁伤神患郁证，精神恍惚神不宁；
悲忧善哭时欠伸，喜怒无常烦易惊；脉象弦细虚兼郁，舌质淡苔薄白形。
养心安神把正扶，甘麦大枣汤选用。心脾两虚患郁证，多思善虑心悸动；
少寐健忘面不华，头晕神疲胆怯生；食欲不振纳呆见，舌淡脉细弱象形。
健脾养心又益气，补血归脾汤选用。阴虚火旺患郁证，眩晕少寐心悸动；
五心烦热易发怒，腰膝酸软又遗精；女子不调是月经，脉弦细数舌质红。
滋阴清热把心镇，安神滋水清肝饮。

瘿病

瘿病又名为气瘿，颈前肿大为特征；体制因素情失调，地域水质关病情
虽说病位在颈前，肝肾心胃促病成；气阴两虚为病本，火痰瘀血标也明。
养阴清热又解郁，化痰合用治则行。痰气热结患瘿病，手指震颤烦热烘；
颈前肿胀两眼突，急躁易怒胸胁痛；攻窜两肋乳胀痛，精神抑郁乱月经；
多食易饥心中悸，恶热汗出阵发性；脉象弦数是有热，舌苔黄腻舌质红。
解郁化痰又清热，丹栀逍遥散选用；化痰合用消瘰丸，随证加味效更宏。
肝火旺盛患瘿病，烦躁易怒面热烘；消谷善饥常恶热，汗出手指震颤动；
双眼突出颈肿大，口苦咽干渴饮冷；头晕目眩便秘结，心悸失眠睡多梦；
月经量少多衍期，舌苔发黄舌质红；脉象弦数多有力。清肝泻火把热攻；

方选龙胆泻肝汤，消瘰丸药可加用。　心肝阴虚患瘿病，烦躁失眠肢震动；
五心烦热体消瘦，双眼外突肿在颈；　多食易饥心中悸，饥不欲食干口中；
头晕乏力目干涩，汗出胸胁胀满痛；　月经衍期或少闭，舌红体小舌颤动；
苔少脉急弦细数。益阴养血把心宁；　柔肝天王补心丹，随证加味效更灵。
气阴两虚患瘿病，心悸气短又怔忡，　手足心热时汗出，消瘦手指振颤动；
颈大眼突不欲食，失眠虚烦潮热行；　神疲乏力渴不饮，腹胀脘闷便溏形；
腰酸齿摇头晕眩，或见足跗有水肿；　舌苔见少舌质红，脉象细而无力形。
益气养阴生脉散，加味而用效更明。

痉病

筋脉失养患痉病，拘急挛缩是特征；　外感风寒湿火热，阴血亏损瘀血成；
病本发生在督脉，筋脉为标关病情；　急则舒筋以解痉，缓则益损来扶正。
邪壅经络患痉病，项背强直头又痛；　恶寒发热汗有无，口噤不语肢酸重；
四肢抽搐似弓张，舌苔白脉浮紧生。　祛风散寒又燥湿，羌活胜湿汤和营。
热甚发痉热病中，发热胸闷心烦动；　急躁口噤齿牙咬，项背强直角张弓；
手足挛急渴喜饮，汗出腹满便不通；　舌苔黄腻脉弦数。泄热存阴把液增；
增液承气汤方用，白虎人参汤也灵。　温热致痉伴随病，发热头痛呕吐倾；
自汗口噤肢抽搐，甚则角张似反弓；　甚则神昏谵语动，口渴喜饮水要冷；
舌质红绛苔黄燥，脉象弦数或数洪。　清热透络把抽止，羚羊白虎汤镇痉。
瘀血内阻发痉病，头痛如刺又固定；　项背强直肢抽搐，神疲乏力瘦身形；
舌质紫黯边瘀斑，脉象沉细见涩形。　益气化瘀把络活，通窍活血汤止痉。
气血亏虚发痉病，素体虚弱气血空；　汗下太过或失血，项背强急肢抽动；
头晕目眩易自汗，神疲气短悸怔忡；　脉象沉细无力弱，苔薄少津舌质红。
益气补血又缓急，止痉圣愈汤方用。

颤震

颤震多发老年中，头或肢体摇颤动；　发病男性多女性，多呈进行性加重；
髓海不足风阳动，气血亏虚痰热风；　病在脑髓肾所主，肝脾二脏关病情；
治疗填精又补髓，益气化瘀大法明。　风阳内动颤震动，眩晕头胀又面红；
口干舌燥易烦怒，腰膝酸软睡鼾声；　渐见头摇肢又颤，不能自主乱抖动；
脉象弦紧有力形，舌苔薄黄舌质红。　滋阴潜阳标本治，滋生青阳汤选用。
髓海不足颤震病，头晕目眩耳中鸣；　记忆力差或善忘，头摇肢颤自己动；

纳差溲便俱不利，窹寐颠倒神呆形；啼笑反常言语乱，舌体胖大舌淡红；
苔薄脉沉弦有力。治用益髓又填精。龟鹿二仙膏选用，精气神来三宝充。
气血亏虚颤震病，眩晕心悸而烦情；动则气短又懒言，头摇肢体又颤动；
纳呆溲便俱失常，乏力汗出畏寒冷；舌体胖大质淡红，苔薄白滑脉沉濡；
脉触无力或沉细。补中益气后天行；补中益气汤来选，天王补心丹合用。
痰热动风发颤震，头晕目眩头摇甚；肢麻震颤难持物，甚则四肢痛痒顿；
胸闷泛恶时咳喘，呕吐痰涎缕丝真；吹拂痰涎也不断，舌体胖大有齿痕；
苔厚腻黄舌质红，脉沉滑或沉濡形。豁痰熄风把痰除，导痰汤方加味神。

水肿

水肿肿胀起眼睑，或从下肢逐渐现；继之四肢和全身，全身气化病理变；
肺脾肾脏皆受累，外感风湿热毒染；饮食劳倦脾胃伤，内伤房劳伤肾元；
肺为标来肾为本，脾为制水最关键；水肿辨证分阴阳，阴水阳水仔细辨；
阳水发汗利小便，阴水温化补当先。风水泛滥阳水见，浮肿一看在眼睑；
继则四肢全身肿，来势迅速病程短；发热恶寒肢节酸，小便不利尿少短；
风热咽喉红肿痛，舌红脉浮滑数看；风寒恶寒有咳喘，苔薄白脉浮滑现；
水肿较甚沉脉见。疏风清热把肺宣；行水越婢加术汤，随证加味功效添。
湿毒浸淫阳水见，眼睑浮肿全身渐；小便不利身疮痍，甚则疮疡多溃烂；
恶风发热舌质红，苔薄腻脉浮数见。宣肺解毒把邪祛，利湿消肿标邪赶；
麻黄连翘赤豆汤，五味消毒饮合煎。水湿浸渍阳水见，全身水肿小便短；
水肿按之可没指，胸闷身体困重懒；纳呆泛恶起病缓，病程较长有时间；
舌苔白腻脉沉缓。健脾化湿通阳联；利水五皮饮来选，胃苓汤合功效添。
湿热壅盛阳水见，遍体浮肿看得见；皮肤绷急又光亮，胸脘痞闷心中烦；
口渴小便赤涩短，或见便秘大便难；舌苔黄腻舌质红，脉象沉数或濡现。
分利湿热给出路，疏凿饮子加味痊。脾阳虚衰阴水见，身肿腰以下出现；
按之凹陷不起来，脘腹胀闷纳食减；小便短少大便溏，面色不华肢冷寒；
舌苔白腻舌质淡，脉见沉弱或沉缓。温运脾阳利水湿，实脾散用可加减。
肾阳衰微阴水见，面浮身肿腰下堪；按之凹陷不恢复，心悸气促腰部酸；
尿量减少四肢冷，面色㿠白神怯寒；舌质淡胖苔见白，脉象沉细无力现。
温肾助阳把气化，行水济生肾气丸；真武汤方可合用，随证加味功更添。

淋证（尿浊）

淋证小便频又急，尿道涩痛又淋沥；小腹拘急引腰腹，肾与膀胱病气机；
膀胱湿热脾肾亏，肝郁气滞引病起；病在膀胱和肾脏，肝脾与淋有关系。
实则清利虚补益，治疗淋证大法宜。热淋小便短数见，灼热刺痛淋涩见；
少腹拘急胀又痛，或有寒热口苦现；呕恶腰痛或拒按，或有大便秘结干；
舌苔黄腻脉滑数。清热利湿把淋蠲；方剂选用八正散，随症加味功效添。
石淋尿中砂石见，小便艰涩或中断，尿道窘迫疼痛甚，少腹拘急绞痛现；
尿中带血鲜红色，舌红苔黄脉象弦。痛久砂石终不去，面色少华神疲懒，
少气乏力脉细弱，舌边齿痕舌质淡。或见腰腹隐隐痛，手足心热舌红见；
少苔脉细又见数。清热利湿排石顽；通淋方用石韦散。阴伤六味地黄丸；
阳虚金匮肾气丸，二方合上石韦散。气淋小便涩滞现，淋沥不完腹痛满，
舌苔薄白脉沉弦。虚证少腹坠胀感；尿有余沥面色苍，脉象虚细舌质淡。
实宜利气疏导法，虚证补中益气添；实证选用沉香散，虚用补中益气丸。
血淋小便热涩痛，夹有血块尿深红；疼痛满急又加剧，舌苔黄脉滑数形。
虚证小便色淡红，尿痛涩滞不甚重；腰膝软酸神乏力，脉象细数舌质红。
实证清热又通淋，凉血止血小蓟饮；虚证滋阴把热清，补虚止血正气宏；
知柏地黄丸选用，随证加味效可增。膏淋小便如米泔，浑浊絮状可沉淀；
上有浮油如脂膏，或有血凝块状见；尿道热涩又疼痛，舌红苔黄脉细数。
虚证病久时发作，淋出如脂涩痛浅；形体日渐消瘦样，头昏乏力腰膝软；
舌苔白腻舌质红，脉象细弱无力现。实证清热又利湿，分清泄浊把邪赶，
程氏萆薢分清饮；虚证补益固涩见，膏淋汤方正气添，随证加味功更痊。
劳淋小便不赤涩，淋沥不止时作歇；遇劳即发病反复，腰膝酸软神疲懒，
脉象虚弱舌质淡。健脾益肾正气团；方用无比山药丸，随证加味功效添。

（尿浊）

尿浊小便如泔浆，混浊排尿无痛痒；饮食湿热下焦侵，病久脾肾亏两伤。
证实清热把湿利，属虚补脾助肾详。湿热内蕴尿浊见，小便混浊凝块现；
上有浮油或带血，或有血丝血块见；口渴尿道涩热感，脉濡数苔黄腻看。
清热化湿程氏方，萆薢分清饮方选。脾虚气陷尿浊见，反复发作病缠绵；
小便混浊如白浆，小腹坠胀尿意添；面色无华神疲懒，劳倦油腻病重添；
脉象虚数舌质淡。益气清升把脾健；固涩苍术难名丹，补中益气汤合煎。
肾元亏虚尿浊见，迁延日久病难痊；小便乳白如凝脂，或如冻胶东西现；

精神萎顿体消瘦，头晕耳鸣腰膝软；阴虚烦热口中干，舌质红脉细数看。
阳虚面㿠形肢寒，脉象沉细舌质淡。滋阴益肾阴来补，温肾固涩肾阳添；
知柏地黄二至丸，补阳鹿茸补涩丸。

癃闭

癃闭排尿总量少，小便闭塞病急闭；病缓点滴短少癃，病在膀胱三焦关；
肺脾肾脏关密切，外感内伤皆病干；虚实寒热辨仔细，治腑以通最当先；
治通之法虚实辨，虚补实泻启上关。膀胱湿热患癃闭，小便不通又滴点；
或短赤涩量又少，小腹胀满口苦黏；渴不欲饮大便闭，脉数舌红苔黄腻。
清热利湿利小便，通利八正散方选。肺热壅盛患癃闭，小便不畅或点滴；
烦渴欲饮口咽干，咳嗽呼吸又促急；舌苔薄黄脉见数。清肺热把水道利；
下病上治清肺饮，随证加味功效起。肝郁气滞患癃闭，小便不通烦怒起；
小便或通又不爽，胁腹胀满情志郁；脉弦舌红苔薄黄。通利小便疏气机，
方剂选用沉香散，随证加味功效启。尿道阻塞患癃闭，小便而下如点滴；
或排小便如线细，甚则阻塞不通易；小腹胀满又疼痛，舌质紫黯有点瘀；
脉象细涩多无力。清利水道散结瘀；代抵当丸方选用，加味而用功更启。
脾气不升患癃闭，时欲小便出不易；量少而且不爽利，气短语声微又低，
小腹坠胀精神疲，食欲不振纳呆起；舌质淡脉象弱细。升清降浊又化气；
利尿春泽汤方用，补中益气汤合宜。肾阳衰惫患癃闭，小便不通或点滴；
排尿不爽又无力，面色㿠白神乏疲；畏寒怕冷喜温热，腰膝冷酸软无力，
舌质淡来舌苔白，脉象沉弱而又细。温补肾阳又利尿，化气济生肾气益。

消渴

消渴三多一少见，饮多尿多体重减；先天禀赋易患病，饮食情志肾亏元；
阴津亏损燥热胜，肺胃肾脏是关键；三消虽说有偏胜，多数临床无表现；
清热润燥阴津保，活血化瘀功效添。肺热津伤渴多烦，多饮舌燥口中干；
尿量频多味带甜，舌边尖红苔黄见；脉象洪数上焦热。清热润肺止渴拦；
生津消渴方来选，加味而治功效添。胃热炽盛食易饥，多食口渴尿多起；
形体消瘦大便燥，苔黄脉滑实有力。清胃泻火阴液增，玉女煎服加味宜。
肾阴亏虚尿频多，如脂如膏又混浊；腰膝酸软又乏力，头晕耳鸣痛痒多；
口干唇燥皮肤干，舌红苔少脉细数。滋阴润燥把渴止，补肾六味地黄汤。
阴阳两虚便频数，小便混浊如膏脂；甚至饮一又溲一，面容憔悴耳干枯；

腰膝酸软肢欠温，畏寒怕冷很显著；阳痿月经或不调，舌淡苔白干形突；
脉象沉细无力触。滋阴补肾把摄固；温阳金匮肾气丸，活血化瘀药加入。

腰痛

腰部一侧两侧痛，气血运行失调衡；脉络绌急腰失养，肾虚发病关键成；
外感湿邪最为患，气滞血瘀促病生。虚者补肾壮腰膝，实者祛邪活络用。
寒湿腰痛冷痛重，转侧不利渐加重；阴雨感寒病情增，痛处喜温可减轻；
体倦乏力肢欠温，食少腹胀脘痞生；舌淡体大苔白腻，脉沉紧或沉象形。
散寒除湿通经络，渗湿汤方加减用。湿热腰痛髋弛痛，牵掣拘急热感明；
遇冷痛减渴不饮，热天着热病剧增；午后身热微汗出，尿黄色赤短涩情；
脉象濡数或弦数，舌苔黄腻舌质红。清热利湿又舒筋，活络二妙散加用。
瘀血腰痛处固定，胀痛不适如锥拧；日轻夜重难解除，活动不利转侧痛；
痛处拒按面唇暗，舌质瘀斑色隐青；脉多弦涩或细数。活血化瘀可止痛，
理气身痛逐瘀汤，加味而用效更灵。肾虚腰痛腰酸沉，喜温喜按遇劳甚；
腿膝无力卧减轻，反复发作病难愈。阳虚少腹多拘急，面色㿠白身乏力；
手足不温常少气，舌淡脉象多沉细。阴虚心烦多失眠，面色潮红咽干剧；
手足心热舌质红，苔少脉象弦数细。阳虚温阳把肾补，阴亏滋补肾阴虚；
阳虚选用右归丸，阴亏左归丸用宜；阴阳偏虚不明显，青娥丸用壮腰膝。

关格

关格属于危重病，小便不通呕吐并；水肿淋证及癃闭，反复发作迁延成；
脾肾阴阳衰为本，浊邪内聚标毒生；本虚标实寒热杂，脾肾心肝同生病；
治主当缓标当急，分清主次把药用。肺肾亏虚湿热蕴，小便短少黄赤临；
腰膝酸软倦乏力，不思饮食晨恶心；偶有呕吐头疼痛，夜寐不安身体困；
苔薄黄腻而干燥，脉象细软濡数近。健脾益气又清热，化浊温胆汤方进；
无比山药丸扶正，合方而用效更真。脾肾阳虚寒湿蕴，小便不通短少临；
小便色清而晦滞，畏寒怕冷肢欠温；腹泻大便或溏稀，呕吐清水有振振；
舌苔白滑脉沉细，化湿降浊温脾肾；吴茱萸汤温脾汤，二方合用仔细斟。
肝肾阴虚内风动，小便短少呕恶行；面部烘热牙鼻衄，目眩手足搐搦动；
舌质暗红有裂纹，舌苔黄腻焦干形；脉象弦细且又数。滋补肝肾熄肝风；
六味地黄汤扶正，羚羊钩藤汤熄风。肾病及心陷心包，小便短少甚无尿，
胸闷心悸心前痛，神识昏蒙谵语形；面白唇暗呕恶频，四肢欠温痰壅盛；

舌苔白腻脉缓沉。豁痰降浊温开用；苏合香丸涤痰汤，二方加减试用行。

遗精（阳痿）

遗精精液频泄病，每周两次以上行；可以遗泄在梦中，亦可流出在清醒；
有梦而遗为梦遗，无梦清醒称滑精；肾虚不固相火旺，湿热下注肾元动；
发病虽在心肝肾，肾失封藏病才成；辨治首先分虚实，虚固肾藏实泄清。
心肾不交梦遗精，少寐多梦病发中；精神不振倦乏力，眩晕烦热在心胸；
善恐健忘悸不宁，口干小溲短赤形；脉象细数舌质红。清心安神把阴滋；
清热黄连清心饮，三才封髓丹合用。湿热下注频遗精，有时排尿伴出精；
小溲热赤浑浊见，尿涩不爽或疼痛；心烦少寐口中苦，口舌生疮便溏腥；
腹脘痞闷时恶心，苔黄腻脉濡数形。清热利湿程氏方，萆薢分清饮选用。
心脾两虚劳遗精，失眠健忘悸不宁；面色萎黄肢困倦，食少便溏气短并；
舌淡苔薄脉细弱。调补心脾来摄精；益气妙香散方用，补中益气汤亦行。
肾虚滑脱梦频遗，甚至滑精白天起；咽干心烦酸腰膝，眩晕耳鸣健忘记；
失眠低热两颧赤，形瘦盗汗潮热遇；发落齿摇脉细数，舌红少苔肾阴虚。
滑精日久形寒冷，阳痿早泄精冷冰；夜尿频多或少见，溲色清白身浮肿；
或尿余沥不尽意，面色㿠白无华容；脉沉细舌苔白滑，舌体淡嫩齿痕形。
补益肾精又固涩，止遗左归饮来用；金锁固精丸相合，水陆二仙丹并行。

（阳痿）

阳痿青壮年男子，阳事萎软举不起；或临房事举不坚，但在睡中易勃举；
虚损惊恐或湿热，宗筋弛纵无法举。虚补实泻火宜清，无火用温命门宜。
命门火衰温下元，右归丸或赞育丹。心脾受损益心脾，归脾汤方为首选。
恐惧伤肾把肾益，大补元煎加味痊。肝郁不舒把郁解，疏肝逍遥散加减。
湿热下注清湿热，龙胆泻肝汤可选。

虚劳

虚劳又称虚损病，多种慢性虚弱症；禀赋薄弱虚致病，烦劳过度五脏病；
饮食不节伤脾胃，大病久病难复正；误治失治精气耗，气血阴阳亏损明；
病损部位在五脏，脾肾两脏最关重；辨证气血阴阳纲，五脏虚候为目绳；
治疗原则为补益，益气养血阴阳平。气阴耗伤虚劳病，面色㿠白颧潮红；
气短难续体倦乏，语声低怯虚羸形；五心烦热易自汗，或见咯血色淡红；

脉象细弱舌苔少，舌有齿痕质嫩红。益气养阴来扶正，补虚黄芪鳖甲散。
肺肾亏虚虚劳病，呼多吸少动则重；呼吸浅短难以续，面白神疲常恶风；
腰膝酸软溲不利，声低气短自汗明；易于感冒四季病，甚则出现虚喘症；
舌质淡胖舌苔白，脉象沉细无力形。补肺益肾培元本，纳气补肺汤来用；
人参蛤蚧散方选，二方合用效更灵。心脾两虚虚劳病，头晕心悸又怔忡；
彻夜难寐易健忘，食少腹胀便溏形；肌肤紫斑齿鼻衄，倦怠乏力萎黄容；
女子经少或不断，脉细弱舌淡嫩形。益气补血把心养，健脾归脾汤方用。
肝肾阴虚虚劳病，爪甲失荣胁隐痛；筋惕肉瞤腰膝软，眼花目涩颧潮红；
头晕目眩心烦热，咽干口燥耳中鸣；盗汗失眠易健忘，女子经少男遗精；
下肢痿软又无力，甚至步履全不能；腿胫大肉尽脱像，苔少无苔舌质红；
脉象沉细数无力。滋补肝肾清热用；养阴六味地黄汤，补肝汤方可合用。
脾肾阳虚虚劳病，畏寒肢厥腰膝冷；脘腹冷痛五更泄，下痢清谷面肢肿；
面色㿠白饮食少，小溲不利神衰形；舌质淡胖有齿痕，苔白滑质紫黯形；
脉象细弱无力情。温补脾肾利水肿；化饮附子理中汤，金匮肾气丸合用。
心肾阳虚虚劳病，心悸怔忡面肢肿；神疲乏力溲不利，唇甲青紫畏寒冷；
舌淡青紫苔白滑，脉沉微细结代形。温补心肾又益气，温阳拯阳理劳汤；
右归饮方要合用，加味而治功效宏。阴阳两虚损在肾，腰膝软酸或冷痛；
颧红盗汗耳中鸣，头晕目眩形寒冷；午后潮热小便数，浑浊如膏一般形；
或是饮一又溲一，男子梦遗或滑精；阳萎女子经少闭，舌质光红又少津；
舌体淡胖有齿痕，脉微细数虚大形。滋阴补阳把本固，培元左右归丸用。
肾精亏耗虚劳病，精神呆纯羸瘦形；发落齿少男精少，女子经闭不孕成；
头晕目眩常恍惚，健忘耳聋又耳鸣；足痿无力面㿠白，舌苔无华脉细弱。
补肾充髓又填精，滋阴河车大造丸。正虚瘀结虚劳病，肌肤甲错瘦脱形；
面色萎黄或黧黑，腹部胀满肿块生；饮食大减难进食，鼻衄齿衄咯血红；
唇甲黯淡舌紫黯，脉象细数或涩形。活血化瘀补气血，大黄䗪虫丸服用。

内伤发热

内伤发热多低热，有时也可发高热；起病缓慢病程长，或有反复发热史；
气滞血瘀湿邪停，气血阴阳也亏虚；郁结壅遏实化热，阴阳失衡虚发热；
实火宜泻虚火补，兼挟情况要兼顾。气郁发热多低热，热势常随情绪动；
精神抑郁胁胀满，胸中烦躁易怒形；纳食减少口干苦，舌红苔黄脉弦数。
疏肝理气把郁解，泻热丹栀逍遥散。血瘀发热在午后，或是夜晚发热多；

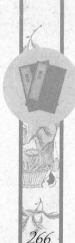

自觉某些部位热，口燥咽干饮不多；固定痛处或肿块，面色萎黄或晦暗；
舌质青紫瘀点斑，脉象弦来或涩见。活血化瘀把热除，血府逐瘀汤可选。
湿郁发热多低热，午后热甚身重困；胸闷脘痞不思食，时有呕恶渴不饮；
大便稀薄黏不爽，苔白腻脉濡数真。利湿清热三仁汤，随证加味功效神。
气虚发热高或低，烦劳之后热加剧；易于感冒多自汗，气短懒言倦无力；
食少便溏舌质淡，苔白薄脉细弱遇。益气健脾把热除，甘温补中益气汤。
血虚发热多低热，头晕眼花倦乏力；心悸不宁面少华，唇甲色淡身体懒；
舌质淡脉象细弱。益气养血归脾汤。阴虚发热在午后，潮热或是夜发热；
不欲近衣时烦躁，盗汗手足心均热；少寐多梦咽口燥，舌红苔少脉数细。
滋阴清热清骨散，加味而用效更也。阳虚发热欲近衣，形寒怯冷肢温低；
腰膝软酸常嗜卧，少气懒言头眩晕；纳少便溏面㿠白，舌质淡胖齿痕迹；
苔少脉沉细无力。温补阳气把火续；归元金匮肾气丸，随证加味效更启。

疟疾

疟疾感受疟原虫，邪正相争而发病；寒战壮热头又痛，汗出休作有时病；
祛邪截疟是治则，结合辨证针对性。正疟发作先恶寒，寒颤已罢壮热添；
终则遍身都是汗，相同症状间隔见；舌红苔薄脉象弦。祛邪截疟和表里，
柴胡截疟饮来煎，随证加味功效添。温疟寒少热多见，汗出不畅骨节酸；
头痛身疼口渴饮，尿赤便秘胸胁满；舌红苔黄脉数弦。清热解表和解添，
祛邪白虎桂枝汤，随证加味病可痊。寒疟寒多热少见，胸闷痞满神疲倦，
休作有时口不渴，舌苔白腻脉象弦。温阳达邪和表里，柴胡桂枝干姜汤。
热瘴热甚有微寒，或只壮热而不寒，头痛肢体疼又烦，面红目赤呕吐见；
胸闷烦渴欲饮冷，小便热赤大便干；甚则神昏谵语现，脉象洪数或数弦。
舌质红绛苔黄腻。解毒除瘴青蒿素；清热保津清瘴汤，合方而用功更添。
冷瘴热微恶寒甚，但寒不热吐泻临；甚则神昏不言语，苔白厚腻脉弦近。
解毒除瘴把邪祛，芳香化浊青蒿素；合不换金正气散，二方合用功效真。
劳疟倦怠乏力见，食少短气又懒言；面色萎黄体消瘦，遇劳则发寒热现；
脉细无力舌质淡。益气养血祛邪蠲；扶正何人饮来煎，加味扶正功更添。
久疟不愈疟母见，胁下结块有形现；按之压痛胸胁胀，舌质紫黯有瘀斑；
脉象细涩血瘀见。化瘀软坚把结散；鳖甲煎丸可化痰，配合扶正药更痊。

中医启蒙丛书 现代教材歌集

痹病

痹病肢体关节痛，酸痛游走多不定；风寒湿热邪伤侵，气血不通邪闭成；
肌肉关节经络阻，脉络失养而病生；治疗祛邪又活络，缓急止痛大法明。
行痹肢体关节痛，酸痛游走多不定；上下左右诸关节，日轻夜重时不定；
早期红肿有热感，喜暖恶寒或恶风；颜面清淡颧微红，苔白微厚舌质红；
脉多浮紧或沉紧。祛风通络散寒湿；防风汤方加减用，据证引经药可用。
痛痹肢体关节痛，紧痛不移遇寒增；得热关节疼痛减，皮色不热不红肿；
关节曲伸多不利，苔白薄腻舌淡红；脉象沉紧或迟弦。温经散寒祛湿风；
乌头汤方要加味，据证药引效更灵。着痹肢体关节重，重着关节又酸痛；
关节肿胀痛处定，手足沉重动不灵；肌肤麻木不适感，苔白厚腻舌质红；
脉象沉缓湿邪明。祛风散寒把络通；除湿薏苡仁汤用，随证加味效更宏。
热痹肢体关节痛，红肿灼热剧烈痛；关节疼痛不可触，得冷自感舒服轻；
发热恶风口中渴，尿黄烦闷不安动；舌苔黄腻舌质红，脉象滑数热已明。
清热通络祛风湿，白虎桂枝汤可用。尪痹关节已变形，肿大僵硬又刺痛；
屈伸不利筋拘急，肘膝不得伸活动；以尻代踵脊代头，肌肉萎缩废人成；
苔白舌质见黯红，脉象沉细涩虚形。补肾散寒把痰涤，化瘀搜风把络通；
独活寄生汤加减，虫类药物要加用。

痿病

痿病手足无力软，肌肉萎缩或瘫痪；肺燥脾虚湿热侵，肝肾亏损最关键；
肝肾肺胃关系切，虚多实少热多寒；治痿独取阳明胃，补益清热两相关。
痿病不可用风药，泻南补北益肾肝。肺热津伤始发热，热退肢软发突然；
肢体软弱又无力，皮肤枯燥心中烦；口渴干咳呛少痰，小便短赤大便干；
舌红苔黄脉细数。清热润肺濡筋脉；清燥救肺汤首选，益胃汤方亦可选。
湿热浸淫四肢软，肢体困重尿赤短；足胫热蒸或发热，肢体麻木微肿见；
胸脘痞闷纳食少，苔黄厚腻舌红现；脉象细数或濡见。清热燥湿通筋脉；
方用加味二妙散，随证加味功效添。脾胃亏虚肢痿软，软弱无力日重添；
食少纳呆脘腹胀，神疲乏力气又短；便溏面色多不华，舌体胖大舌质淡；
舌苔薄白脉沉细。健脾益气补后天；方用参苓白术散，六君补中益气参。
肝肾亏损病缓慢，下肢痿弱无力软；腰脊酸软难久立，或伴耳鸣头晕眩；
遗精早泄经失调，甚则步履全废完；腿胫大肉渐脱现，舌红脉沉细数见。
滋阴清热补肾肝，方剂选用虎潜丸。

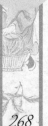

肥胖

肥胖体重超二成，神疲气短懒言动；本病可见多年龄，壮年女性多发病；
年老体衰禀赋弱，过食肥甘厚味成；缺乏运动久正虚，情志所伤促病生；
病位在脾与肌肉，肾气虚衰关键病；肝胆心肺多失调，气虚痰浊膏脂成；
脾虚湿痰病关键，治当虚补实泻用。胃热滞脾人多食，消谷善饥肥胖至；
脘腹胀满面红润，口苦心烦头也昏；胃脘灼痛又嘈杂，得食则缓脉见弦；
舌苔黄腻舌质红。清胃泻火消导适；小承气汤保和丸，二方合用病方知。
脾虚不运胖壅肿，神疲乏力身困重；胸闷脘胀食偏少，四肢轻度见浮肿；
浮肿晨起暮后重，劳累之后更显明；暴饮暴食有病史，便溏便秘溲不利；
舌淡胖边有齿印，舌苔白腻脉濡细。渗利水湿益脾气，参苓白术散选用；
合用防己黄芪汤，二方加减功更宏。痰浊内盛形体胖，身体重着体困状；
胸膈痞满痰涎盛，嗜食肥甘酿酒浆；呕不欲食头晕眩，口干不饮神疲样；
嗜卧倦怠脉象沉，舌苔白腻或滑象。理气消痞兼燥湿，化痰方用导痰汤。
脾肾阳虚形肥胖，颜面虚浮神疲状；气短乏力常嗜卧，自汗气喘动则强；
四肢寒冷脘腹胀，夜尿频多大便溏；下肢常常见浮肿，脉沉细苔白舌胖。
温补脾肾又利水，化饮苓桂术甘汤；真武汤方可合用，二方加减效更良。
气滞血瘀形丰满，面色紫红或红黯；心烦易怒胸胁胀，夜不能寐眠不安；
大便秘结舌红黯，舌有瘀点或瘀斑；脉象沉弦或涩见。活血化瘀祛病全；
行气散结失笑散，血府逐瘀汤更善。

癌症

癌症体内肿块见，高低不平岩石坚；伴有脏腑虚弱现，痰湿气瘀毒搏团；
积渐而成生肺肝，大肠胰腺胃常见；六淫外侵气血瘀，七情内伤脏腑玄；
饮食劳伤虚留邪，先天禀赋是关键。诸癌诊断理化检，病证结合互参见；
治疗初中末三期，攻补兼施正邪关。

（肺癌）

痰湿蕴肺多咯痰，咳嗽痰质黏稠见；痰白或黄白相兼，胸闷胸痛纳呆现；
神疲乏力多消瘦，或见有时咯血痰；舌苔黄腻舌质黯，脉象弦滑痰热看。
健脾益气扶正气，燥湿祛痰二陈汤；栝蒌薤白半夏汤，二方加味功更善。
气滞血瘀咳不畅，咳嗽胸闷气憋慌；胸痛定处刺如锥，痰中带血暗红象；
口唇紫黯舌苔薄，舌质黯或瘀斑状；脉象细弦或细涩。化痰行气散瘀详；

活血桃红四物汤，加味而用效更良。　阴虚毒热咳干呛，无痰或见痰少量；
或见痰中时带血，甚则咯血直流淌；　气逆胸痛心中烦，低热盗汗口渴强；
或有壮热不退时，大便干结小便黄；　舌质见红苔薄黄，脉象细数或大样。
养阴清热兼散结，解毒五味消毒饮；　沙参麦冬汤合上，加味而用功更良。
气阴两虚咳少痰，咳嗽或见痰稀黏；　或见咯痰带血见，咳声低弱又气短；
喘促神疲乏力现，形寒恶风自盗汗；　面色㿠白大便干，舌质见红或红淡；
脉象细弱虚无力。清热解毒祛邪赶；　益气养阴生脉饮，加味而治功效添。

（肝癌）

气滞血瘀胁下痞，痞块巨大痛引背；　拒按入夜痛更甚，脘腹胀满食不振；
倦怠乏力身体懒，大便或溏或有干；　舌质紫黯瘀点斑，苔薄脉沉细涩弦。
行气活血又消积，化瘀复元活血汤。　湿热聚毒胁下痞，痞块胀刺痛两胁；
身目发黄心中烦，易怒口苦口中干；　溲赤便干脘纳差，舌苔黄腻质紫黯；
脉象弦滑或数看。泻火解毒利湿胆；　茵陈蒿汤首选用，随证加味功效添。
脾虚湿困腹结块，按之疼痛腹胀满；　如囊裹水里边看，神疲乏力身重懒，
纳呆便溏或腹泻，肢楚足肿溲少短；　脉象弦滑或见濡，舌苔白腻舌质淡。
健脾益气四君子，利湿消肿五皮饮。　肝肾阴虚胁隐痛，绵绵不休体消瘦；
腹满痞胀青筋露，五心烦热低热有；　夜晚盗汗头眩晕，纳少呕血便血偶；
大便干结小便少，舌红苔少脉细数。　化瘀软坚养肝肾，一贯煎方加味够。

（胃癌）

肝胃不和脘胀满，时时疼痛两胁窜；　嗳气酸腐或呃逆，呕吐反胃吞咽难；
纳呆口苦心中烦，苔薄白舌质红淡；　脉象沉细或细弦。舒肝和胃调胃肝；
降逆止痛逍遥散，旋覆代赭汤可添。　瘀毒内结痛胃脘，刺痛痛时多拒按；
心下痞块呕便血，肌肤甲错全身看；　舌苔薄白或薄黄，舌质紫黯有瘀点；
脉象沉细或涩见。解毒祛瘀活血连；　止痛方用失笑散，桃红四物汤合煎。
痰湿凝滞胸膈满，心下结块在胃脘；　胃脘饱胀隐隐痛，时常呕吐出痰涎；
腹胀便溏面虚胖，舌苔滑腻舌质淡；　脉象细濡或滑看。健脾和胃又化痰；
散结开郁二陈汤，加味用药病可痊。　脾胃虚寒痛胃脘，隐隐作痛喜温按；
朝食暮吐暮朝吐，呕吐清水时不断；　面色㿠白多无华，四肢发凉神疲懒；
乏力浮肿便也溏，舌质淡胖齿痕见；　苔白滑润脉沉缓，或见脉细弱带弦。
温中散寒理中汤，健脾和胃六君煎。　胃热伤阴痛胃脘，灼热欲饮口中干；

喜饮冷物胃嘈杂，食后痛剧病重添；五心烦热大便干，舌质红绛苔少见；
脉象或滑或数见。养阴清热解毒添；益胃汤方可加减，抗癌药物酌情选。

（胰腺癌）

湿浊阻遏在胸脘，痞闷腹部隐痛现；身目俱黄色晦暗，纳呆头重身困懒；
恶心欲吐口中干，不饮大便溏薄见；脉象沉细或沉迟，舌苔白腻舌质淡。
健脾利湿解毒兼，化浊茵陈五苓散。气滞血瘀腹胀满，上脘腹痛持续见；
痛有定处腹痞块，形体消瘦面晦暗；恶心呕吐或呃逆，舌质青紫有瘀斑；
苔薄脉细弦或涩。行气散结又软坚；化瘀膈下逐瘀汤，随证加味功效添。
肝胆蕴热脘胁满，胀满腹痛又拒按；身目发黄怒躁烦，发热纳呆大便干；
嗳气恶心溲赤短，脉象滑数或数弦；舌质红燥苔黄腻。清热解毒兼疏肝；
解郁化肝煎来煮，随证加味功效添。气血亏虚胀隐痛，上腹扪及包块形；
纳差倦怠乏力懒，消瘦面色萎黄容；舌苔薄白舌质红，或有斑点瘀斑形；
脉象沉细无力情。化瘀散结气血补；十全大补汤加减，随证加味病可轻。

（肠癌）

湿热蕴结腹阵痛，大便排出血和脓；里急后重肛灼热，身热不扬绵绵情；
舌苔黄腻舌质红，脉象滑数湿热形。宽肠散结把湿化，清热白头翁汤用。
瘀毒内结腹胀痛，里急后重便血脓；脓血颜色发紫黯，发热咽燥喜饮冷；
舌质紫黯有瘀点，脉滞涩或细数形。清热化瘀又软坚，仙方活命饮选用。
脾胃虚寒腹隐痛，喜温喜按痛可轻；腹部痞块大便溏，面色萎黄四肢冷；
气短乏力舌质淡，苔白脉沉细无力。温阳健脾又散结，止血黄土汤方用。
脾虚下陷腹坠胀，泻下不止便稀溏；泻下重者则脱肛，食少乏力面色㿠；
气短懒言舌质淡，苔白脉沉细虚象。益气健脾兼升阳，举陷补中益气汤。

中 医 启 蒙 丛 书

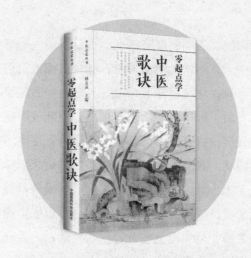

零起点学中医歌诀
定价：35.00 元

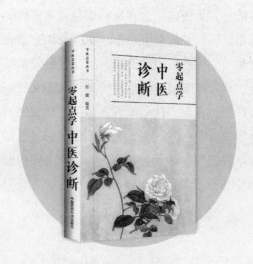

零起点学中医诊断
定价：30.00 元

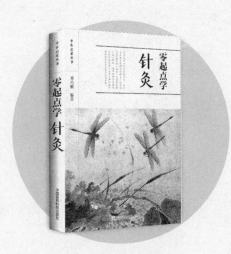

零起点学针灸
定价 :35.00 元

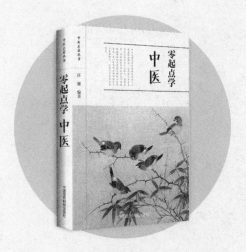

零起点学中医
定价 :35.00 元

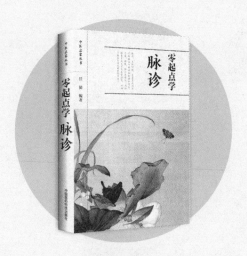

零起点学脉诊
定价 :35.00 元

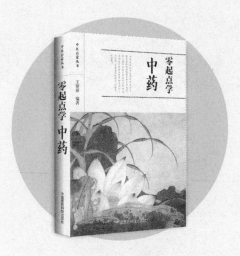

零起点学中药
定价 :30.00 元

零起点学中医歌诀